一家人的小食方丛书

食在二十四节气 养在24小时的饮食指导书

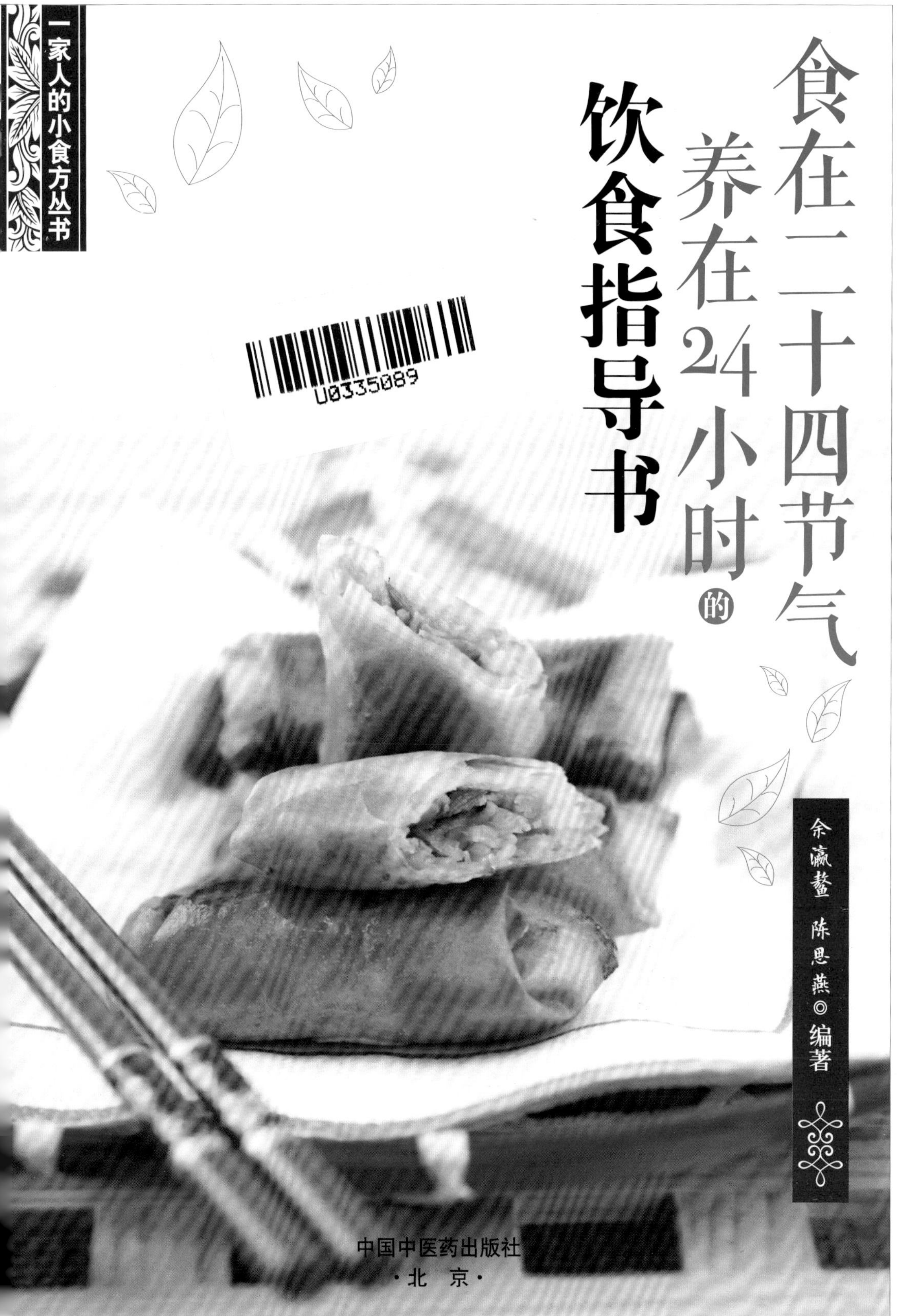

余瀛鳌 陈思燕◎编著

中国中医药出版社
·北 京·

前言

中医药博大精深，源远流长，是中华民族无数先贤的智慧结晶，其中不仅包括治病救人之术，还蕴含修身养性之道，以及丰富的哲学思想和崇高的人文精神，在悠久的岁月里，默默守护着华夏一族的健康，为中华文明的繁荣昌盛立下了汗马功劳。

到了现代社会，科技发达，物质丰富，人类寿命普遍延长，但很多新型疾病也随之出现，给人们带来了巨大痛苦。虽然医疗技术不断创新，但疾病同样“与时俱进”，在现代医疗技术与疾病的长期“拉锯赛”中，越来越多的有识之士开始认识到——古老的中医药并没有过时，而且，在很多疑难杂症、慢性疾病的防治方面，有着不可替代的优势。

正因如此，一股学中医用中医的热潮正在世界范围内悄然兴起，很多外国朋友开始尝试用中医治病，其中不乏一些知名人士。例如在2016年里约奥运会上获得游泳金牌的天才选手菲尔普斯，就曾顶着一身拔罐后留下的痕迹参赛，着实为中医免费代言了一把。在国内，中医药的简、便、廉、验，毒副作用小，也收获了大量忠实爱好者，他们极其渴望获得大量的中医药科普知识，但是，中医药知识深奥难懂，传承普及都不容易，这一现象也造成了此领域鱼龙混杂，给广大人民群众带来了一些伤害。

鉴于此，国家中医药管理局成立了“国家中医药管理局中医药文化建设与科学普及专家委员会”，其办公室设在中国中医药出版社。其成立目的就是整合中医药科普专家力量，深度挖掘中医药文化资源，创作一系列科学、权威、准确又贴近生活的中医药科普作品，满足人民群众日益增长的中医药文化科普需求。

在委员会的指导下，我们出版了《一家人的小药方》系列丛书，市场反响热烈。如今，我们再度集结力量，出版《一家人的小食方》系列丛书。两套丛书异曲同工，遥相呼应，旨在将优秀的中医药文化传播给大众。书中选择的大都是一些简单有效、药食两用的食疗小方，很适合普通人在家自己制作；这些药膳小方有些来源于中医古籍，有些来源于民间传承，都经过了长时间的检验，安全可靠。在筛选这些药膳方子时，我们也针对现代人的体质特点和生存环境，尽量选取最能解决人们常见健康问题的方子，并且按照不同特点，分别编成8本书，以适合不同需求的人群。

为了更加直观地向人们展示这些药膳，我们摄制了大量精美图片，辅以详细的制作方法、服用注意事项。全书图文并茂，条理分明，让人们轻轻松松就能做出各种营养丰富、防病强身的药膳，只要合理搭配，长期食用，相信对大家的身心健康、家庭和睦都有巨大的帮助。

为了确保书中所载知识的正确性，我们特别邀请中医药专家余瀛鳌教授领衔编写本套丛书。余教授为中国中医科学院资深教授，曾任医史文献研究所所长，长期从事古籍整理，民间偏方、验方的搜集整理工作，有着极其深厚的学术功底，为本丛书提供了相当权威、可靠的指导。在此，我们对余教授特别致谢。

在本丛书即将出版之际，我在此对所有为本丛书编写提供指导的专家表示深深的感谢，对为本丛书出版辛苦工作的众多人员致以真切的谢意。最后，还要感谢与本丛书有缘的每一位读者。

祝愿大家永远健康快乐！

中国中医药出版社社长、总编辑　范吉平

2017年8月8日

目录

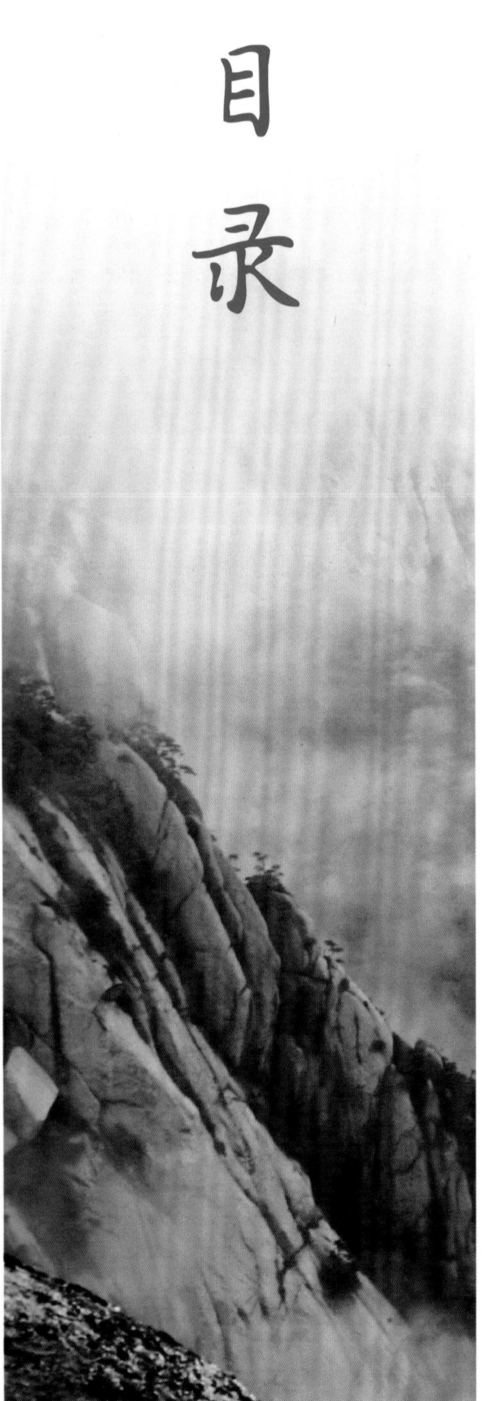

天地隐藏的时间表

四时有明法……2

跟着节气学养生……3

春季节气重养肝……4

夏季节气重养心……5

秋季节气重润肺……6

冬季节气重补肾……7

一日转阴阳……8

十二时辰养生法……9

人体经络运行规律图……10

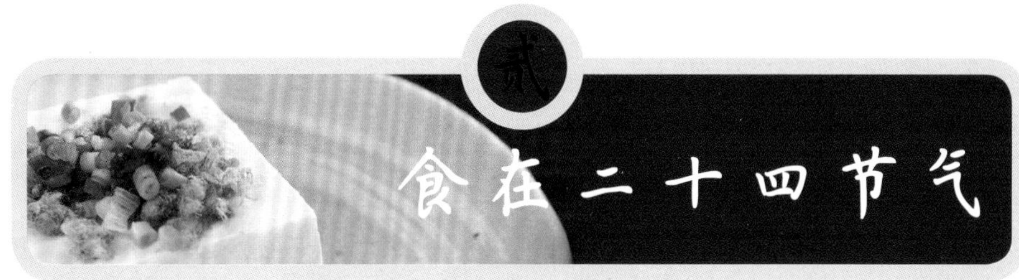

春

立春……12

剁椒泡萝卜仔……14
春饼……15
炸春卷……16
炒合菜……17

雨水……18

菠菜蜂蜜饮……20
豆苗拌木耳……21
春笋炒豆干……22
春笋炖肉……23

惊蛰……24

冰糖雪梨汁……26
荠菜饺子……27
韭菜糊饼……28
炒胡萝卜丝……29

春分……30

三花茶……32
肉松小葱拌豆腐……33
香菜拌豆干……34
冬瓜薏米鸭肉汤……35

清明……36

明前茶……38
枸杞大枣茶……39
青团……40
荠菜蛋花汤……41

谷雨……42

玫瑰菊花茶……44
山药薏米芡实粥……45
茯苓粥……46
鸭血鱼片粥……47
炸香椿鱼……48
香椿苗拌豆干……49

立夏……50

薄荷柠檬茶……52
樱桃酱……53
蒜薹炒鸡蛋……54
立夏羹……55

小满……56

薏米陈皮茶……58
凉拌穿心莲……59
凉拌苦苣……60
肉丝炒苦瓜……61

芒种……62

荷叶绿茶……64
梅子酒……65
虾皮炒茼蒿……66
凉拌鸡丝莴笋……67

夏至……68

竹叶茶……70
薄荷莲心茶……71
芝麻酱凉面……72
虾皮紫菜馄饨……73
山药麦粥……74
薏米绿豆汤……75

小暑……76

丝瓜粥……78
木耳莲藕……79
烧鳝段……80
冬瓜氽丸子……81

大暑……82

西瓜全饮汁……84
绿豆粥……85
马齿苋粥……86
薏米赤豆羹……87

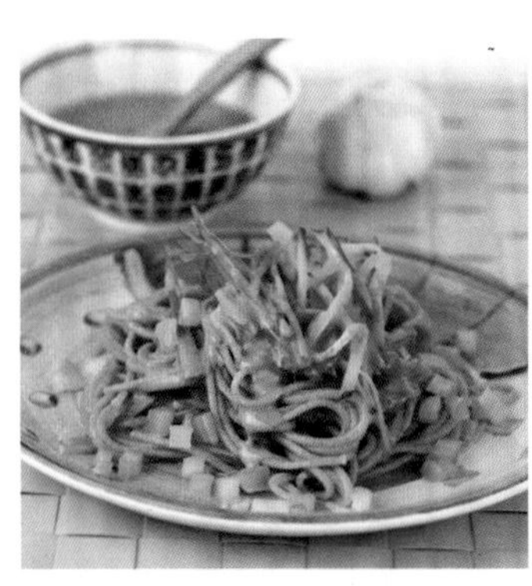

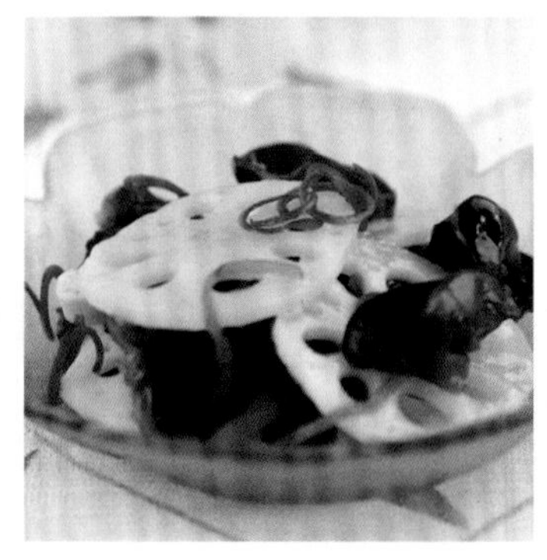

立秋……88

扁豆粥……90
蒜汁肘花……91
清蒸鲈鱼……92
香烤鸭腿……93

处暑……94

生津果汁……96
豆浆牛奶……97
南瓜莲子羹……98
胡萝卜蔬菜汤……99

白露……100

葱白生姜饮……102
白果莲子炒鸡蛋……103
银耳百合羹……104
大枣乌梅汤……105

秋分……106

冰糖川贝炖雪梨……108
银耳杏仁粥……109
山药莲子粥……110
核桃大枣粥……111

寒露……112

蜂蜜柚子茶……114
桂圆莲子粥……115
桂花糯米藕……116
番茄牛肉汤……117

霜降……118

石榴鲜枣汁……120
柿子饼……121
重阳米糕……122
拔丝苹果……123
羊肉枸杞羹……124
迎霜兔肉……125

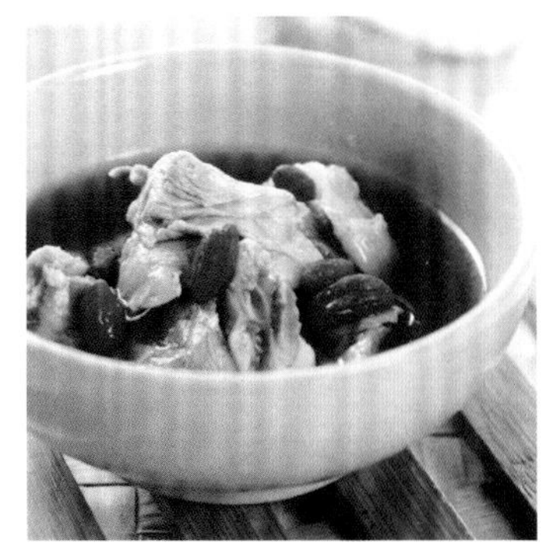

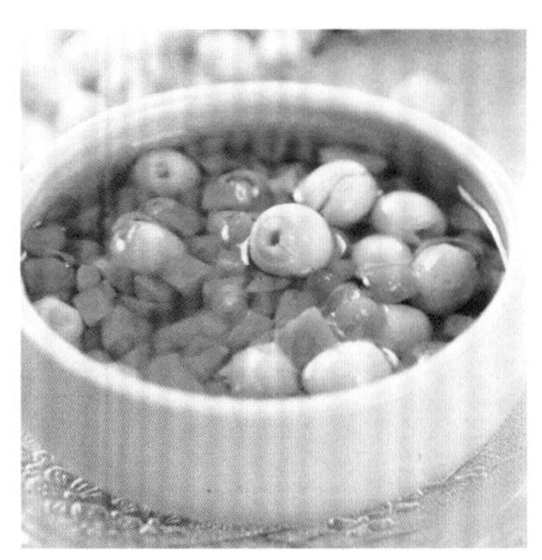

立冬……126

鲅鱼饺子……128
小米白菜卷……129
栗子炖鸡……130
萝卜炖羊肉……131

小雪……132

枸杞酒……134
香辣小土豆……135
洋葱牛肉……136
人参鸡汤……137

大雪……138

人参酒……140
八宝粥……141
涮羊肉……142
虫草炖肉……143

冬至……144

羊肉大葱饺子……146
黑芝麻汤圆……147
鸡汤米线……148
赤豆糯米糕……149
冬至火锅……150

小寒……152

当归生姜羊肉粥……154
爆炒腰花……155
双红乌鸡汤……156
白菜豆腐烩白肉……157

大寒……158

山药栗子粥……160
香橙牛柳……161
萝卜排骨汤……162

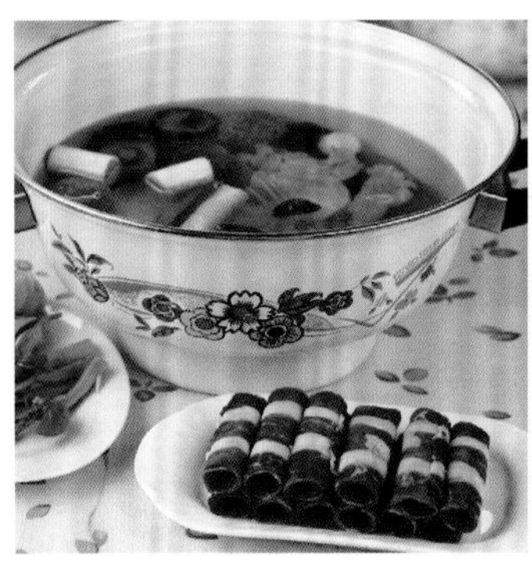

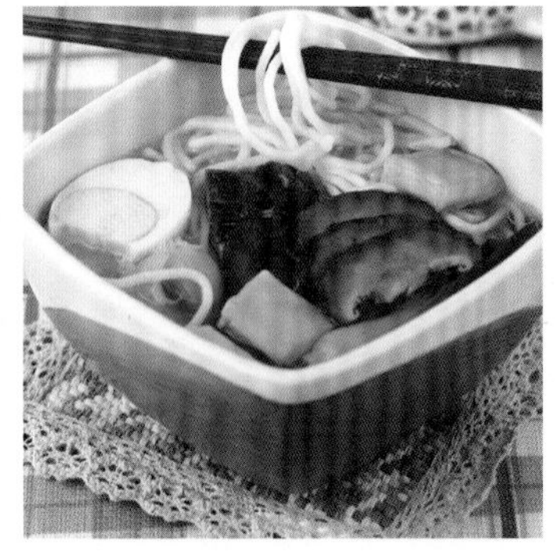

卷

养在24小时

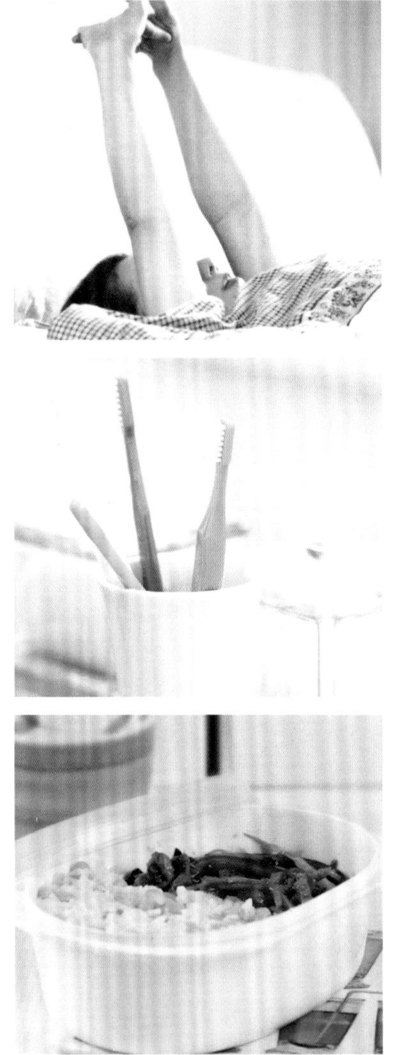

子时……164

丑时……165

寅时……166

卯时……167

三步起床法……168

饮水与排便……169

清晨洗漱要诀……170

辰时……171

早餐要吃饱……172

晨练的最佳时间……174

巳时……176

劳逸结合效率高……177

午时……178

午餐要吃好……179

工作餐这样吃……180

午觉怎么睡……181

未时……182

申时……183

养生“下午茶”……184

宜适当运动……185

酉时……186

晚餐要吃少……187

饭后百步走……188

酉时最宜养肾经……189

戌时……190

轻松愉悦解疲劳……191

按摩心包经……191

亥时……192

温水洗漱，四季泡脚……193

做个足底按摩……195

养成良好的睡眠习惯……196

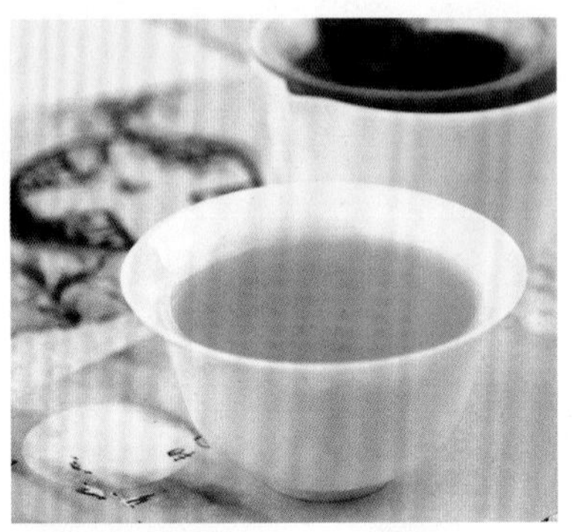

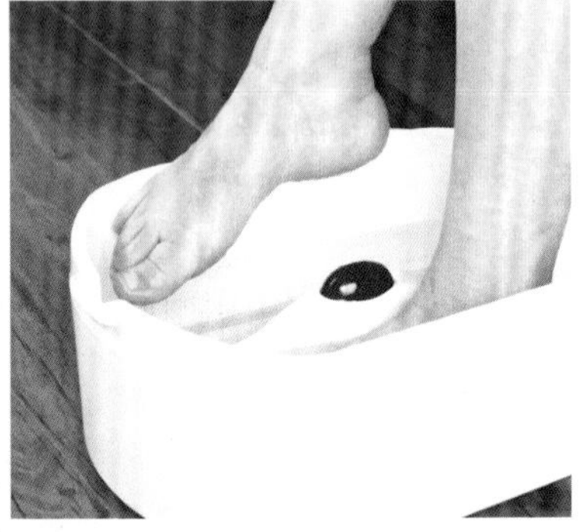

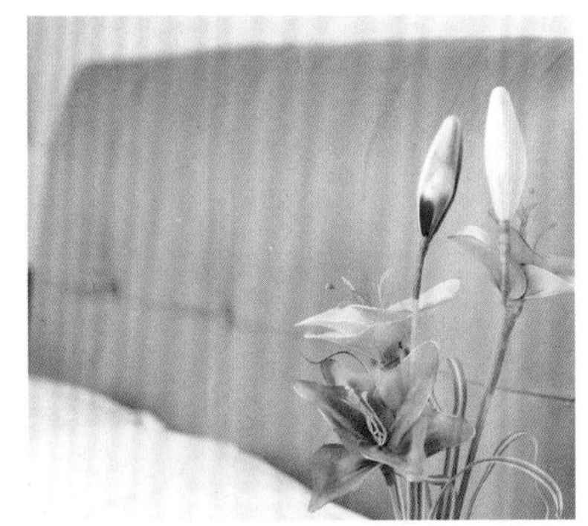

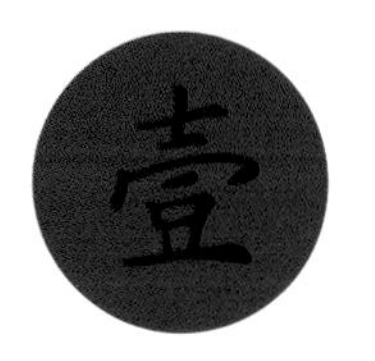

天地隐藏的时间表

春雨惊春清谷天
夏满芒夏暑相连
秋处露秋寒霜降
冬雪雪冬小大寒

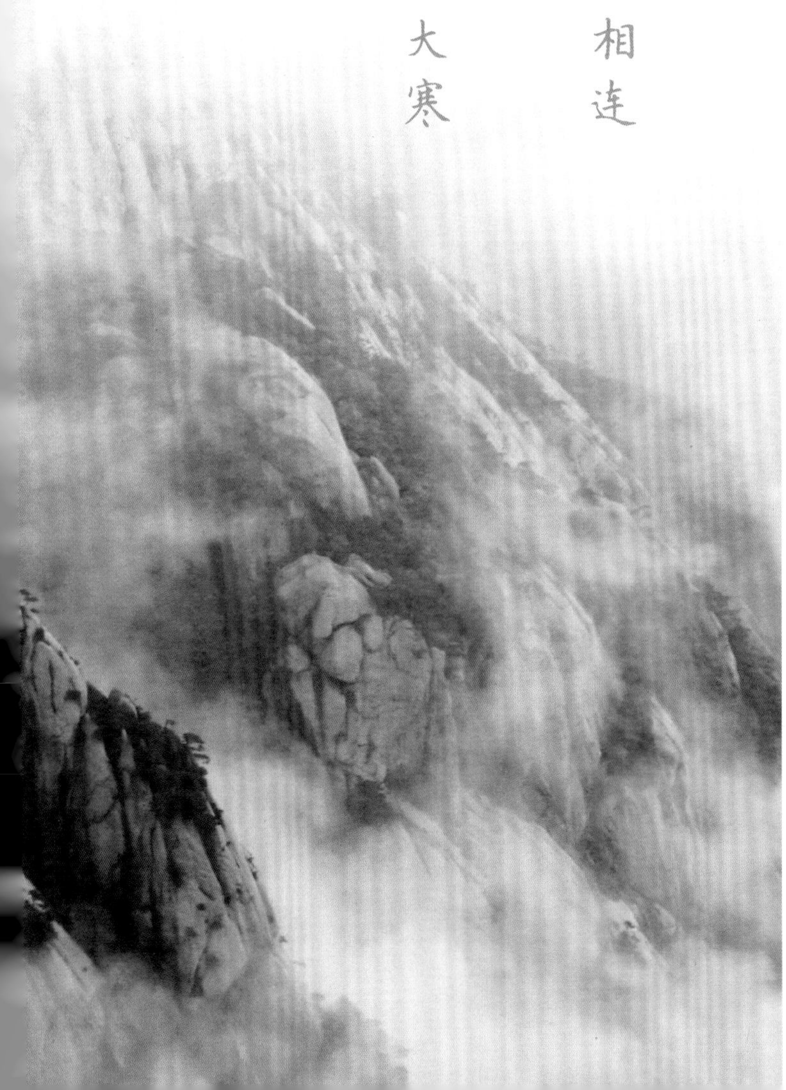

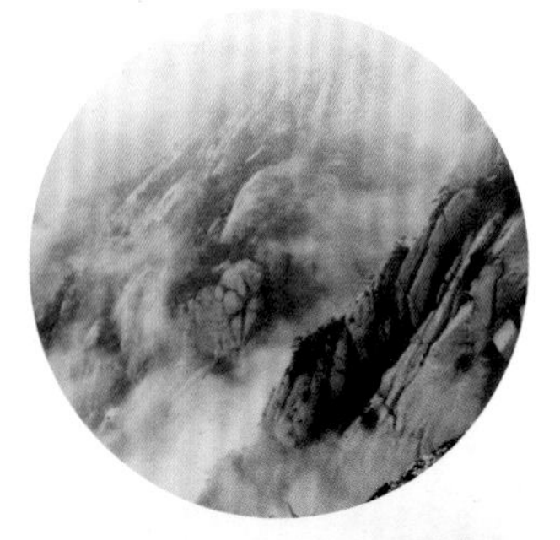

四时有明法

天地有大美而不言，四时有明法而不议。

人法地，地法天，天法道，道法自然。

跟着节气学养生

二十四节气是太阳历

我国的农历（阴历）是月亮历，而二十四节气是完全不同的体系，它是根据太阳周年运动轨迹和引起地面气候演变，将全年划分成24等份而成，每15天左右为一个节气。所以，二十四节气是典型的太阳历，与农历相辅相成，一定程度上弥补了月亮历的不足，尤其在指导农业生产上起到了特别有效的作用。

宝贵的世界文化遗产

二十四节气的发现和应用绝不是简单的自然观察，而是观测研究和精密计算的科学结果，是中国古代数学、天文学、气象学、农学等高度发达的综合表现，是中华文明的瑰宝，也是人类文明的骄傲。2016年被联合国教科文组织列入“人类非物质文化遗产代表作名录”。

跟随自然的脚步

四季轮回，生生不息，四时阴阳的变换是大自然的基本规律。我国传统文化认为“天人合一”，大自然与人体是统一的整体，相互之间有着密不可分的关联。天地气候变化了，人体内在的生物钟及阴阳平衡也会随之调整，以保持与自然的同步。人类是大自然的孩子，遵从、顺应自然规律是中国人的生存哲学，也是防病、养病、治未病的大法。跟随自然的脚步，跟着节气养生，是最简单易行、聪明有效的养生法。

《黄帝内经》中讲了四季养生的法则：“春生、夏长、秋收、冬藏。”四季的每个季节包括6个节气，共为二十四节气。每个节气又有不同的气候特征，人们如能据此调整不同的起居及饮食保养方法，就能让身体阴阳调和、健康平安。

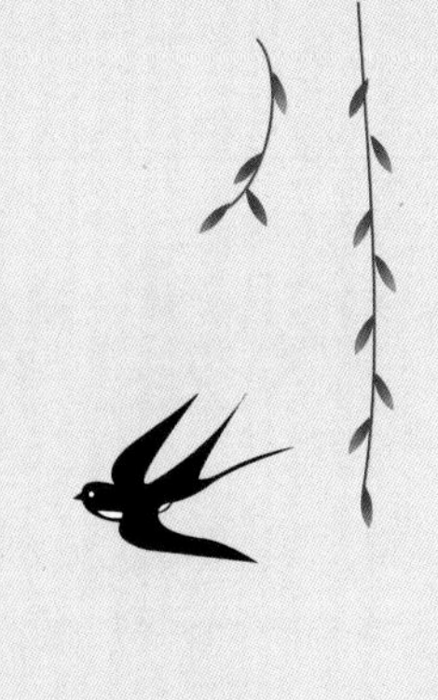

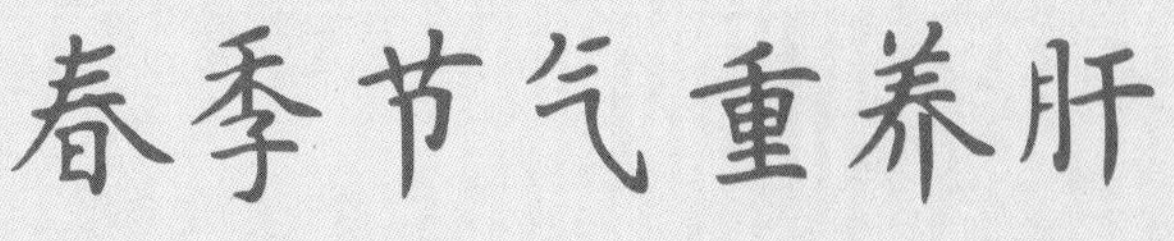

春季节气重养肝

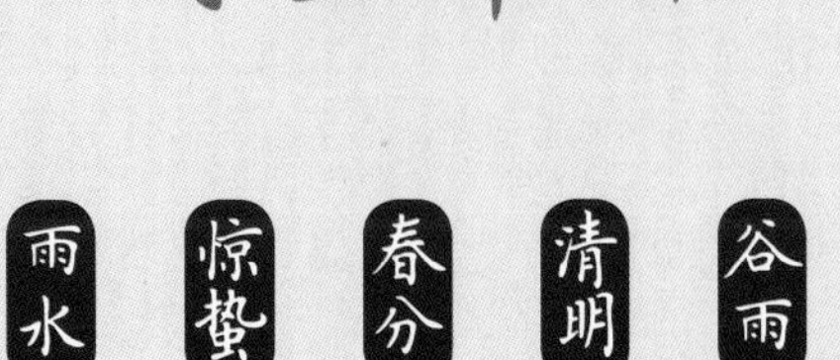

“春三月，此谓发陈，天地俱生，万物以荣，夜卧早起，广步于庭，被发缓形，以使志生，生而勿杀，予而勿夺，赏而勿罚，此春气之应，养生之道也。逆之则伤肝，夏为寒变，奉长者少。”

——《黄帝内经》

春天的三个月，是推陈出新、生命萌发的时令。天地自然都富有生气，万物欣欣向荣。此时，应该早睡早起，闲庭信步，穿戴宜宽松舒适，让心情开朗愉悦。要多施予，少争夺，多奖励，少惩罚，这是适应春季的时令、保养生发之气的方法。若违逆春生之气，便会伤肝，使提供给夏长之气的条件不足，到夏季就会发生寒性病变。

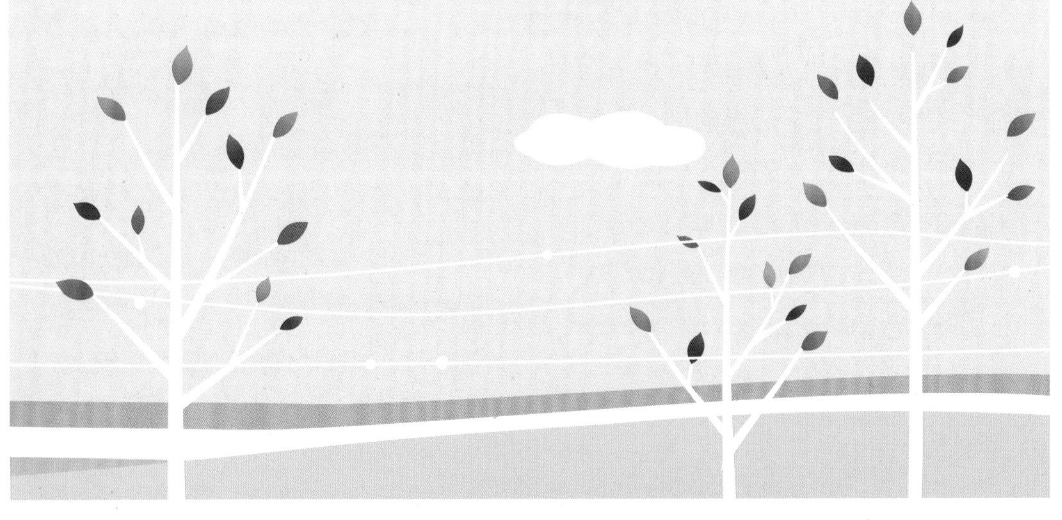

夏季节气重养心

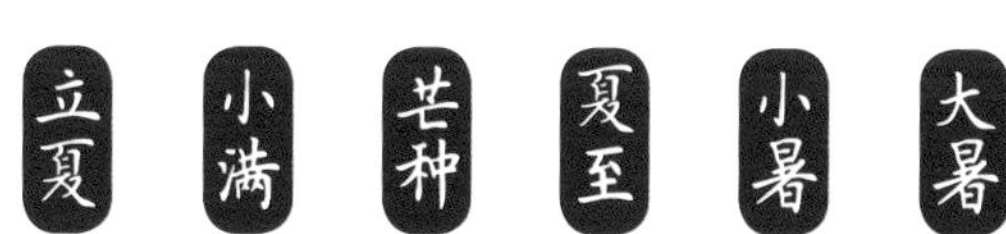

“夏三月，此谓蕃秀，天地气交，万物华实，夜卧早起，无厌于日，使志无怒，使华英成秀，使气得泄，若所爱在外，此夏气之应，养长之道也。逆之则伤心，秋为痎疟*，奉收者少，冬至重病。”

——《黄帝内经》

夏天的三个月，是自然万物繁茂秀美的时令。天地之气相交，植物开花结果，生长旺盛。此时，应该晚睡早起，不要厌恶白天长，不要随便生气，要与夏天万物秀美的景象相应，使气机宣畅，对外界事物保持浓厚的兴趣。这是适应夏季气候、保护长养之气的方法。若违逆夏长之气，便会损害心脏，使提供给秋收之气的条件不足，到秋天容易发生疟疾，冬天再次发生疾病。

*痎疟（jiē nüè）：是中医里对疟疾之类疾病的通称。

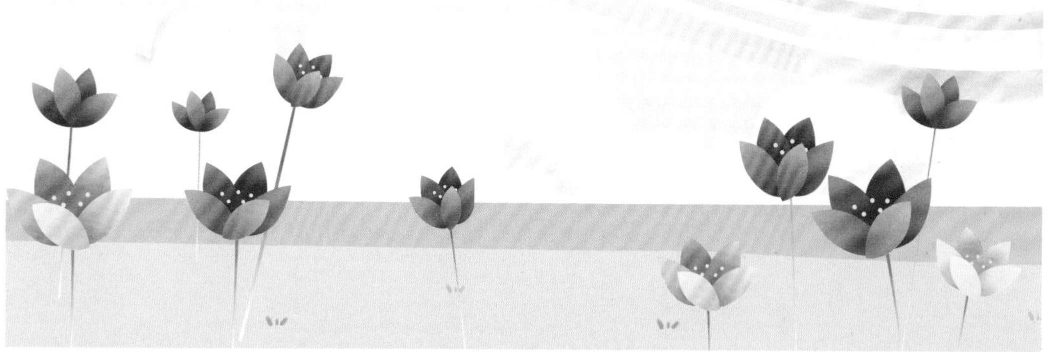

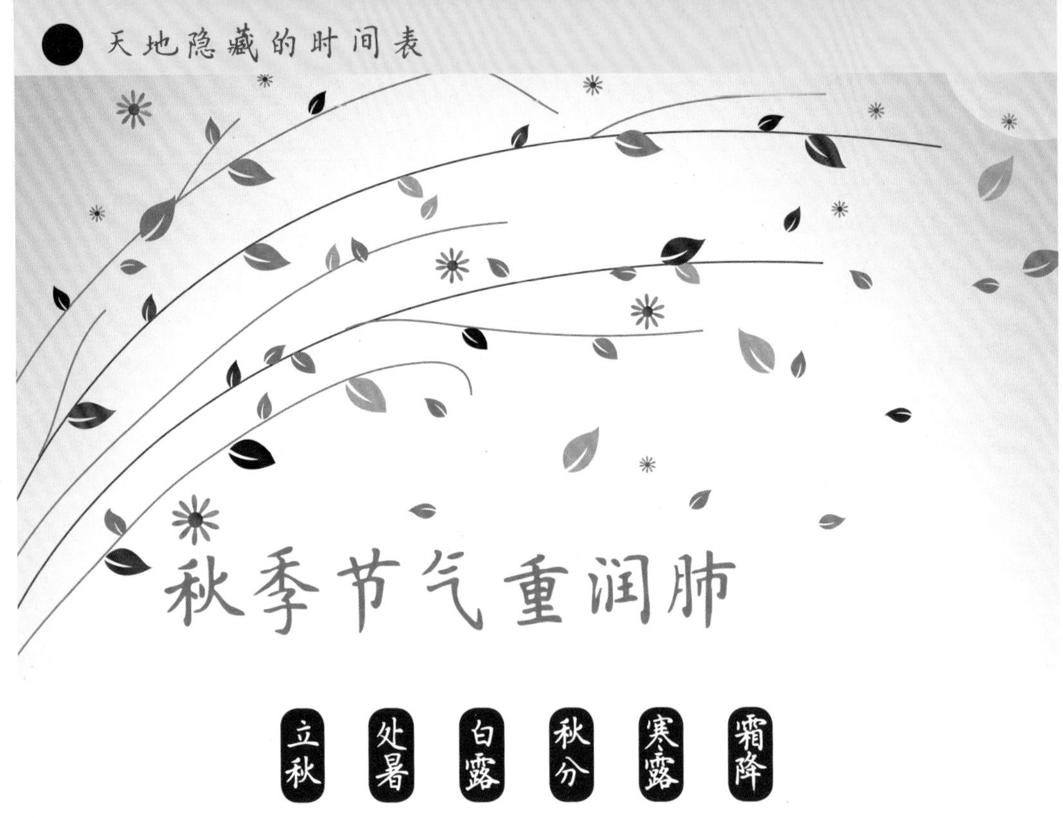

秋季节气重润肺

立秋 处暑 白露 秋分 寒露 霜降

“秋三月，此谓容平，天气以急，地气以明，早卧早起，与鸡俱兴，使志安宁，以缓秋刑，收敛神气，使秋气平，无外其志，使肺气清，此秋气之应，养收之道也。逆之则伤肺，冬为飧泄*，奉藏者少。”

——《黄帝内经》

秋天的三个月，自然万物果实成熟饱满。天高风急，地气清肃，此时，人应早睡早起，以保持神志安宁，减缓秋季肃杀之气对人体的影响；收敛神气，以适应秋季的特征，不使神思外驰，以保持肺气的清爽，这是适应秋令气候、保养收敛之气的方法。若违逆了秋收之气，就会伤肺，使提供给冬藏之气的条件不足，到了冬天容易发生腹泻。

*飧(sūn)泄：中医病症名，指因脾胃气虚阳弱、清阳不升所致的大便泄泻。

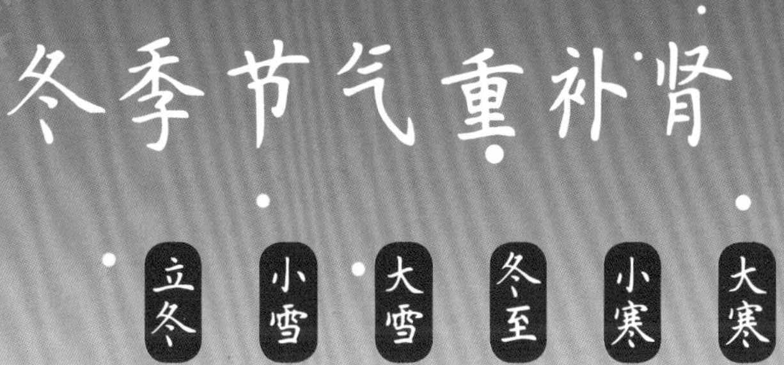

“冬三月，此谓闭藏，水冰地坼，无扰乎阳，早卧晚起，必待日光，使志若伏若匿，若有私意，若已有得，去寒就温，无泄皮肤，使气亟夺，此冬气之应，养藏之道也。逆之则伤肾，春为痿厥*，奉生者少。”

——《黄帝内经》

冬天的三个月，是万物蛰藏、生机潜伏的时令。水寒成冰，大地冻裂，注意不要扰动阳气，此时，人应该早睡晚起，等到太阳照耀时起床为好，要使神志内藏，好像有隐私不外露，又好像得到了渴望的东西，要远离寒凉，求取温暖，减少皮肤的暴露从而避免阳气耗损，这是适应冬季气候、保养人体闭藏机能的方法。若违逆了冬藏之气，就会伤肾，使提供给春生之气的条件不足，春天就会发生痿厥之疾。

*痿厥(wěi jué)：中医病症名，痿病兼见气血厥逆，以足痿弱不收为主症，表现为下肢痿弱、昏厥、气逆等。

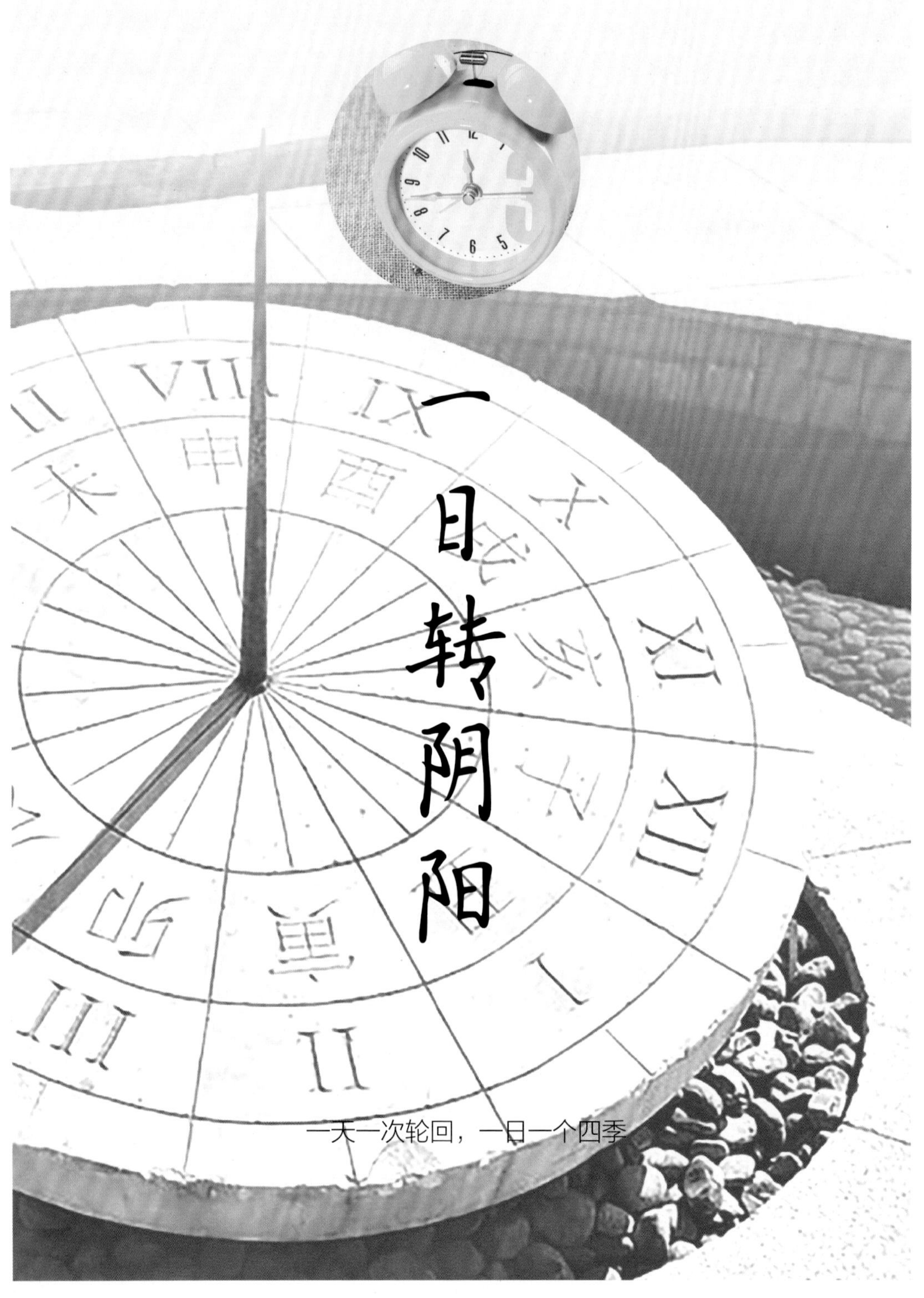

一日转阴阳

一天一次轮回，一日一个四季

十二时辰养生法

时辰是怎么计算的

时辰是我国古代传统的计时单位。古代人把一天平分为12个时辰，每个时辰相等于现在的2个小时。这些时辰分别以地支为名称，即子、丑、寅、卯、辰、巳、午、未、申、酉、戌、亥。时辰是从半夜子时（23~1点）起算，每2小时一轮转，以此类推。

一日见四季

一昼夜的阴阳转换规律与四季阴阳转换规律是一致的，可以说是小轮回与大轮回的关系。地球自转一圈为一日，是小轮回，公转一圈为一年，是大轮回，其中的规律惊人地相似。俗话说“见微知著”“小中见大”，时间与空间的不同都不能改变相同的本质，那就是都遵循一样的“生、长、收、藏”的转换规律。

人体隐藏的生物钟

我们的身体不仅要顺应四季的变化，在一天当中，也随着时辰的改变而不断调整。这个奇妙的感应使人的身体就是一个精密的钟表，也可以说叫“生物钟”，分分钟都在定时进行相应的活动，就像是写在人类DNA上的默认程序，提醒我们什么时候要吃饭、什么时候要睡觉、什么时候要工作或休息。

人体经络按时辰运行

人体有十二条经络，每条经络对应一个时辰，即在这个时辰中，此经络气血运行最为旺盛，从而形成人体经络运行的时间规律。每天12时辰，人体经络按顺序运行，周而复始，这个规律又被称为“子午流注”。掌握好这一规律，在某个经络最为活跃的时候重点养护，就能起到事半功倍的效果。

人体经络运行规律图

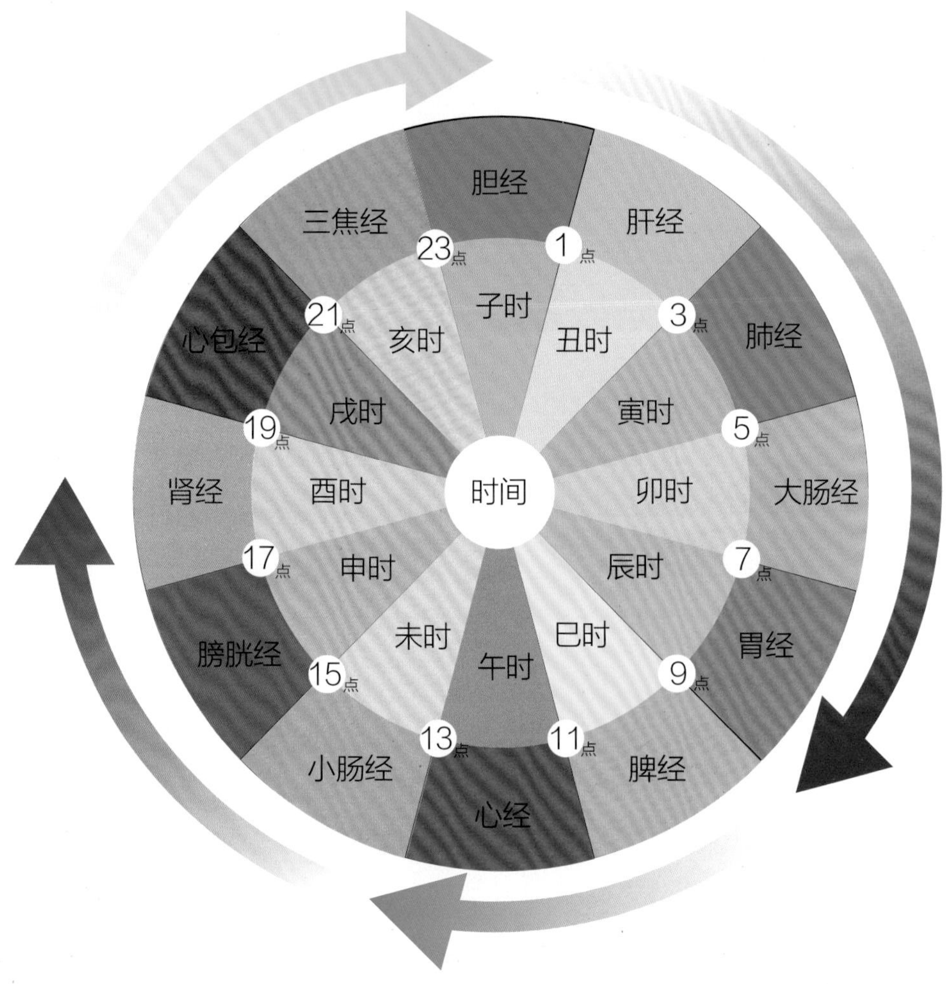

一天的12时辰、24小时中，每条经络各司其职，让人体能够正常运转，保持阴阳平衡。“大道至简”，时辰养生法说起来非常简单，就是该吃饭的时候吃饭，该睡觉的时候睡觉。但如果你无视、违反这个与自然融为一体的生命规律，时间一长，身体各系统间一定会发生紊乱，健康问题就难以避免了。

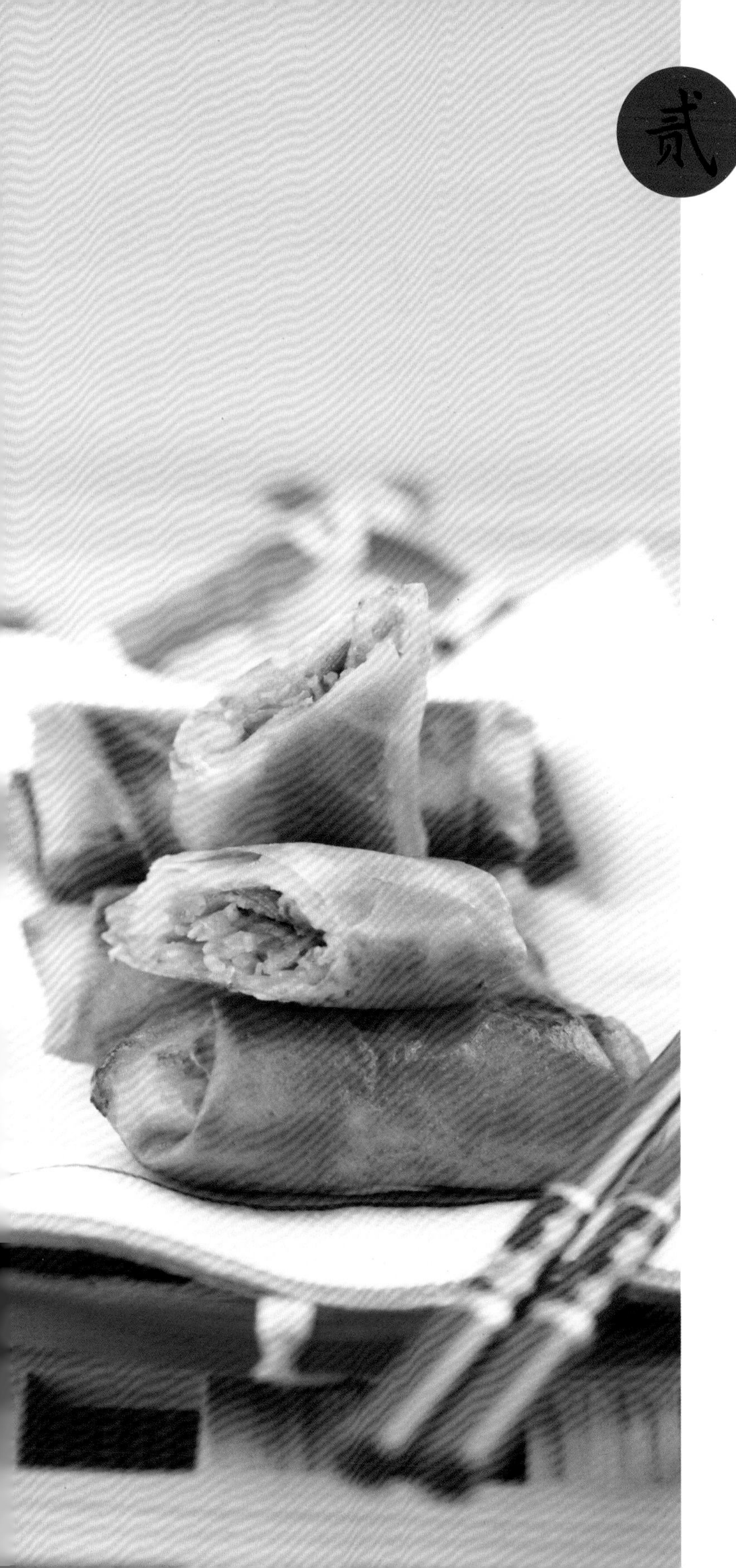

贰

食在二十四节气

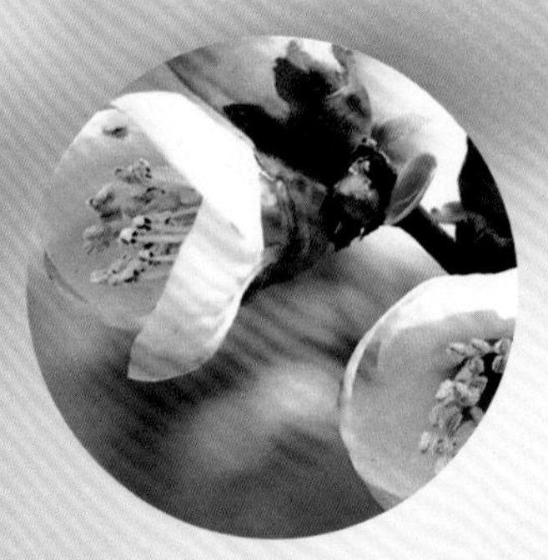

立春

（2月3~5日）

立，始建也。春气由此始。
人们忙着迎春、打春、咬春，
满怀希望与喜悦，开始一年的辛勤劳作。
立春时节，天气回暖，阳气上升，白昼变长，
东风送暖，大地解冻，水暖河开。
但此时春寒料峭，容易出现倒春寒，莫急减衣。
还应注意使肝气顺畅，要畅达心胸，戒郁戒怒。

食养原则

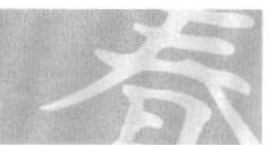

- 助生阳气：立春时节，人体阳气渐旺，饮食应以“助生阳气”为原则，养护好初生的阳气。
- 增辛甘减酸涩：辛甘味食物可散寒解表、舒畅心胸，此时可适当增加。而酸涩的食物收敛作用强，不利于阳气生发，应适当减少。

适宜饮食

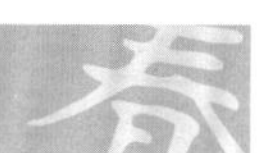

- 立春日我国很多地区都有“咬春”的习俗，多为吃春饼、春卷、萝卜、炒合菜等食物。其中包含多种应季辛香蔬菜，如葱、蒜、韭菜、萝卜等，可以祛寒、杀菌、防病，促进阳气生发，符合此节气的养生原则。
- 立春日与春节临近，此时人们常常大鱼大肉，饮食油腻，脾胃积滞状况比较严重，所以，立春时要注意饮食清淡一些，多吃蔬菜、萝卜也可以有效调理肠胃。
- 立春开始，人体肝气渐旺，易影响脾胃功能，吃些山药、大枣、粗粮、绿色蔬菜，可以控制过旺的肝气，调和脾胃，并能增强人体免疫力，预防疾病。

不宜饮食

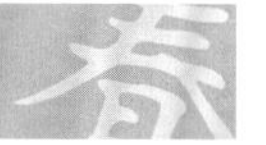

- 酸涩收敛食物：柿子等酸涩食物有收敛作用，不利于肝气生发。
- 热性食物：羊肉、人参等热性膳食不宜多吃，以免“上火”。
- 鱼虾海鲜：春季易发宿疾，此类发物易引发或加重疹癣等疾病，少吃为妙。

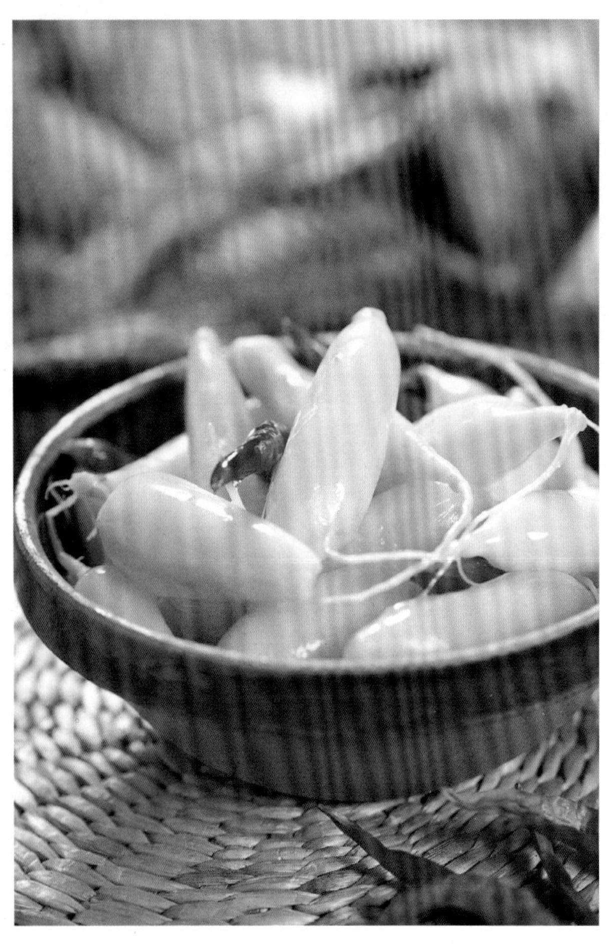

剁椒泡萝卜仔

材料

白萝卜仔600克。

调料

白糖、盐各30克，花椒10克，剁椒酱、白醋、鸡精各适量。

做法

1 将白萝卜仔洗净，沥干水分，码入干净的广口瓶中。

2 锅中倒入1000毫升清水，煮沸后放入花椒、白糖和盐，煮5分钟关火，晾凉，倒入广口瓶，没过白萝卜仔，封口，腌制2~4天即成。

3 每次取200克腌好的萝卜仔放入碗中，加入剁椒酱、白醋、鸡精，拌匀即可食用。

节气食话 春

- 立春日吃萝卜是“咬春”的食俗。萝卜可选择白萝卜、青萝卜、红皮萝卜等均可，生熟皆宜。除了拌食、泡菜，也宜煮汤。
- 萝卜可清热生津、理气化痰、消食顺气。生食偏于清热生津，熟食偏于行气消食。立春前后，饮食较为厚重肥腻，容易积滞、生痰、生热，吃萝卜可防治痰多咳嗽、咽干、咽喉肿痛、伤食腹胀、便秘等，有保健效果。

春饼

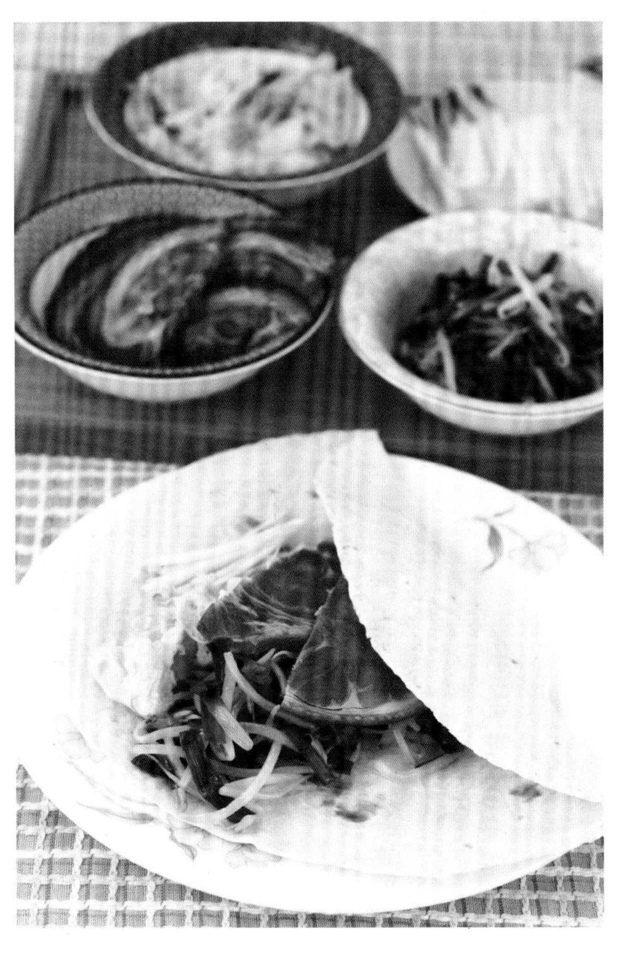

材料

荷叶饼4张，韭菜、豆芽各250克，酱肘子200克，大葱50克，鸡蛋2个。

调料

盐、鸡精各适量。

做法

1 韭菜、豆芽分别择洗干净，韭菜切段；大葱取少许切成葱花，其余的切成细丝；鸡蛋打入碗中，加盐和葱花，搅打均匀；酱肘子切片，装盘。

2 炒锅中倒入油烧热，倒入鸡蛋液，炒熟后装盘。

3 热锅中倒少许油，放入豆芽、韭菜，旺火翻炒断生，加盐、鸡精调味后装盘。

4 平铺荷叶饼，依次放上韭菜炒豆芽、炒鸡蛋、酱肘子和葱丝，卷起荷叶饼即可食用。

节气食话

- 吃春饼是立春日的饮食传统，一般均以荷叶饼卷盒子菜而成，品种多样，荤素搭配合理，口味清淡少油，十分符合营养原则。
- 豆芽菜有很好的生发作用，最宜春季疏通肝气，并能滋阴润燥，清热解毒，是开春时的养生佳品。
- 大葱、韭菜味道辛香，可助生阳气，驱散阴寒，预防流感。

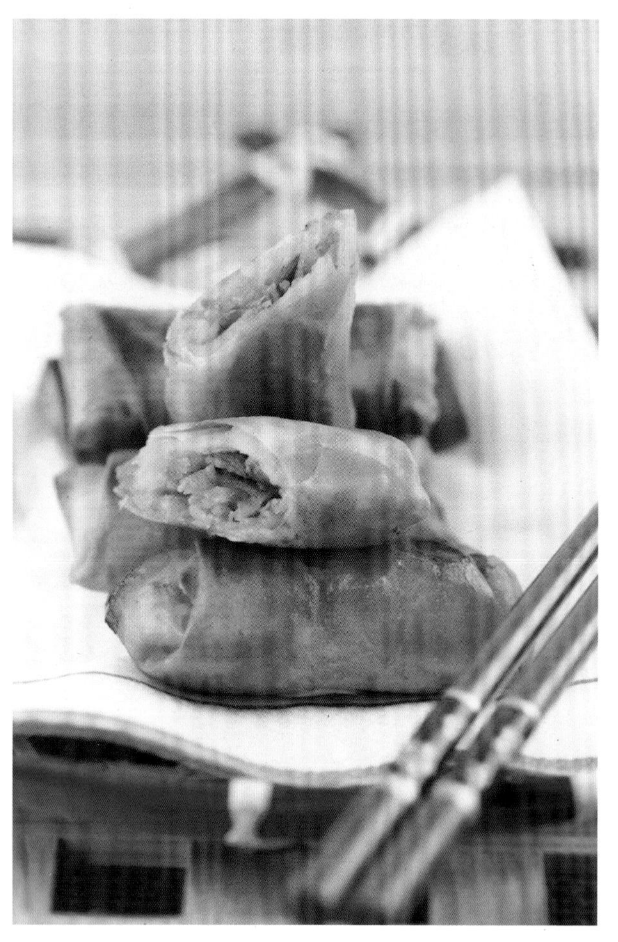

炸春卷

材料

春卷皮200克，豆芽、韭菜、胡萝卜各100克，淀粉适量。

调料

酱油、香油、白糖各10克，胡椒粉、盐、鸡精各适量。

做法

1. 豆芽择洗干净，焯水；韭菜择洗干净，切段；胡萝卜去皮，洗净，切丝。
2. 将以上三种处理好的材料都放入盆中，加入各调料，拌匀制成馅料。
3. 取春卷皮铺平，放上馅料，像卷包袱一样包卷成春卷生坯，封口处用水淀粉粘住。
4. 炸锅中倒入油，烧至六成热，放入春卷生坯，炸成金黄色捞出，沥干油后装盘即成。

节气食话

- 立春吃炸春卷是很多地方的习俗，也非常符合养生原则。韭菜、豆芽都是有利于阳气生发的食材，胡萝卜可益肝养血，一起食用，有利于养护和生发人体阳气，促进血液循环和排毒，尤宜初春食用。
- 也可将包裹的食材换成韭黄、豆腐干，或根据喜好加些肉类。

炒合菜

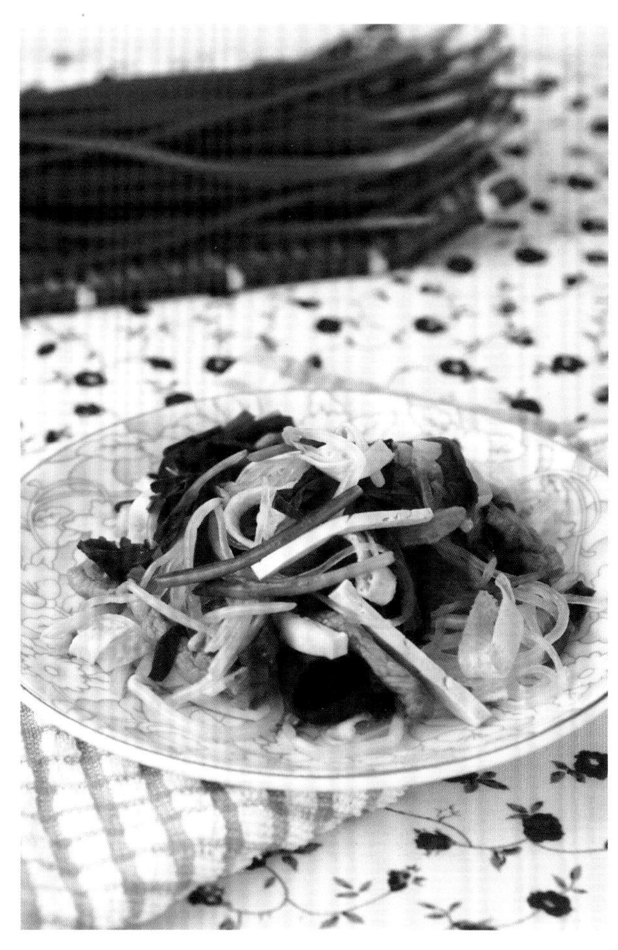

材料

猪肉150克，韭菜、菠菜、豆芽各100克，豆腐干、水发木耳各50克，鸡蛋1个，粉丝30克。

调料

酱油、水淀粉各15克，生抽、香油、盐、鸡精各适量。

做法

1 将猪肉切成丝，用酱油、淀粉抓匀上浆后用温油滑熟。

2 鸡蛋打成蛋液，倒入平锅中摊成鸡蛋饼，再切成丝。

3 韭菜、菠菜洗净，切段。

4 豆腐干切成丝；豆芽、木耳洗净，都焯水；粉丝泡软。

5 炒锅倒入油烧热，放入韭菜、菠菜、豆芽、豆腐干、木耳、粉丝，不停地翻炒，炒至韭菜喷香，放入肉丝、蛋皮丝，加生抽、香油、盐、鸡精调味，炒匀即可。

节气食话

- 合菜又叫盒子菜，是将春季当令蔬菜混合拌炒。其所用的原料与春饼、春卷十分类似，只是食用方法不同。
- 这道菜荤素搭配，营养齐全，助阳益阴，清肠排毒，是春季的家常保健菜。
- 此菜也可以用荷叶饼包起来吃，相当于春饼，就不必再另外准备主食了。

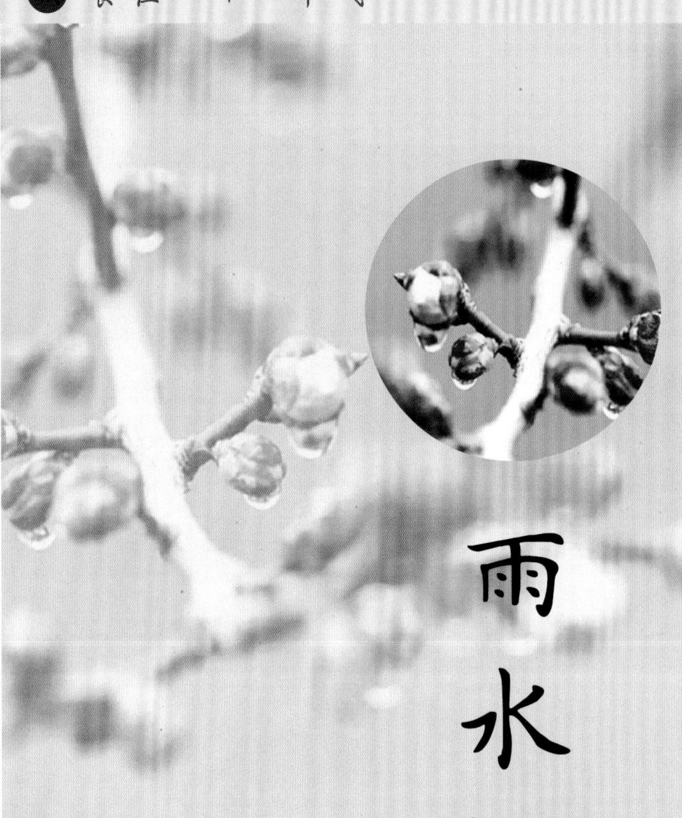

雨水

（2月18~20日）

“好雨知时节，当春乃发生。随风潜入夜，润物细无声。”
雨水节气时，气温回升，冰雪融化，降水开始增多。
在春雨的滋润下，百草萌发，大地生机初现。
早春时节，天气仍比较寒冷，昼夜温差大，
再加上雨水增多，寒湿较重。
体弱者应注意“春捂”保暖，防寒祛湿，
以免寒湿伤身，引发疾病。

食养原则

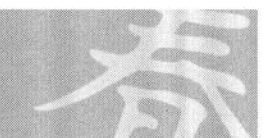

- 祛寒保暖，健脾除湿：此时的气候特点是寒湿并存，而寒湿最伤脾胃，宜造成腹胀、腹痛、腹泻等不适。所以，饮食应注意温暖脾胃，祛除脾湿。
- 增甘少酸：甘味最养脾胃，而酸味易收敛固涩，不利于阳气升发，故此时应多食甘味，减少酸味。

适宜饮食

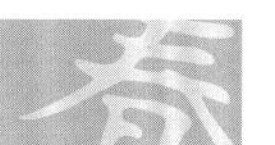

- 健脾除湿的食物：山药、大枣、莲子、薏苡仁等食物健脾除湿的效果很好，且“春月宜食粥”，可将这些食物煮粥食用。
- 降压通便的食物：雨水时节温度变化大、气压偏高，高血压、心脏病、心梗、中风等心脑血管疾病易发作，也是便秘、痔疮的高发时期，此时应多吃些降压、通便的食物，如韭菜、菠菜、春笋、豌豆苗、香椿、芹菜、香蕉、蜂蜜等。这些食物对升发阳气、预防春季感冒也有好处。

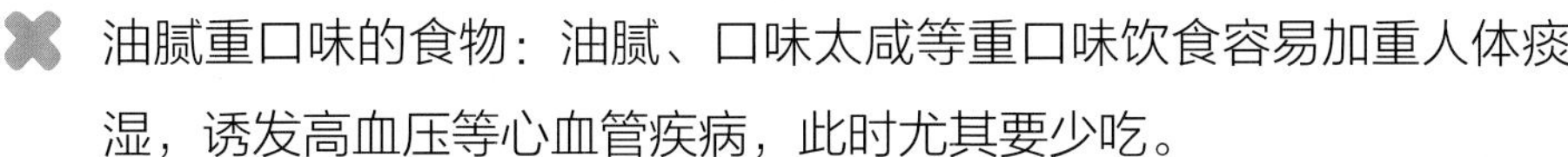

不宜饮食

- 油腻重口味的食物：油腻、口味太咸等重口味饮食容易加重人体痰湿，诱发高血压等心血管疾病，此时尤其要少吃。

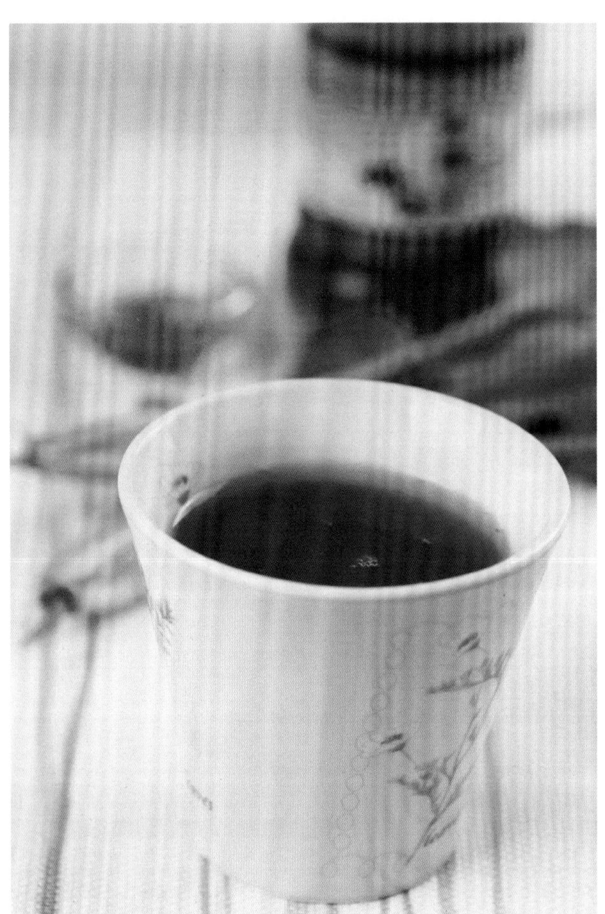

菠菜蜂蜜饮

材料

菠菜150克。

调料

蜂蜜15克。

做法

1 将菠菜择洗干净，切段。
2 煮锅中倒入水，烧开，放入菠菜，焯熟后捞出，晾凉。
3 把焯好的菠菜放入打汁机中，加适量白开水，搅打成汁，倒入杯中，加入蜂蜜搅拌均匀即可。

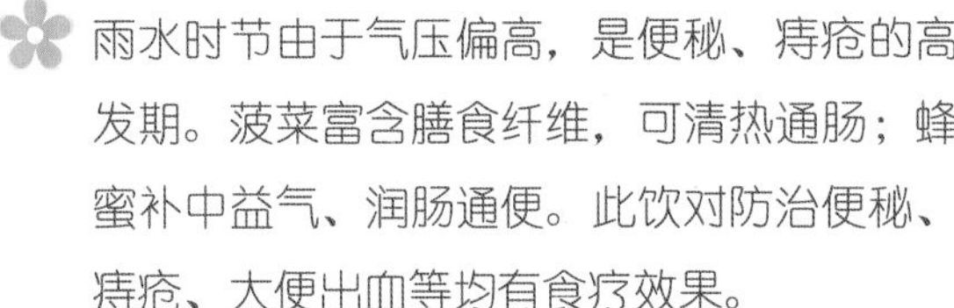

节气食话

- 雨水时节由于气压偏高，是便秘、痔疮的高发期。菠菜富含膳食纤维，可清热通肠；蜂蜜补中益气、润肠通便。此饮对防治便秘、痔疮、大便出血等均有食疗效果。
- 此饮还可降血压、除烦躁、提高免疫力，是春季肝火旺盛、血压偏高、容易感冒者的调养良药。
- 春季的菠菜格外鲜嫩，多吃非常有益。

豆苗拌木耳

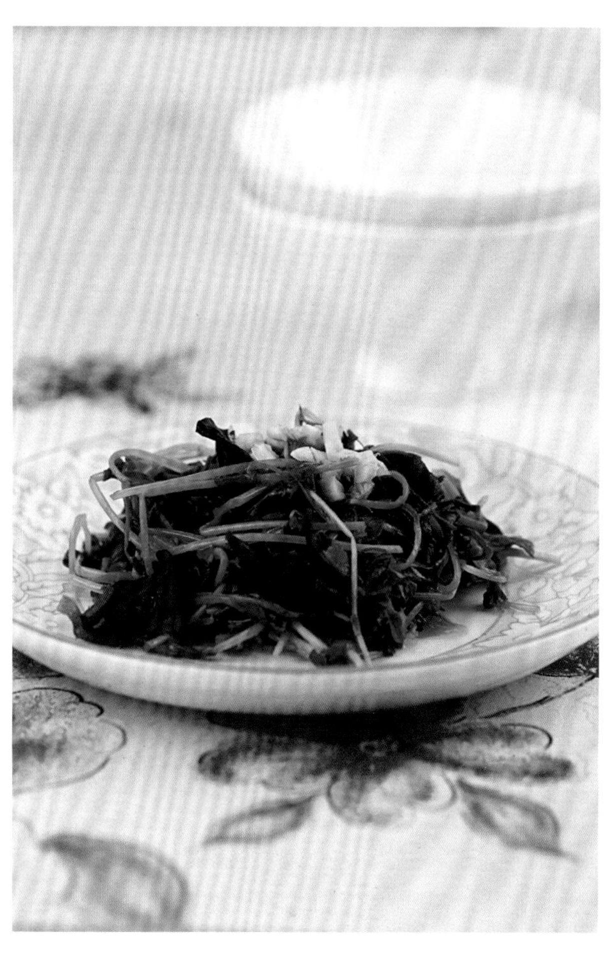

材料

豌豆苗250克，水发木耳100克，蒜蓉15克。

调料

生抽、辣椒油各15克，盐、鸡精各适量。

做法

1 水发木耳洗净，撕成小块，焯水后装盘。

2 豌豆苗洗净，在开水中焯烫至断生，放冰水中镇凉，沥水后也装盘。

3 把所有调料制成味汁，浇在豆苗上，蒜蓉经油炸过，也放在豆苗上，拌匀即可食用。

节气食话 春

- 雨水前后，豌豆苗大量上市。此时的豌豆苗不仅清香爽口、质地柔嫩，而且营养价值最佳，可起到退火消肿、清肠通便、促进阳气生发的作用，是适合春季多吃的应季蔬菜。
- 此菜能降血压、降血脂、降血糖，适合“三高”、肥胖、水肿、便秘者食用，饮食油腻、心烦气躁者也宜多吃。

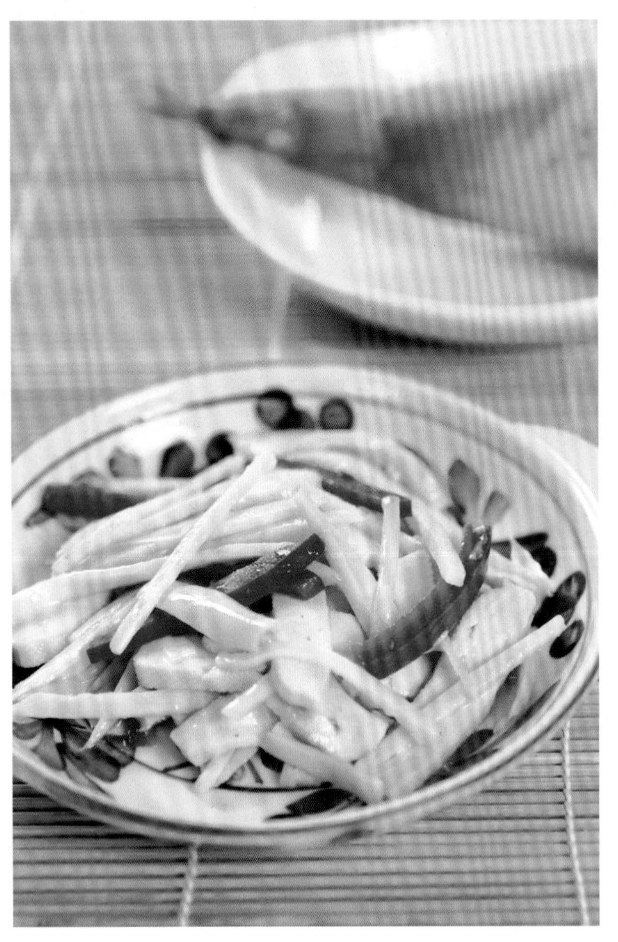

春笋炒豆干

材料

鲜春笋200克，红彩椒50克，白豆腐干100克，葱花少许。

调料

香油、盐、鸡精各适量。

做法

1 将鲜春笋去外皮，洗净，切成丝，白豆腐干切成丝，分别焯水备用；红彩椒洗净，切成丝。

2 锅中倒入油烧热，下葱花炝锅，放入笋丝、豆腐干丝和红彩椒丝，快速翻炒均匀，加香油、盐、鸡精调味后即可出锅。

节气食话

- 春笋是南方春季的时令蔬菜，从立春开始，直到清明前后，是吃春笋的最佳时期，此时的春笋口感最为鲜美香甜，一定不能错过。
- 春笋中膳食纤维的含量很高，尤其适合雨水前后预防和缓解便秘、痔疮等不适。
- 豆腐干可增加蛋白质等营养，又有保护心血管的作用，适合春季保健，与春笋在口味上也非常搭配。

春笋炖肉

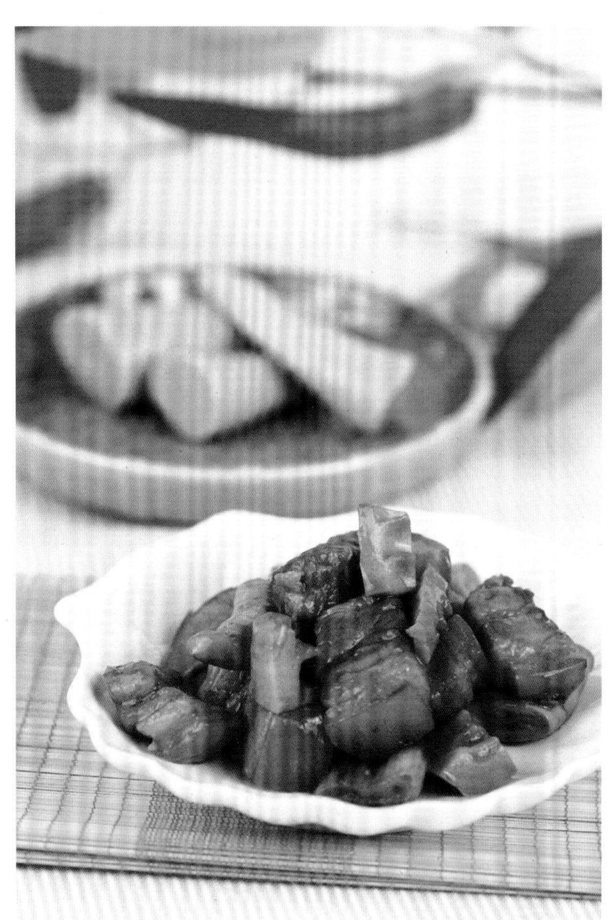

材料

猪五花肉300克，鲜春笋200克，葱段、姜片各20克。

调料

酱油、白糖各20克，盐适量。

做法

1 将鲜春笋去外皮，洗净，切成块；猪五花肉切成大块，焯水后洗净、沥水备用。

2 锅中倒入少许油，放入白糖，炒至焦黄、起泡时放入肉块，快速翻炒上色，放入葱段、姜片炒出香味，倒入酱油再炒2分钟。

3 放入笋块，加水没过肉块，大火煮沸，改小火焖煮40分钟，加盐调味，大火收浓汤汁即成。

节气食话

- 春笋口感清爽甘淡，可化解肉食油腻，促进蛋白质消化，疏通肠胃，缓解积滞、便秘，与肉类搭配食用，笋借肉味，肉含笋香，荤素相宜，营养均衡，口味也极佳。
- 除了炖猪肉，春笋还常拌炒腊肉、鸡肉等，也可清炒、煲汤，吃法多样，此时可变着花样多吃。

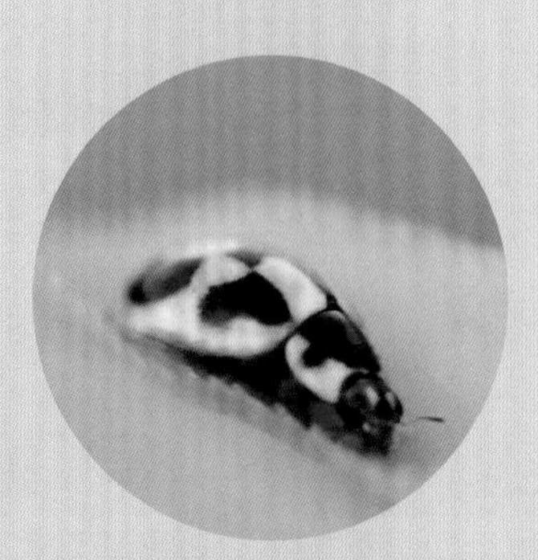

惊蛰

（3月5~7日）

“万物出乎震，震为雷，故曰惊蛰。”
这一天，春雷震作，惊醒了冬季蛰伏的虫蛇鸟兽，
万物萌动，春暖花开，一派生机盎然的景象。
人体阳气上升，各器官组织功能活跃，新陈代谢加快。
气温明显升高，气候相对干燥，
风邪当令，易动风发病，
如咳喘、皮肤过敏、头痛眩晕、目赤咽肿等，
均应小心预防。

食养原则

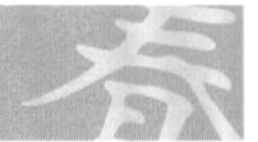

- 滋阴润燥：春风送暖，也送来干燥，此时容易口干舌燥、感冒咳嗽，饮食宜清润甘寒、滋阴润燥、养肺生津。
- 祛风散热：此时风邪偏盛，人体容易风热感冒、头晕目眩、目赤咽肿、风疹癣痒，饮食需注意祛风热、散风邪、防风疹。

适宜饮食

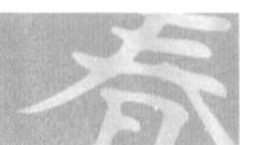

- 多吃梨：民间素有惊蛰吃梨的习俗，此时吃梨可生津润燥，预防风热感冒及呼吸道感染，很符合此节气的养生原则。
- 多吃清肝养血的食物：由于此时风邪较盛，微生物繁殖快，且花粉较多，人体容易患肝病等传染病以及风疹、花粉过敏等皮肤病，应多吃些疏肝风、养肝血的食物，如胡萝卜、菠菜、芹菜、豆芽菜、荠菜、韭菜等，对预防感染性疾病十分有益。
- 多吃温和健脾的食物：宜用大枣、山药、锅巴等食物煮粥食用，可温养脾胃，缓解过敏，增强免疫力。

不宜饮食

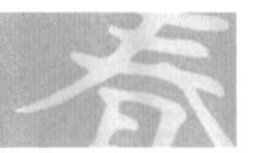

- 辛辣油腻：此时如果吃太多辛辣燥热、油腻厚重的食物，容易助热生火，加重春季的上火症状，如痤疮、口腔溃疡、咽肿、口干等。
- 发物：吃太多鱼、虾等食物，容易造成皮肤过敏，易过敏的人群春季尤应注意。

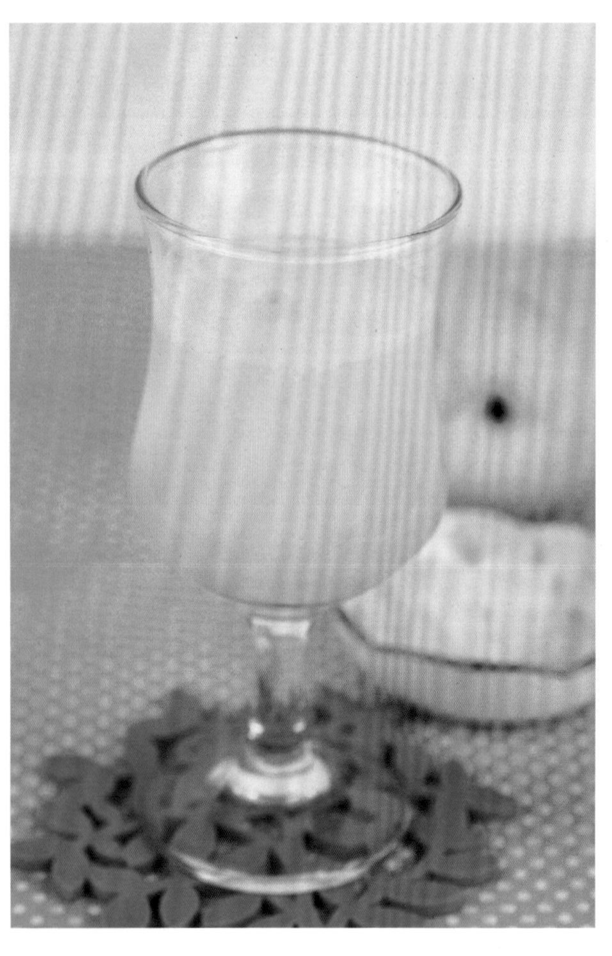

冰糖雪梨汁

材料

雪花梨150克。

调料

冰糖15克。

做法

1 将雪花梨洗净，去核，带皮切成块。
2 冰糖用温水化开，晾凉。
3 把梨块放入打汁机中，倒入冰糖水，搅打成汁，倒入杯中即可饮用。

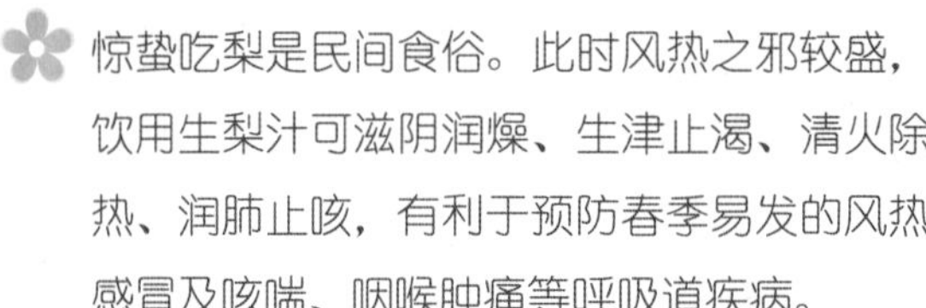

- 惊蛰吃梨是民间食俗。此时风热之邪较盛，饮用生梨汁可滋阴润燥、生津止渴、清火除热、润肺止咳，有利于预防春季易发的风热感冒及咳喘、咽喉肿痛等呼吸道疾病。
- 此饮比较寒凉，不要一次饮用太多，否则反伤脾胃。脾胃虚寒、体弱腹泻者不宜生饮，可煮熟后适量饮用。

荠菜饺子

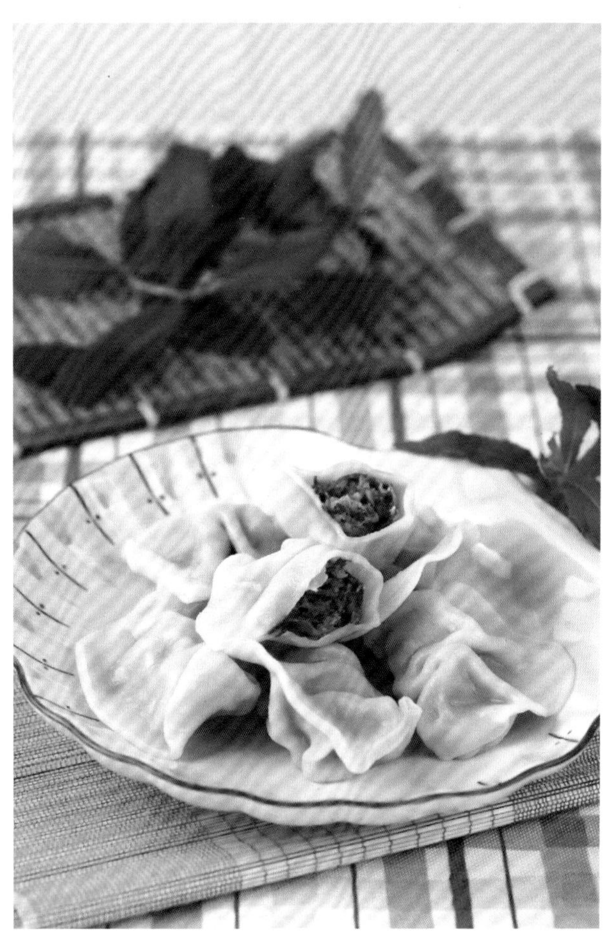

材料

荠菜500克，猪肉300克，葱末、姜蓉各15克，面粉600克。

调料

酱油、料酒各15克，盐、鸡精各适量。

做法

1. 将荠菜择洗干净，入沸水焯烫后捞出，挤干水分。
2. 把荠菜和猪肉分别剁碎，拌匀，加入葱末、姜蓉和所有调料拌匀，制成饺子馅。
3. 将面粉加适量水和成面团，静置30分钟，分成小剂，擀成饺子皮，包入馅料，制成饺子生坯。
4. 锅中倒入水烧开，下入饺子生坯，煮2沸即成。

节气食话 春

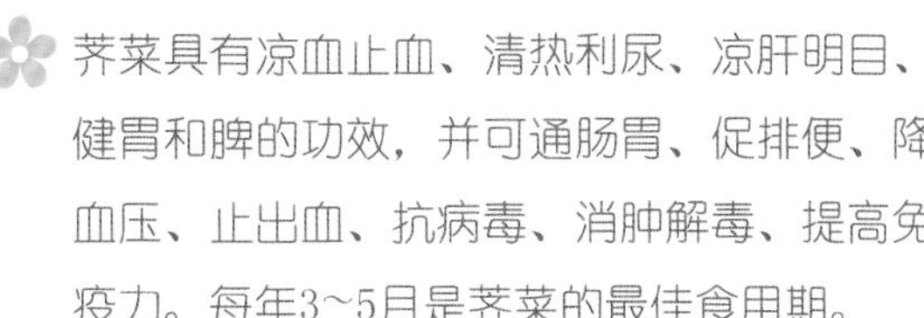

荠菜具有凉血止血、清热利尿、凉肝明目、健胃和脾的功效，并可通肠胃、促排便、降血压、止出血、抗病毒、消肿解毒、提高免疫力。每年3~5月是荠菜的最佳食用期。

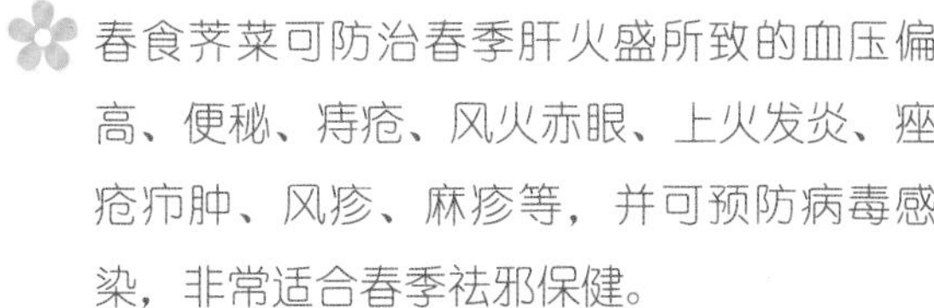

春食荠菜可防治春季肝火盛所致的血压偏高、便秘、痔疮、风火赤眼、上火发炎、痤疮疖肿、风疹、麻疹等，并可预防病毒感染，非常适合春季祛邪保健。

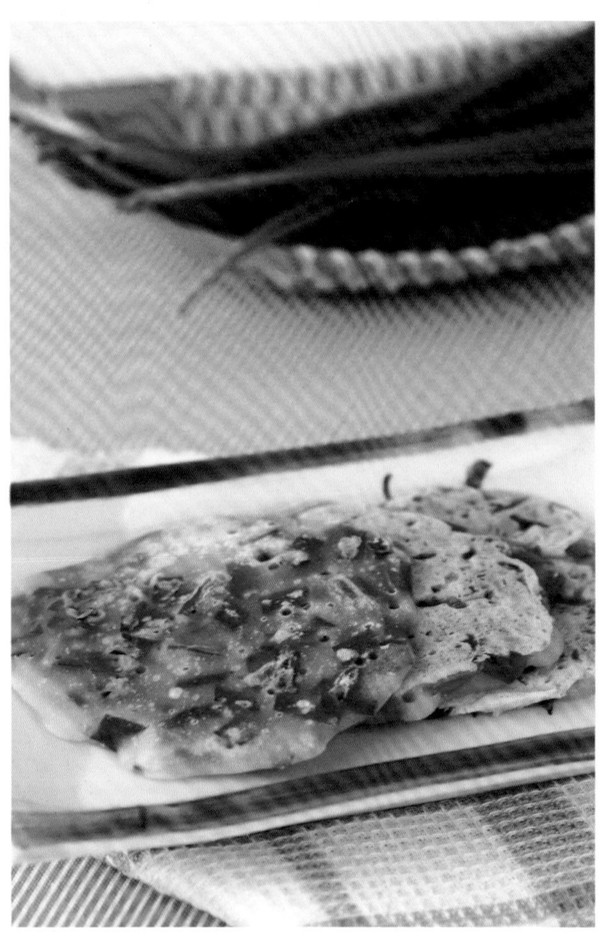

韭菜糊饼

材料

面粉250克，韭菜200克，鸡蛋1个。

调料

盐适量。

做法

1 韭菜择洗干净，切成小段。
2 将面粉倒入调理盆，放入韭菜和适量盐，倒入鸡蛋，加适量水，搅打成稀糊状。
3 平锅上火烧热，刷少许油，倒1勺韭菜面糊，摊平，再两面烙熟即成。

节气食话 春

- 新鲜的韭菜助生阳气的作用强，被称为“起阳草”，而且富含膳食纤维，又有“净肠草”之名，可促进排毒通便，净化肠道。
- 韭菜的辛香气味有助于疏调肝气，增进食欲，增强消化功能，是春季养肝健胃的理想应季食物。
- 阴虚内热及疮疡、目疾患者不宜多吃韭菜。

炒胡萝卜丝

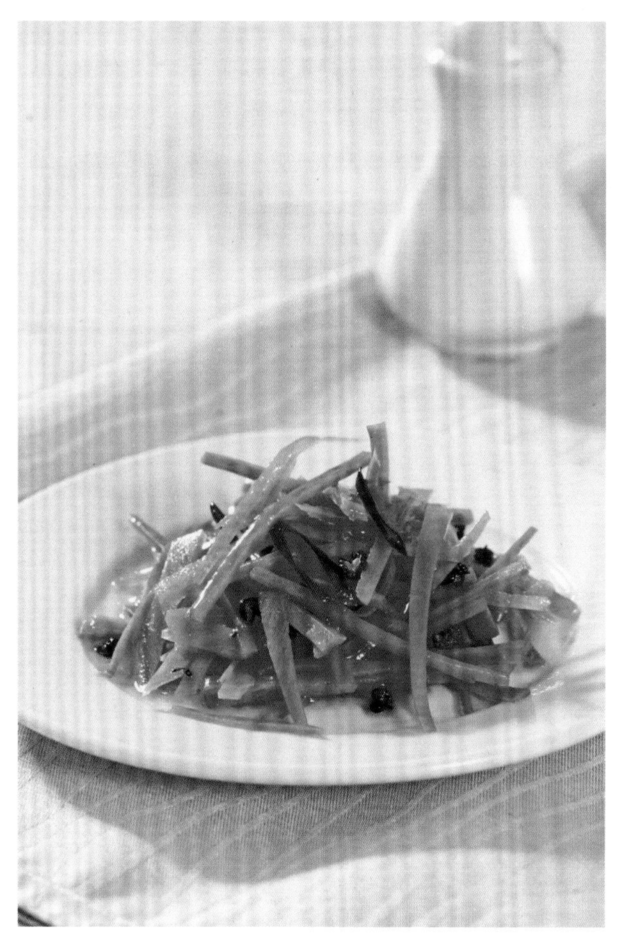

材料

胡萝卜250克，干辣椒2个。

调料

花椒5克，生抽、盐、鸡精各适量。

做法

1 胡萝卜去皮，洗净，切成丝；干辣椒切成丝。

2 炒锅上火烧热，倒入油，放入花椒、干辣椒丝，炒出香味，放入胡萝卜丝，翻炒断生，加生抽、盐、鸡精调味即成。

节气食话

- 惊蛰前后，各地桃花等春花陆续盛开，是桃花癣等花粉过敏性疾病的高发期。胡萝卜有平肝养血、防治过敏的作用，尤宜各类癣疹等过敏性皮肤病者多吃。
- 春季常食此菜，还可润燥通便，平稳血压，保护心血管，提高抗病能力，且胡萝卜健脾养胃，益精明目，性质也非常平和，是老少皆宜的春季保健菜。

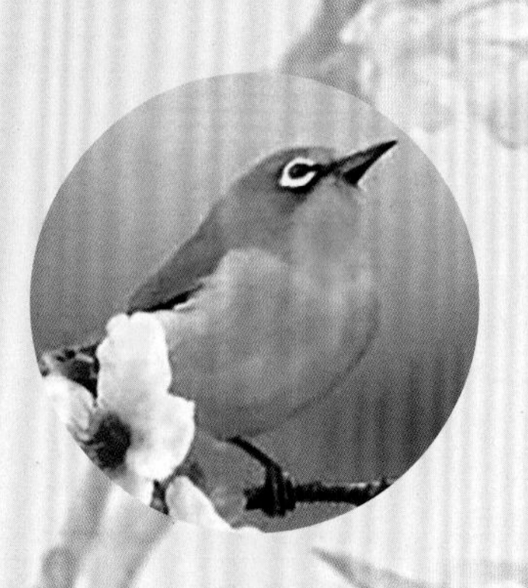

春分

（3月20~22日）

春分是阴阳平衡、昼夜平分、寒温各半的时节，
此时天朗气清，春意融融，草木生长旺盛。
人们常在这一天“竖春蛋”、放风筝、喝春酒，
尽情享受春天的温暖、愉悦。
人体养生重在调和阴阳，保持平和的心情。

食养原则

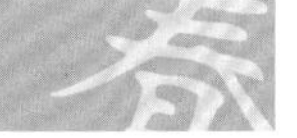

- 饮食讲究“和”：春分是阴阳平衡之日，所以在饮食上也需平和，不要吃大热、大寒的食物，以使人体保持阴阳调和。
- 注重防病：春分时期风多、风大，易感冒流涕，饮食应注意增强免疫力，以防外感疾病及宿疾发作。

适宜饮食

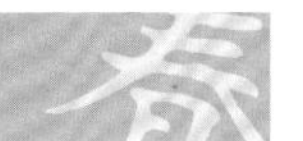

- 鸡蛋炒时蔬：春季的当令蔬菜多有生发阳气的作用，如韭菜、香椿、香菜、蒜苗、豆芽菜、豌豆苗、大葱等，而鸡蛋是滋阴润燥、益气补精的养阴食物，与生阳的蔬菜同炒，有助于调和阴阳，非常适合春分时节养生。
- 饮花茶：春季饮花茶可宣散人体郁闷之气，疏解肝郁，调和心情，并能祛除风邪，解毒消肿，是预防春季外感、内热、情志不和等疾病的好方法。常用的花草有金银花、菊花、茉莉花、玫瑰花、月季花、白梅花、薄荷等。

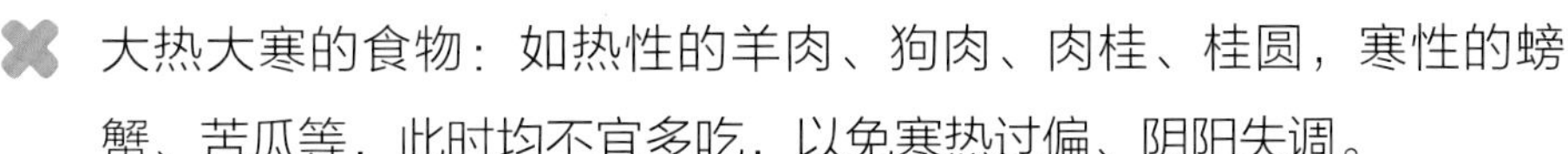

不宜饮食

- 大热大寒的食物：如热性的羊肉、狗肉、肉桂、桂圆，寒性的螃蟹、苦瓜等，此时均不宜多吃，以免寒热过偏、阴阳失调。
- 油腻厚重的食物：此时饮食应清淡，不宜吃过于油腻、口味偏重的食物，以免造成脾胃不和。

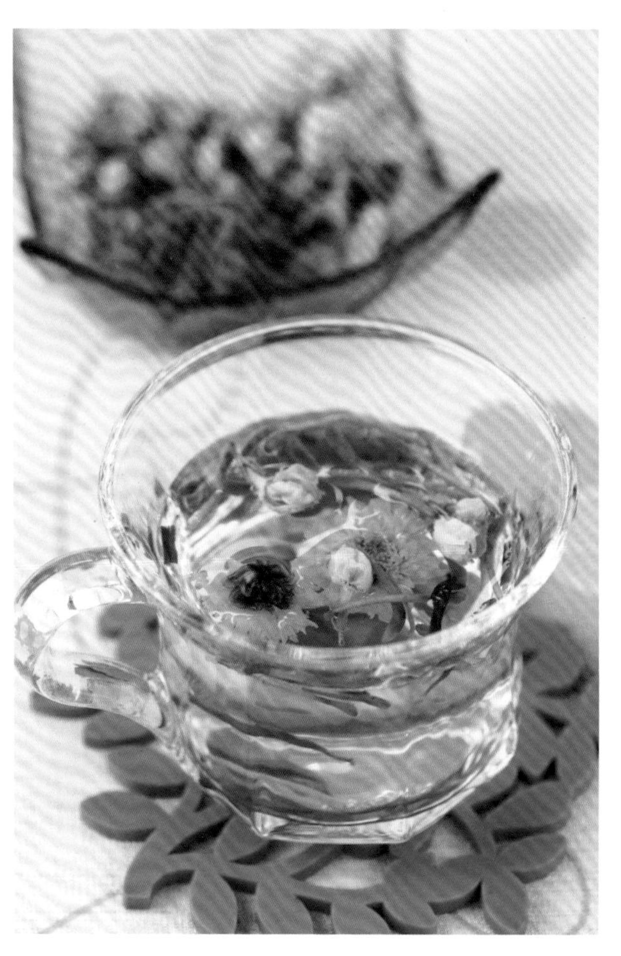

三花茶

材料

金银花、菊花、茉莉花各3克。

调料

冰糖适量。

做法

将金银花、菊花、茉莉花和冰糖一起放入杯中，冲入沸水，加盖闷泡10分钟后即可饮用。此茶可多次冲泡。

节气食话

- 金银花清热解毒，菊花疏风散热，茉莉花理气解郁。
- 春季饮用此茶，可起到提神醒脑、消除春季困乏、安神明目、平肝降火、预防风热感冒及痈肿疮毒的作用，也适合肝郁气滞、情绪烦闷、头痛发热、目赤咽肿者多饮。
- 有皮肤痈肿热痛、疮癣疹痒者，也可用此茶水清洗皮肤，有消肿止痛止痒的效果。

肉松小葱拌豆腐

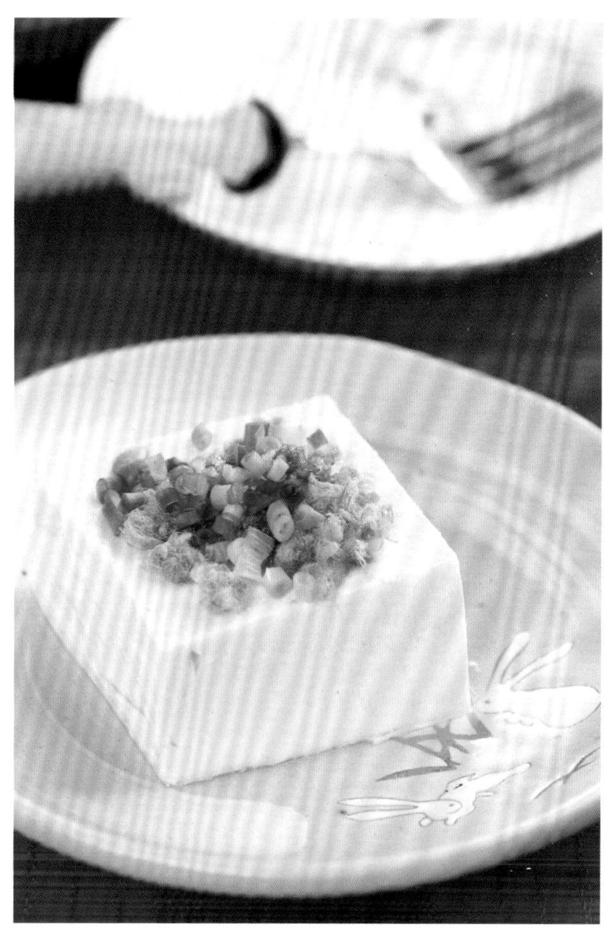

材料

豆腐250克，鸡肉松、小葱各20克。

调料

盐适量。

做法

1 小葱去根，摘去老叶，洗净，切成碎末。
2 将豆腐切成3厘米厚、10厘米见方的大块，先放入开水锅中略煮，再放入凉水中冷却，沥水。
3 豆腐码放到盘中，放上鸡肉松和小葱末，撒上盐，吃时再拌匀即可。

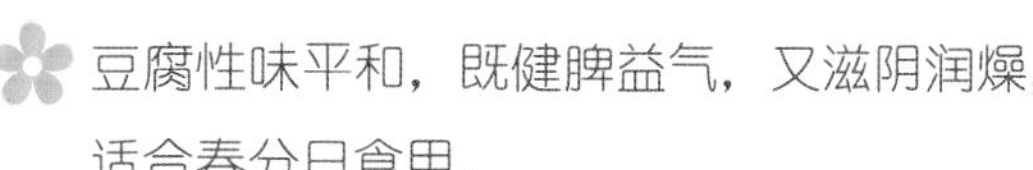

- 豆腐性味平和，既健脾益气，又滋阴润燥，适合春分日食用。
- 豆腐搭配滋养阴血的肉松和助生阳气的小香葱，营养充足又均衡，口味清爽不油腻，清清白白，与清朗的春分时节非常相衬。
- 此菜对增强免疫力、保护心血管、预防各类春季易发疾病也十分有益。

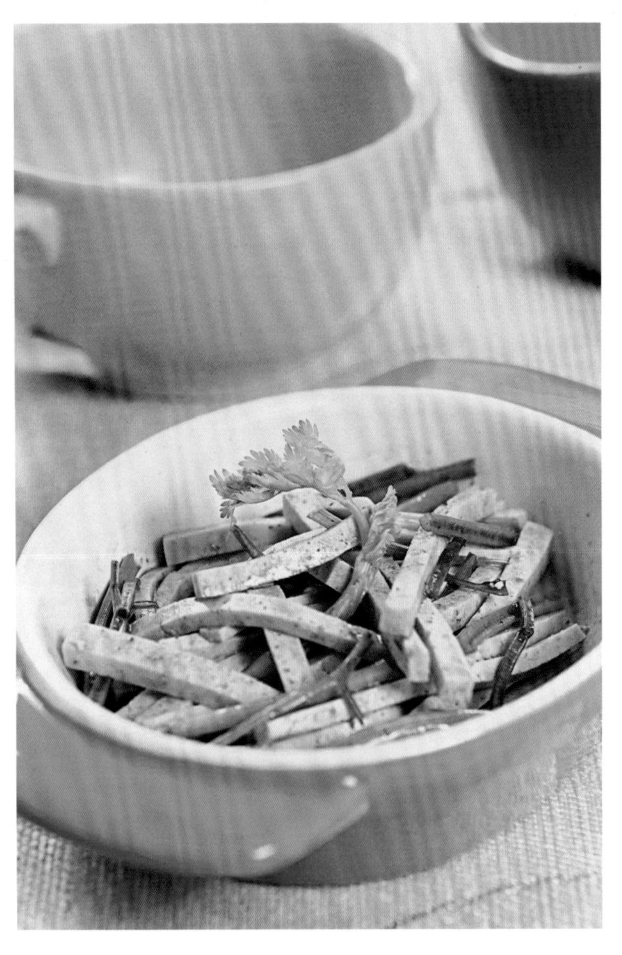

香菜拌豆干

材料

白豆腐干150克，香菜50克。

调料

辣椒面10克，白糖、盐、鸡精各适量。

做法

1 将白豆腐干切成细条，焯烫，沥水；香菜去根、叶，香菜梗洗净，切成寸段。

2 辣椒面放入小碗中，加盐调匀，炒锅倒入油烧至五成热，倒入辣椒面中，边倒油边搅拌，制成辣椒油。

3 白豆腐干丝、香菜段都放入碗中，加入适量白糖、盐、鸡精和辣椒油，调拌均匀即成。

节气食话

- 豆腐干是豆制品的一种，与豆腐营养及功效类似，都是调养气血、养护脾胃的好材料。
- 春季食用香菜有利于人体气血生发，且有发汗透疹、消食下气、醒脾和中的功效，适合风寒感冒、春季困乏、食欲不振者常食。对小儿麻疹疹出不畅有特效。
- 香菜比较辛温宣散，有气虚、多汗、溃疡、生疮者不宜多吃。

冬瓜薏米鸭肉汤

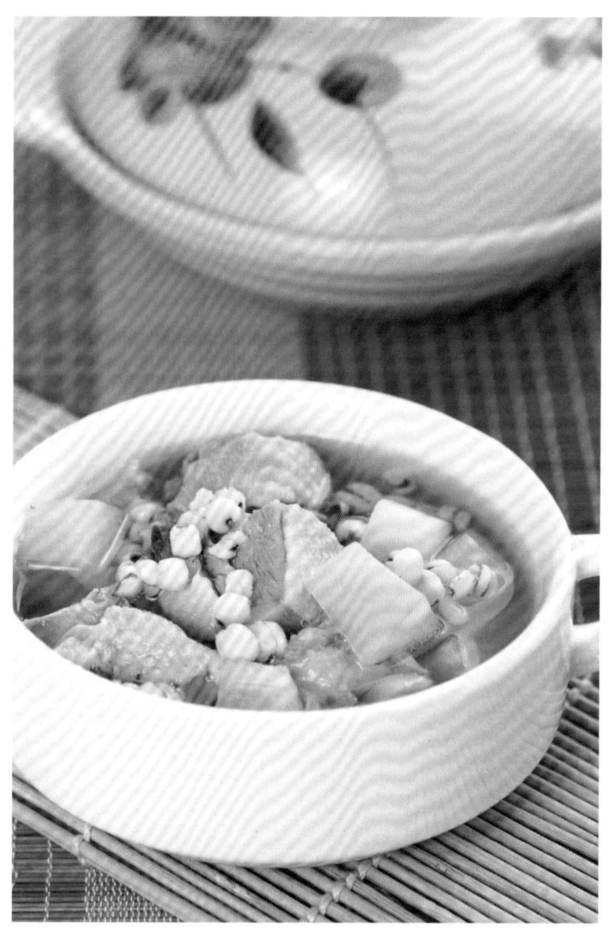

材料

鸭肉250克，冬瓜150克，薏苡仁（也叫薏米）30克。

调料

料酒15克，盐、胡椒粉各适量。

做法

1. 鸭肉剁块，焯水，洗净；冬瓜去皮、瓤，洗净，切块。
2. 锅中放入鸭块和薏苡仁，加适量水，烧开，撇去浮沫，倒入料酒，改小火煮1小时，放入冬瓜块和盐，继续煮20分钟，加胡椒粉调味即成。

节气食话

- 鸭肉可健脾补中、利水消肿，是凉补佳品，既能补益身体，又不怕上火，适合春季风热所致体内有热、口干烦渴者进补调养。
- 冬瓜、薏苡仁可清热解毒、利尿除湿，搭配鸭肉，适合虚热上火者补益身体，并有助预防春季易发的风热感冒、毒疮癣疹、感染性疾病及心血管疾病等。
- 此汤也适合春季减肥、降压、降脂、降糖。

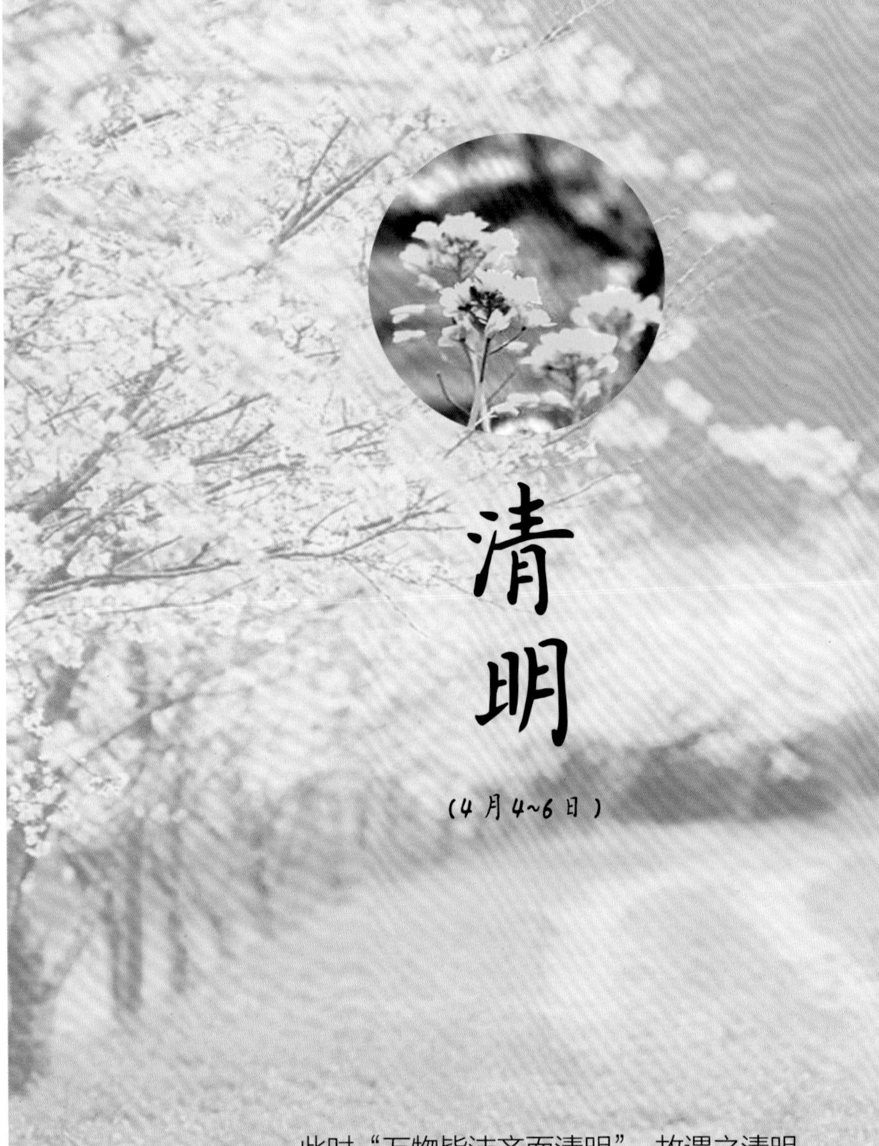

清明

（4月4~6日）

此时“万物皆洁齐而清明”，故谓之清明。
清明之日，大地清气上升，浊气下降，
也正是人体养护正气、清除浊气的好时节。
“清明时节雨纷纷”，此时又是祭祖扫墓的传统节日，
要注意调养好情绪，不要过于悲伤郁闷。
在追忆故人的同时，也更加感受到生命的珍贵和美好，
不妨趁着春日，踏青远足，赏花插柳，户外运动，使情志畅达。

食养原则

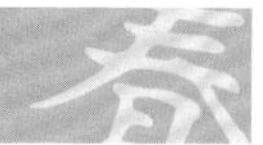

- 疏肝气：清明容易肝气不舒、情绪郁闷，此时应加强疏肝解郁，养肝血，解肝毒，使肝气畅达、心情愉悦。
- 清肺气：清明时节花开繁盛、风沙较大，空气中的细菌、花粉、污染物偏多，是呼吸道疾病高发时期。此时应多吃清肺热、润肺燥、益肺气的食物，以扶正祛邪，预防疾病。

适宜饮食

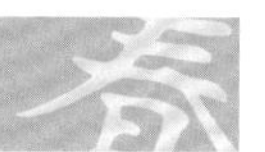

- 吃冷食：由于寒食节与清明节合二为一，一些地方还保留着清明节吃冷食的习惯，部分地区清明节时有吃青团的风俗。此时适当吃冷食，对清肺热、凉肝血也是有益的。
- 多吃养肝食物：菠菜、荠菜、芥菜、芹菜、绿豆、菊花、枸杞子等食物可清肝明目，大枣、枸杞子、胡萝卜可滋养肝血，荠菜、黑木耳可凉肝止血，此时均宜多吃。
- 宜饮清茶：新下的明前茶，搭配枸杞子、大枣、菊花、玫瑰花等养肝食物一起泡饮，是春季最好的保健品。

不宜饮食

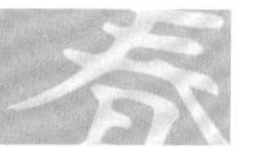

- 热性食物：羊肉、狗肉、人参等热性食物容易上火，助生邪热，春季不宜多吃。
- 鱼虾海鲜等发物：易加重过敏症状，引发宿疾，不宜多吃。

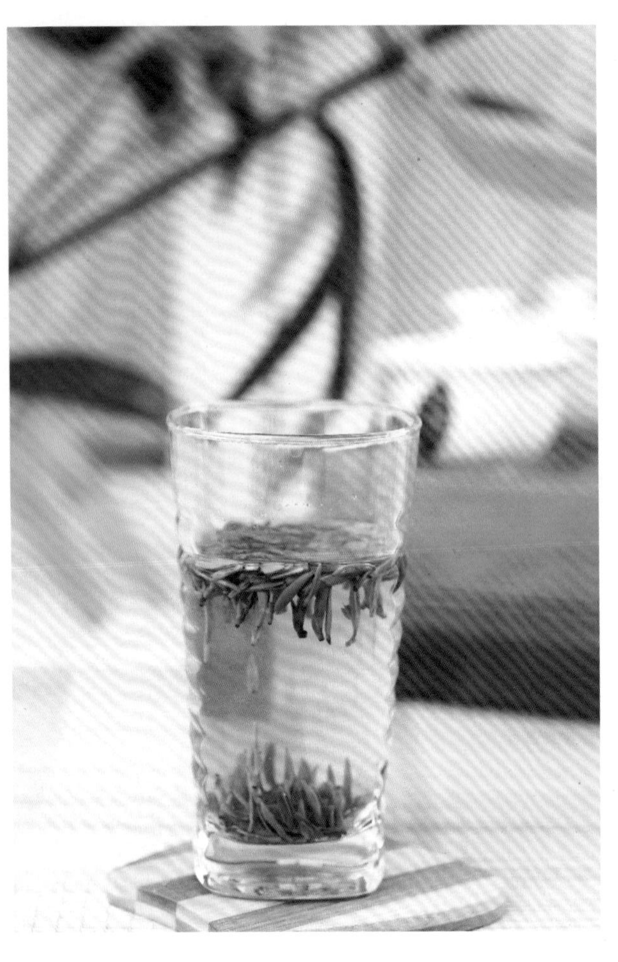

明前茶

材料

明前龙井茶茶叶3克。

做法

将茶叶投入茶壶中，以70℃的开水冲泡，加盖闷5分钟后，倒出饮用。

节气食话

- “明前茶”是指清明前采摘制成的绿茶，往往是一年中品质最佳的，主要有西湖龙井、黄山毛峰、洞庭碧螺春等品种。
- “明前茶”是清明期间最佳保健茶，可清肝气、降肝火、明目醒脑、提振精神、除烦解乏、利尿降压、清热排毒，内热者尤宜。
- 明前茶比普通绿茶更为寒凉，脾胃虚寒、易腹泻者不宜多饮。

枸杞大枣茶

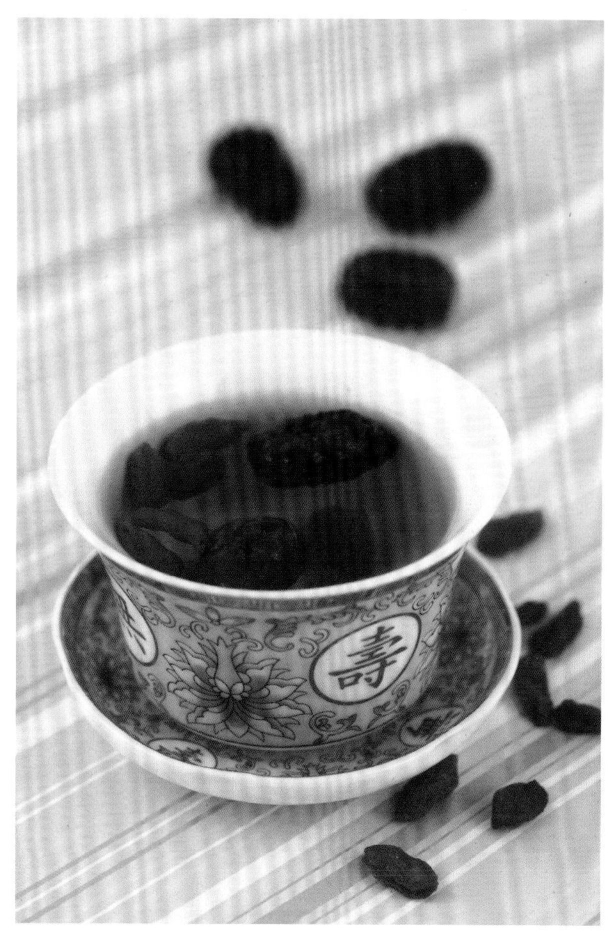

材料

大枣20克，枸杞子10克。

调料

红糖适量。

做法

1 将大枣劈破，去核，与枸杞子一起放入盖碗中，冲入沸水，加盖闷泡15分钟。

2 倒出茶汤，加红糖调匀即可饮用。

3 多次冲泡后还可把大枣、枸杞子都吃掉。

节气食话

- 枸杞子滋肝肾，明目视，养精血；大枣健脾胃，养肝血，安心神。
- 此茶是适合春季养肝补血的保健茶，尤宜肝血不足或肝血瘀滞者饮用，可改善血虚贫血、面色萎黄、目暗不明、头晕眼花、失眠健忘等症状。
- 常饮此茶还可提高免疫力，预防春季易发的肝病、眼病、皮肤病等。

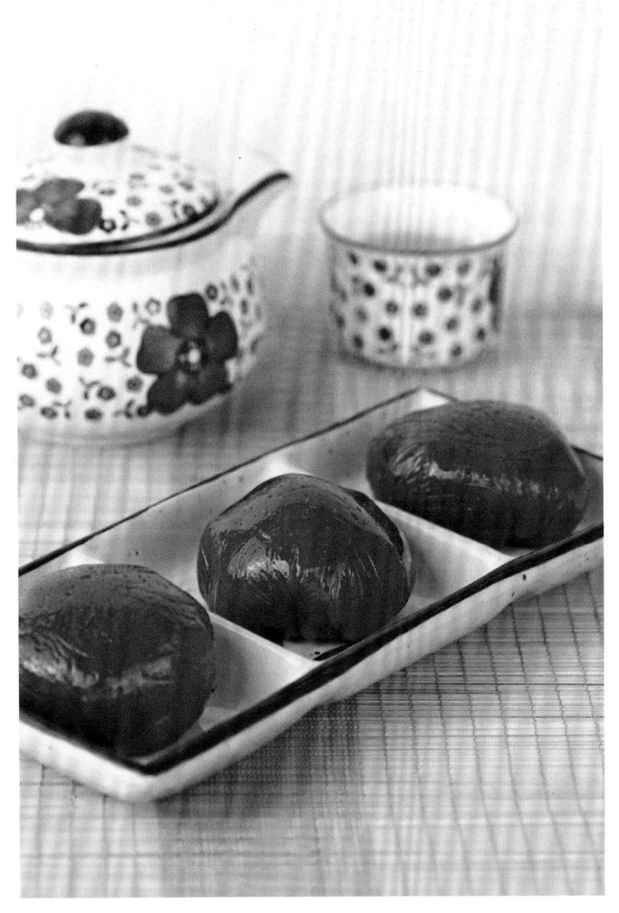

青团

材料

糯米粉250克，澄粉60克，红豆沙200克，艾叶150克。

调料

白糖50克，熟猪油20克。

做法

1. 糯米粉加温水搅成半湿状，澄粉冲入开水搅成糊状；再将糯米粉与澄粉混合，趁热加入熟猪油揉捏均匀，放入笼屉摊平，上凉水锅，蒸制20分钟。
2. 将艾叶洗净，焯烫熟，放入打汁机中，加适量水，搅打成糊状，倒入刚出锅的糯米团中，充分搅拌成翠绿色的糯米团，再按 30 克分成小剂。
3. 把白糖和红豆沙充分搅拌均匀，制成馅料，包入糯米团中，揉圆即成青团。

节气食话

- 青团色泽鲜绿，清香扑鼻，口感软糯，是江南一带清明节的必备食物。
- 青团携带方便，可以冷食，清明无论是外出扫墓祭祖，还是远足踏青，都适合携带食用。
- 青团比较滋腻，糯米不易消化，又是冷食，尤其是消化功能不佳的老人、儿童，一次不要吃太多。

荠菜蛋花汤

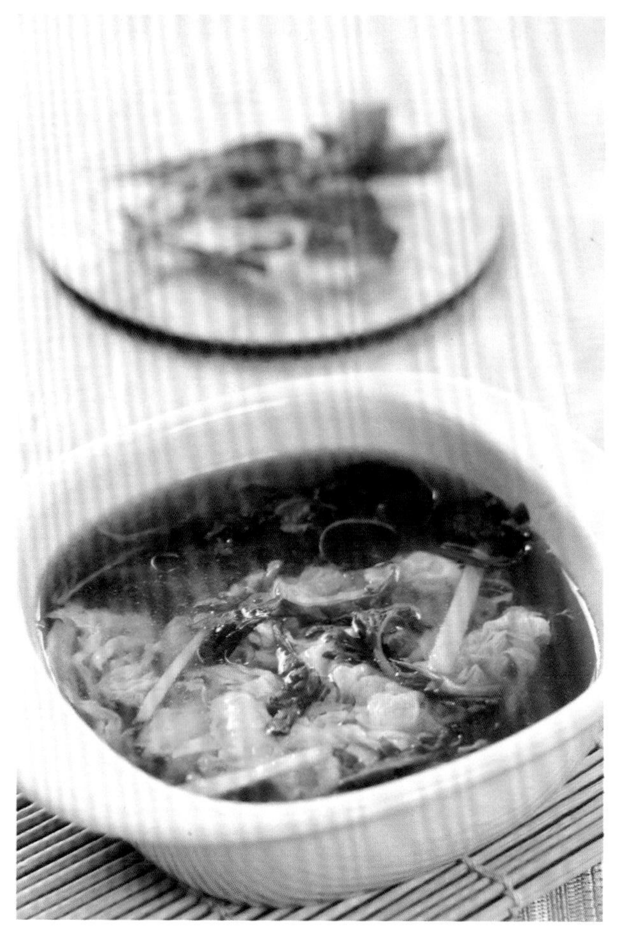

材料

荠菜50克，鸡蛋1个，冬笋丝、葱花各适量。

调料

酱油、香油各5克，盐、胡椒粉各适量。

做法

1 荠菜择洗干净；鸡蛋打入碗中，搅匀。

2 锅中倒油烧热，下葱花炝锅，倒入酱油和适量水烧开，倒入鸡蛋液，放荠菜、冬笋丝，再煮沸时加盐、胡椒粉，淋香油即成。

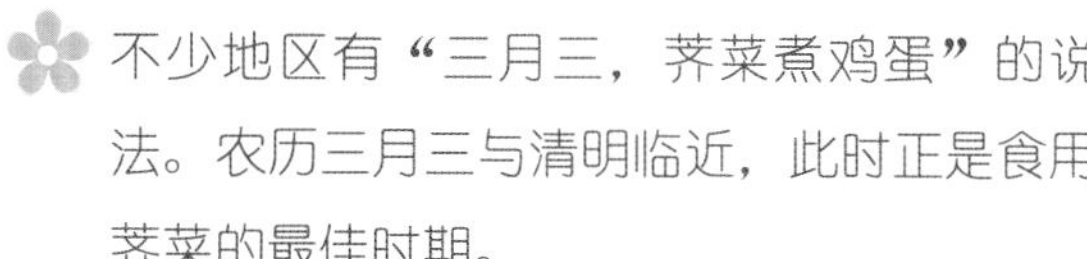

节气食话

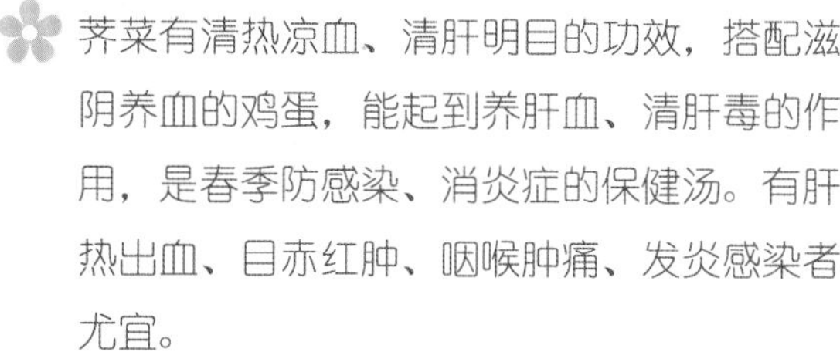

- 不少地区有“三月三，荠菜煮鸡蛋”的说法。农历三月三与清明临近，此时正是食用荠菜的最佳时期。
- 荠菜有清热凉血、清肝明目的功效，搭配滋阴养血的鸡蛋，能起到养肝血、清肝毒的作用，是春季防感染、消炎症的保健汤。有肝热出血、目赤红肿、咽喉肿痛、发炎感染者尤宜。

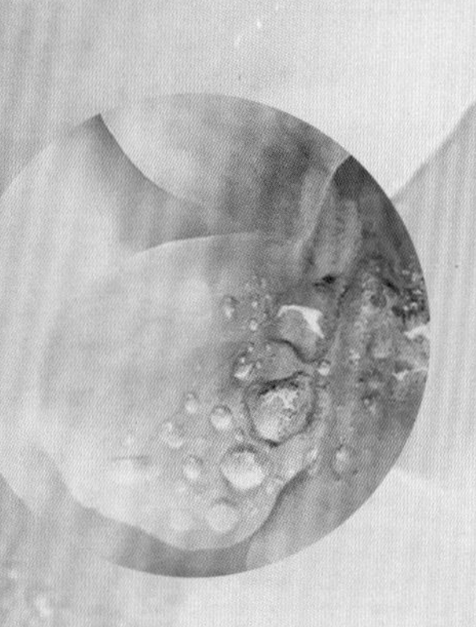

谷雨

（4月19~21日）

“雨生百谷”，此时降雨明显增多，有利于谷物生长。
寒冷天气基本结束，气温回升加快。
雨水也带来潮湿，空气湿度较大，湿邪偏盛，
尤其南方地区会出现阴雨绵绵的天气，
人体易感湿邪而致病。
此时养生应加强户外运动，避免气血瘀滞，
注意祛风湿，防病邪。

食养原则

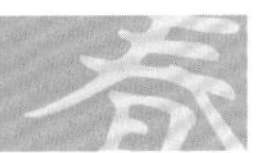

- 健脾除湿：湿邪最伤脾胃，引起脾湿内停，出现食欲不振、腹胀、水肿、呕吐、便溏、倦怠等不适，所以，此时最应注重健脾运、除脾湿。
- 平肝养血：肝血易虚，肝阳易亢，春季宜多吃滋养肝血的食物，以平抑过于上亢的肝气。

适宜饮食

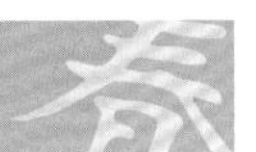

- 健脾利湿的食物：山药、芡实、莲子、白扁豆等食物健脾止泻，适合脾虚所致大便溏泻者，薏苡仁、茯苓等食物健脾除湿，利尿消肿，适合脾虚水肿者。这些健脾食物最宜与大米一起煮粥食用，谷雨湿邪盛时养生尤佳。
- 多食香椿：谷雨前后正是食用香椿的最佳时节。“雨前香椿嫩如丝”，此时的香椿芽鲜香扑鼻、口感柔嫩，适合做成各种菜肴。5月之后采摘的香椿，不仅口感不佳，其中硝酸盐含量也超标，不宜再食用了。
- 新鲜的绿色蔬菜：可多吃莴笋、豆苗、蒜苗、韭菜、菠菜等春季新鲜的蔬菜，最宜当季养生保健。

不宜饮食

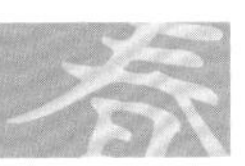

- 寒凉食物：由于此时湿邪较重，黄瓜、番茄等寒凉食物容易加重寒湿，不宜多吃。

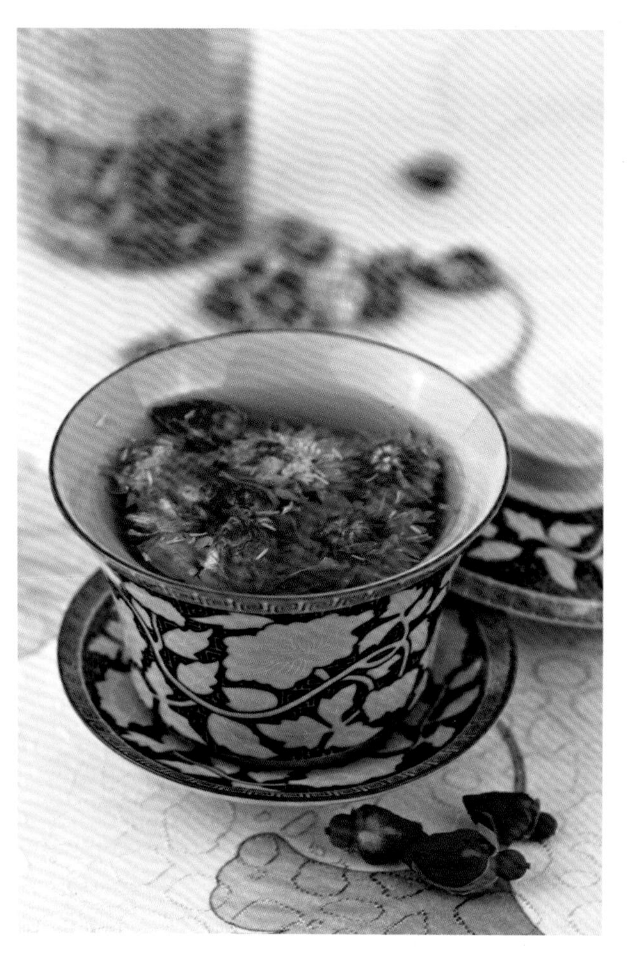

玫瑰菊花茶

材料

玫瑰花、菊花各4克，雨前碧螺春茶2克。

做法

将玫瑰花、菊花和雨前碧螺春茶一起放入盖碗中，冲入开水，加盖闷泡10分钟即可饮用。

节气食话

- 谷雨前采摘制作的茶称为“雨前茶”，又叫“二春茶”。雨前茶芽叶肥硕，色泽翠绿，叶质柔软，富含多种维生素和氨基酸，使其滋味鲜活，香气怡人，而且清火、辟邪、明目的效果尤佳，与“明前茶”同为一年之中的精品。谷雨当天，很多地方都有饮新茶的习俗，有“全民饮茶日”之称。
- 玫瑰花可以疏肝解郁、理气止痛，菊花能疏风散热、清利头目，与雨前春茶搭配，非常适合春季疏肝理气，调养精神，清醒头脑，可缓解头目、胸胁胀痛及心情抑郁烦闷。
- 春茶与菊花均偏寒，脾胃虚寒、腹泻者不宜。玫瑰花活血破瘀，孕妇禁用。

山药薏米芡实粥

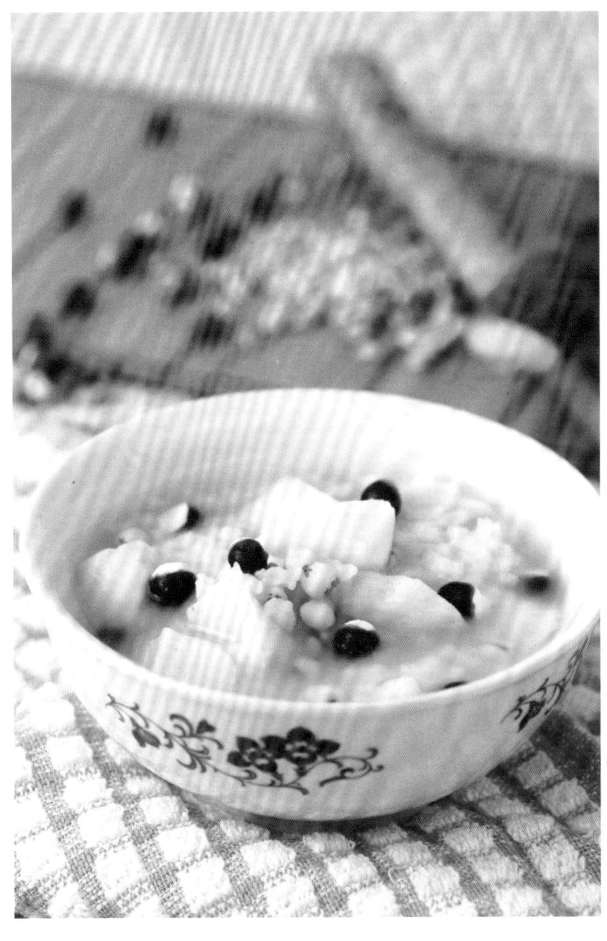

材料

粳米、鲜山药各100克，薏苡仁（也叫薏米）、芡实各20克。

调料

白糖适量。

做法

1 将粳米、薏苡仁、芡实分别淘洗干净；鲜山药去皮，切成滚刀块。
2 锅中放入薏苡仁、芡实和适量水，小火煮20分钟，倒入粳米，继续煮20分钟，放入山药块煮至粥成。
3 吃时调入白糖即可。

节气食话

- 山药可补益脾、肺、肾，益气养阴，健脾止泻。芡实健脾补肾，止泻、止遗、止带，固涩作用强。薏苡仁健脾清肺，利尿消肿，除湿去浊，美颜净肤。
- 谷雨湿邪较重时可多食此粥，能健脾除湿，改善脾湿引起的各种脾胃不和、便溏、水肿等症状，对预防脾胃疾病及肺部疾病均有益。

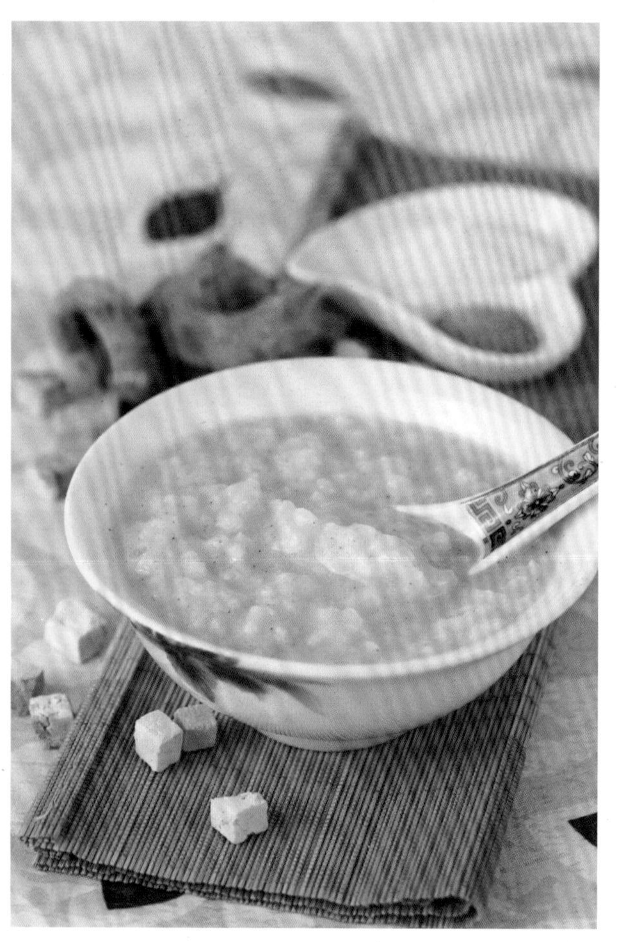

茯苓粥

材料

粳米100克，茯苓粉15克，姜粉5克。

调料

白糖适量。

做法

1 粳米淘洗干净，倒入锅中，加适量水烧开，撇去浮沫，改小火煮30分钟。

2 粥将煮成时放入茯苓粉、姜粉、白糖，继续煮2分钟即成。

节气食话

- 茯苓有利水渗湿、祛痰化浊、健脾宁心的功效。煮粥食用，可改善脾湿水肿、便溏泄泻、尿少、食少、痰饮、呕逆、心神不安、惊悸失眠等不适症状。姜粉则是祛寒湿、暖脾胃、止吐泻的天然良药。
- 谷雨前后多雨潮湿，食用此粥有助于祛除寒湿之邪，养护好脾胃。
- 虚寒精滑或气虚下陷者忌用茯苓。

鸭血鱼片粥

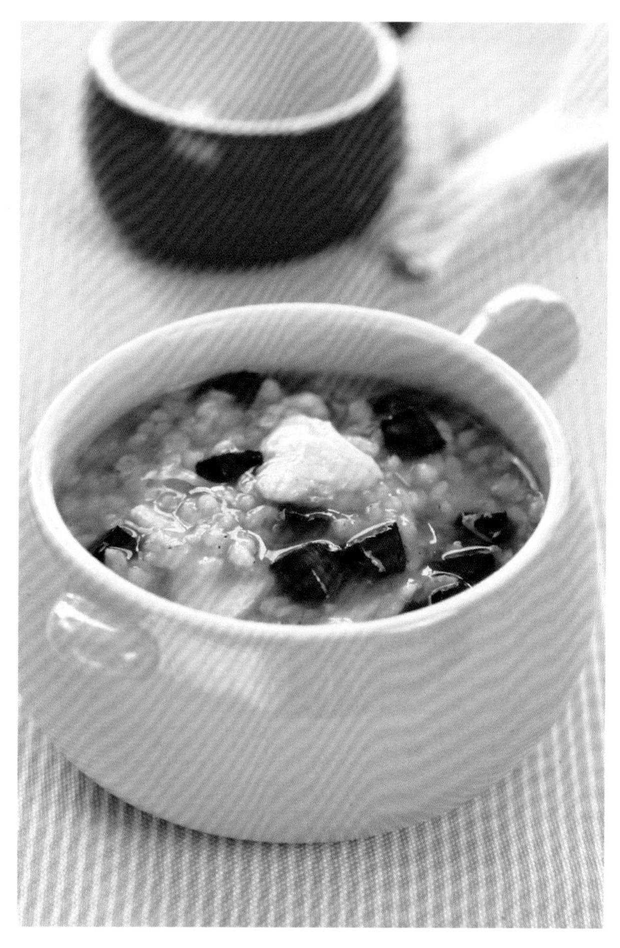

材料

粳米100克，鲤鱼肉、鸭血各70克。

调料

料酒、淀粉各15克，盐适量。

做法

1 将鸭血切成丁，焯水；鲤鱼肉切片后，用料酒、盐和淀粉抓匀，上浆备用。

2 粳米淘洗干净，倒入锅中，加适量水烧开，撇去浮沫，改小火煮30分钟。

3 粥将成时放入鸭血、鱼片滑散，再煮沸，加盐调味即成。

节气食话 春

- 谷雨时节阳气升发，肝气易亢，此时应平补以养肝血。鸭血补血解毒，鱼肉滋阴养血，一起煮粥，可滋肝阴，补血虚，平抑肝阳，使人气血调和，情志畅达。
- 鱼肉首选鲤鱼，既可养血补虚，又有健脾除湿、通利小便、消除水肿的功效，有祛湿邪的作用。
- 鲤鱼为发物，哮喘及皮肤病患者不要过量食用。

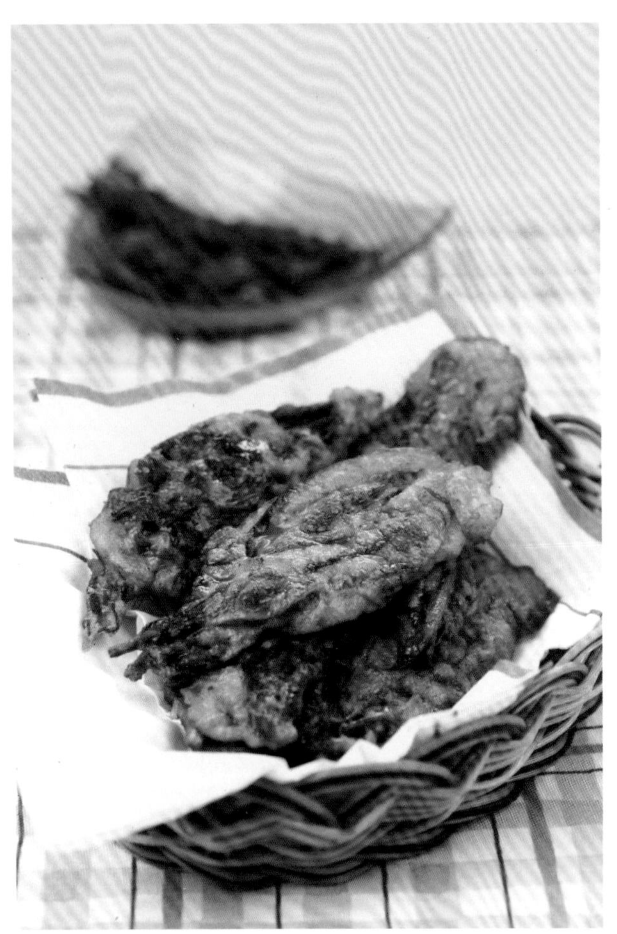

炸香椿鱼

材料

香椿芽200克，面粉100克，鸡蛋2个。

调料

盐、鸡精、胡椒粉各适量。

做法

1 将香椿芽择洗干净，保持完整，用开水焯烫一下。

2 将鸡蛋打入盆中，加面粉、胡椒粉、盐、鸡精和适量水，朝一个方向搅打成糊状。

3 锅中倒入油，烧至七成热，把香椿芽挂匀鸡蛋面糊，一个一个地下入油锅，炸至金黄色，捞出，用吸油纸吸油后码放盛器中即可食用。

节气食话

- 北方有谷雨食香椿的习俗，此时的香椿最为鲜嫩可口，营养价值也最高。
- 香椿有助阳作用，可祛风利湿、止血止痛、健胃理气、暖腰膝、除冷痛、抗菌消炎等功效，常与鸡蛋、豆腐等一起炒制食用。
- 谷雨食用香椿，对预防湿邪所致的脾胃不和、腹痛、泄精、神经痛、风湿痹痛、心胸痹冷、外感风寒、感染性疾病等均有益。

香椿苗拌豆干

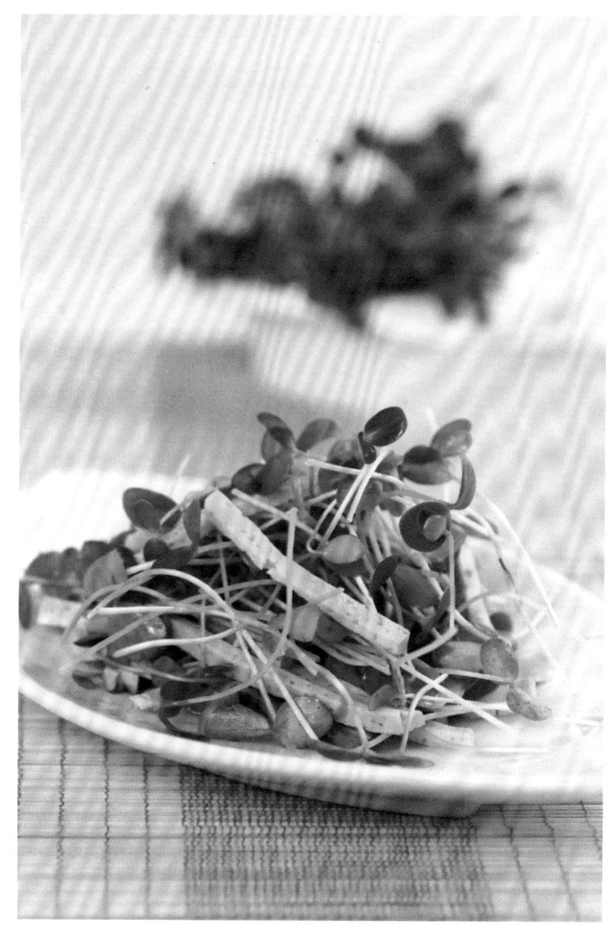

材料

香椿苗、豆腐干各100克。

调料

辣椒油、白醋、白糖各15克，盐、鸡精各适量。

做法

1 将豆腐干切成细长条，焯水后过凉水，沥干水分；香椿苗择洗干净。

2 把豆腐干丝、香椿苗放入盘中，加入白醋、盐、鸡精、白糖和辣椒油，搅拌均匀即成。

节气食话

- 香椿搭配豆制品，可提高营养价值，增强人体免疫力，健脾和胃、防病保健的效果更好。
- 香椿在沸水中焯烫1分钟左右，可以除去绝大部分亚硝酸盐和硝酸盐，安全性更高，同时还可以更好地保留香椿的绿色。
- 香椿为发物，多食易动风，诱发宿疾，有慢性疾病者食用不要过量。

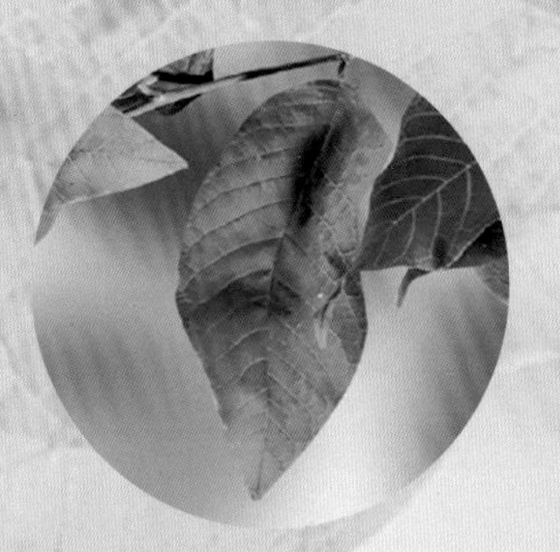

立夏

(5月5~7日)

立夏即夏天的开始，
此时温度明显升高，炎暑将临，
雷雨增多，农作物进入旺季生长期，
“蝼蝈鸣，蚯蚓出，王瓜生，苦菜秀”。
人体要注意调养精神，保养心脏，
避免出汗过多或烦躁不安而伤心气，
老人要防气血瘀滞引起心脏病、脑血管病发作。

食养原则

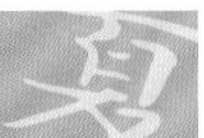

- 养心气，调心情：夏季与心相通应，此时应注重养护心气。日常饮食中多吃安养心神的食物，以消除烦躁，调节情绪。
- 饮食清淡易消化：进入夏季，新鲜的蔬菜瓜果开始增多，饮食应尽量清淡，以低油脂、低糖、高纤维为主，避免增加肠胃负担。

适宜饮食

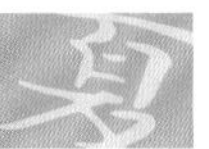

- 吃立夏蛋："立夏吃了蛋，热天不疰夏"，"疰夏"是指腹胀厌食、身倦肢软、消瘦乏力等苦夏症状，儿童更多见，所以，立夏日很多地方都有吃立夏蛋的习俗，孩子们的脖子上还要挂上一个蛋。
- 多吃时令蔬果：此时新鲜的樱桃、枇杷、杏子、蚕豆、蒜薹、黄瓜上市，口感及营养均为最佳，宜多食用。
- 立夏宜饮茶：许多地方都有立夏日饮茶或喝冷饮的习俗，常用的材料除了传统茶叶外，还有西洋参、菊花、薄荷、金银花、荷叶等，常饮这些茶可清心火、除烦躁、养心神。
- 安养心神的食物:大枣、桂圆、莲子、柏子仁、西洋参等都是安心神、益心脾的好材料，如有心烦气躁、失眠难安、神经衰弱者可常食。
- 河鱼河虾：此时，黄鱼、鲥鱼、河虾等陆续到了盛产期，鱼虾肉质细嫩，蛋白质丰富，且容易消化吸收，不妨多多尝鲜。

不宜饮食

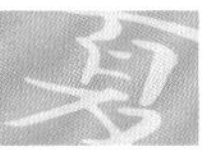

- 油腻辛辣：过于油腻厚重的饮食不利于消化，易造成肠胃积滞、痰饮内停、化热上火，入夏后尤为不宜。

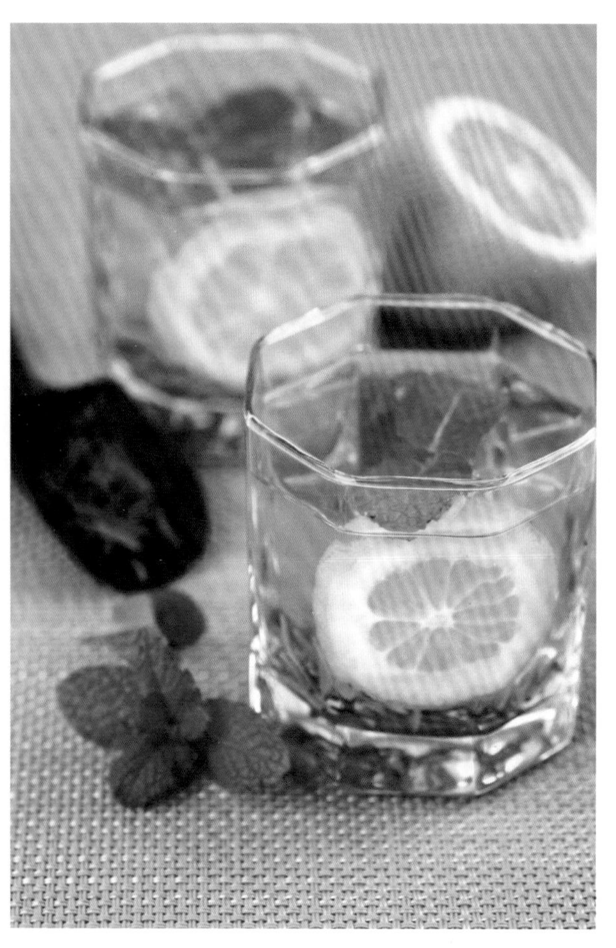

薄荷柠檬茶

材料

薄荷2克，柠檬1片，绿茶5克。

调料

冰糖适量。

做法

1 将绿茶、薄荷和冰糖放入杯中，用沸水泡，加盖闷泡。

2 至稍温，投入柠檬片即可。可多次冲泡。

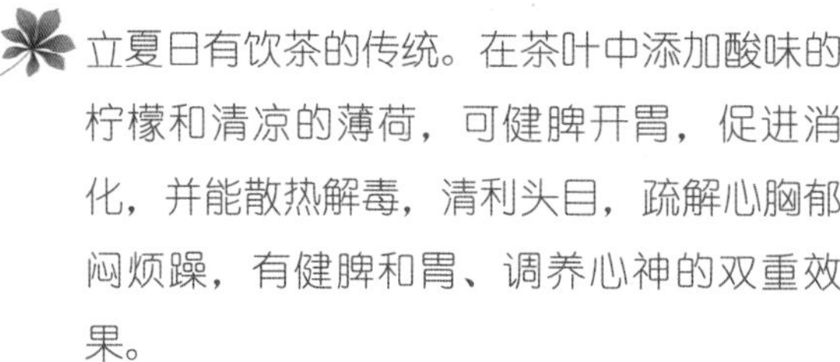

节气食话

- 立夏日有饮茶的传统。在茶叶中添加酸味的柠檬和清凉的薄荷，可健脾开胃，促进消化，并能散热解毒，清利头目，疏解心胸郁闷烦躁，有健脾和胃、调养心神的双重效果。
- 此茶也适合高血压、高血脂、动脉硬化者及饮食油腻、肥胖者常饮，可化油腻、消痰湿，预防心血管疾病发作。

樱桃酱

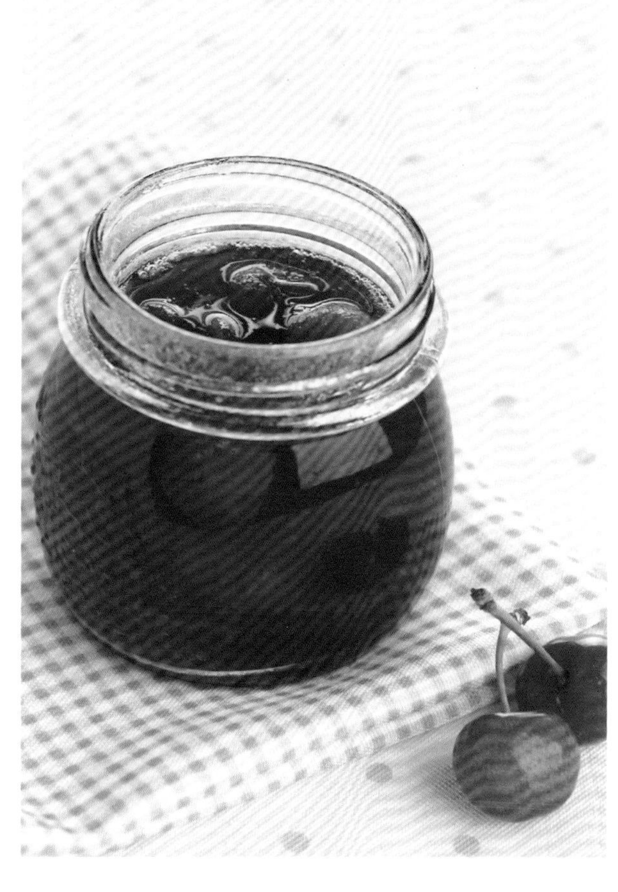

材料

樱桃500克，柠檬半个。

调料

白糖150克。

做法

1 将樱桃洗净，去蒂、去核，放入大碗中，加入白糖拌匀，腌浸出汁。

2 腌浸好的樱桃倒入煮锅中，加少许水，中火煮软，挤入柠檬汁，小火煮至浓稠即可。

3 瓶子洗净、消毒、干燥，将樱桃酱趁热装入瓶中，封口，晾凉后放冰箱冷藏。

节气食话

- 樱桃是此时节的最佳水果，含铁量非常高，且有抗氧化作用，可补血养颜、补益脾胃、提高免疫力，适合脾胃虚弱、食少腹泻、风湿疼痛、血虚多斑、皮肤粗糙黯沉者食用。
- 樱桃上市时间短，又不容易储存，所以，在多吃鲜果的同时，不妨做成樱桃酱，可以延长食用时间。
- 有热性病、溃疡、上火、便秘者不宜多吃。

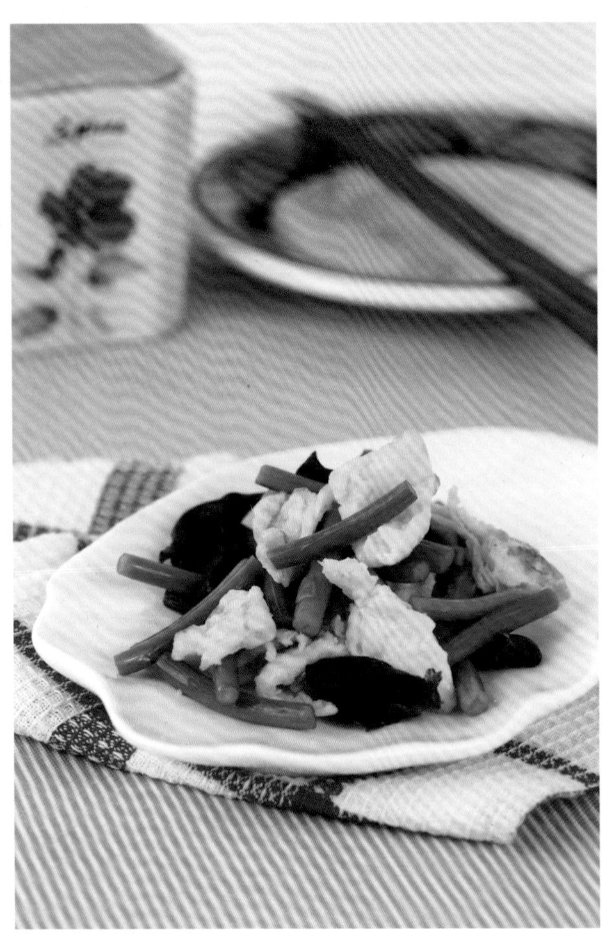

蒜薹炒鸡蛋

材料

蒜薹250克，鸡蛋2个，水发木耳50克。

调料

香油、盐各适量。

做法

1 将蒜薹择洗干净，切成段；木耳择洗干净。

2 鸡蛋打入碗中，加少许香油，搅打均匀。

3 锅中倒入油烧热，倒入鸡蛋液，炒熟，盛出备用。

4 热锅中倒入油，放入蒜薹和木耳，大火翻炒至出蒜香味，放入炒鸡蛋，加盐调味即可出锅。

节气食话

夏

- 此时正值蒜薹大量上市，其口感最为鲜嫩，所含胡萝卜素、大蒜素及微量元素等均较多，对开胃健运、抑菌消炎非常有益。
- 蒜薹炒鸡蛋，一方面满足了吃立夏蛋的习俗，另一方面，也能增强体质，为即将来临的苦夏做好准备。

立夏羹

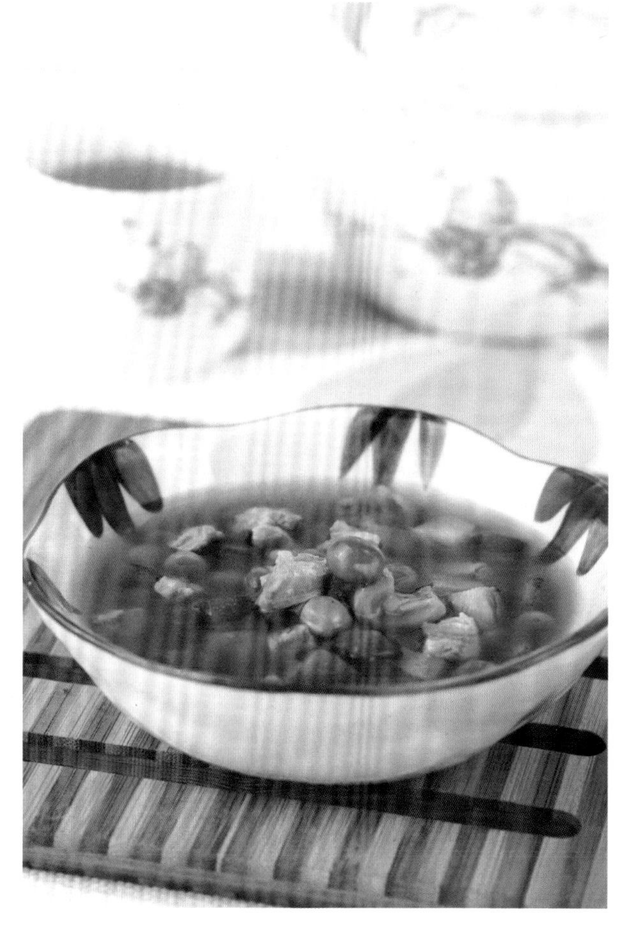

材料

猪瘦肉100克，豌豆、胡萝卜、竹笋各70克，葱花少许。

调料

酱油、料酒各15克，香油、淀粉、盐各适量

做法

1 猪瘦肉切成丁，用料酒、盐、淀粉抓匀上浆。

2 胡萝卜、竹笋分别洗净，切成丁；豌豆洗净。

3 锅中倒入油烧热，下葱花炝锅，放入肉丁炒变色，倒入酱油和适量水煮沸，放入豌豆、胡萝卜丁、笋丁，小火煮5分钟，加盐调味，勾芡，淋香油即成。

节气食话

- 不少地方有立夏日食用“立夏羹”的习俗。立夏羹有不同的做法，也有些地方是用竹笋与苋菜制成。
- 竹笋通肠消积、清热化痰，豌豆、胡萝卜健脾养血，猪肉增加营养。立夏日食用此羹，既能养护气血，又可促进肠胃通畅，增强体质，为入夏的体力损耗做好准备。

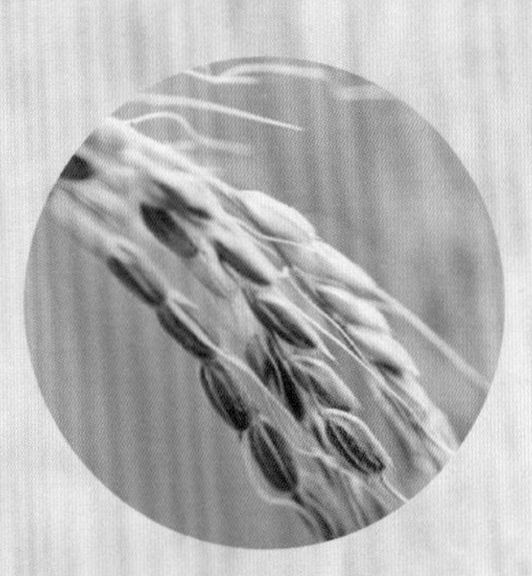

小满

（5月20~22日）

小满是指夏熟作物的籽粒开始灌浆饱满，
但还未成熟，只是小满，还未大满。
此时降雨多，雨量大，江南地区江河湖满，
气候潮湿加剧，养生重在防湿热之邪。
湿热除了易使心火亢盛外，
还易引发风湿及脚气、湿疹等湿性皮肤病，
应注意安养心神、祛湿防病。

食养原则

- 防湿除热：湿热之邪易影响脾胃运化，引起腹胀水肿、食欲不振、恶心头晕、疲倦乏力、心烦失眠等不适，因此，除湿热是此时的食养重点。
- 促进食欲：湿热的天气使人脾胃功能减弱，容易没有胃口，食欲不振，在饮食中注意要少食多餐，选择易消化的清爽、软烂食物，并适当加以调味，以促进食欲。

适宜饮食

- 宜吃苦味蔬菜："小满之日苦菜秀"，苦菜、苦瓜、苦苣、莴笋、穿心莲、茼蒿等苦涩味的蔬菜，一般具有祛暑除烦、清泻心火、凉血解毒等功效，小满时节食用，尤宜养生。
- 清热除湿的食物：赤小豆、薏苡仁、绿豆、冬瓜、丝瓜、山药、海带、紫菜等食物可健脾除湿，利尿消肿，适合此时食用。
- 宜多食汤、羹、汁：汤水较多的饮食有助于消化，并能促进排尿、排汗，加快人体水液代谢，既能排除湿毒，又能缓解烦渴。

不宜饮食

- 油腻厚味的食物：此时不宜多吃肥腻的肉类，尤其是羊肉、牛肉、鸡肉等偏温热的肉食。也不宜煎炸烧烤、辛辣刺激，以免加重上火症状。
- 生湿助湿的食物：芒果、榴莲、大枣、荔枝、龙眼、鱼、虾等食物容易助生湿热，此时不宜多吃。

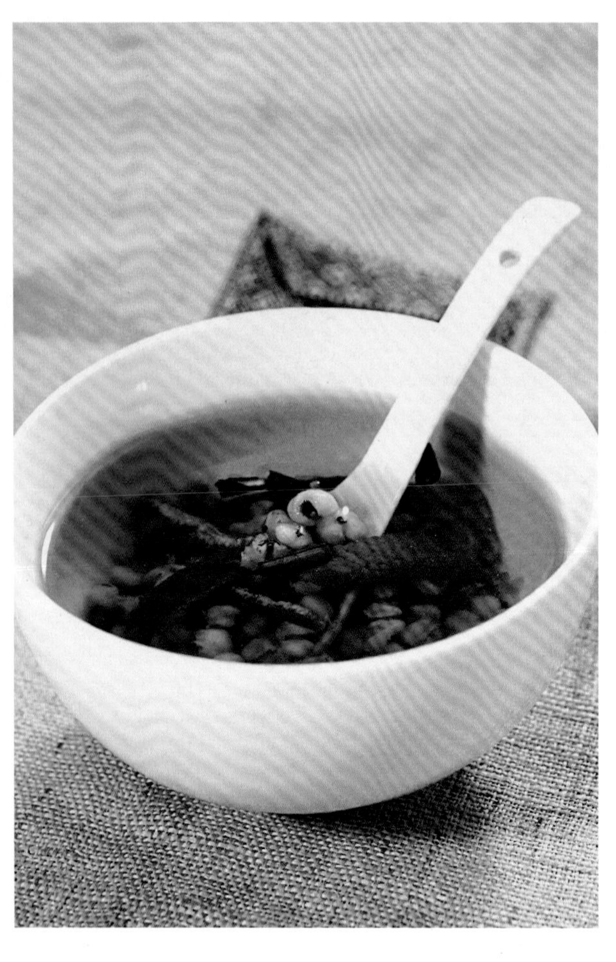

薏米陈皮茶

材料

陈皮10克，薏苡仁（也叫薏米）50克。

调料

白糖适量。

做法

1 陈皮、薏苡仁分别洗净。

2 锅中放入薏苡仁、陈皮，加适量清水，煮沸后再用小火煮约30分钟。

3 倒出茶汤，加入白糖即成。

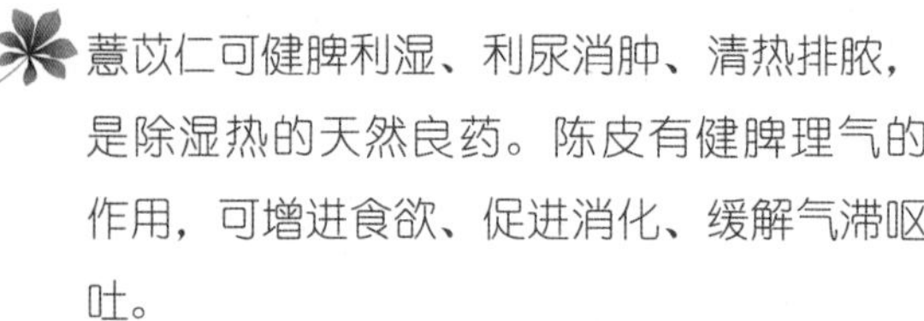

- 薏苡仁可健脾利湿、利尿消肿、清热排脓，是除湿热的天然良药。陈皮有健脾理气的作用，可增进食欲、促进消化、缓解气滞呕吐。
- 此茶适合暑湿烦闷、食欲不振、脾胃不和、消化不良、脘腹胀满、呕吐泄泻者饮用。

凉拌穿心莲

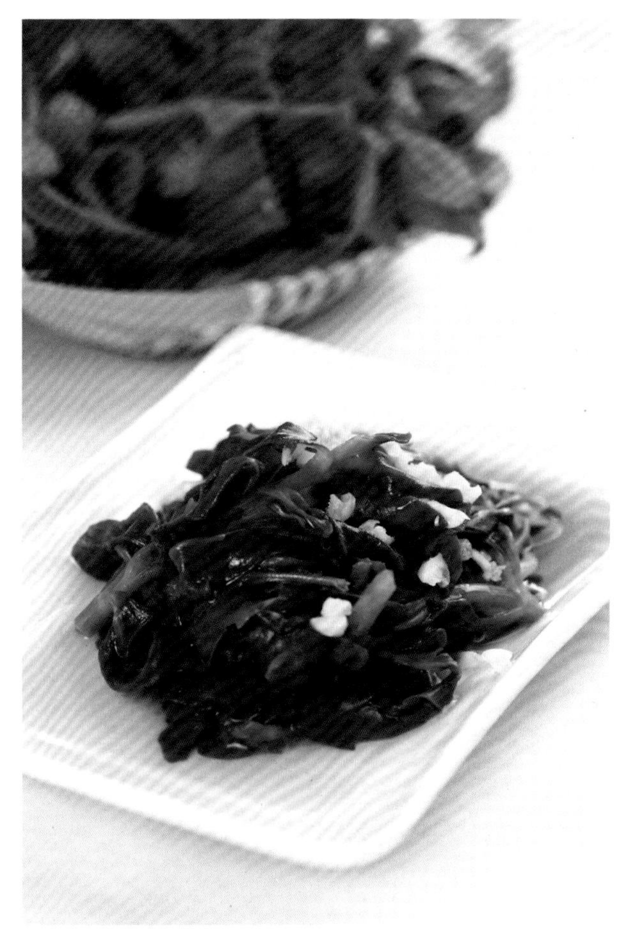

材料

穿心莲200克，蒜瓣25克。

调料

豉汁25克，胡椒粉、香油各适量。

做法

1 将穿心莲择洗干净，切成段，入开水锅中，焯烫至断生，捞出，用冷水冲凉，沥水后装盘。

2 大蒜去皮，洗净，拍碎，剁成蒜蓉，撒在菜上，加入豉汁、胡椒粉、香油，调拌均匀即可。

节气食话

- 穿心莲也算一种苦菜，符合“小满之日苦菜秀”的原则。穿心莲清热解毒、凉血消肿、泻火燥湿、抗病毒、抗菌，可用于感冒发热、流感、扁桃体炎、咽喉炎、疮疖痈肿、气管炎、肺炎、肝炎、急性菌痢、胃肠炎、尿路感染、湿疹等热性炎症、感染性疾病。
- 穿心莲性味苦寒，脾胃虚寒有消化道溃疡者不宜食用。

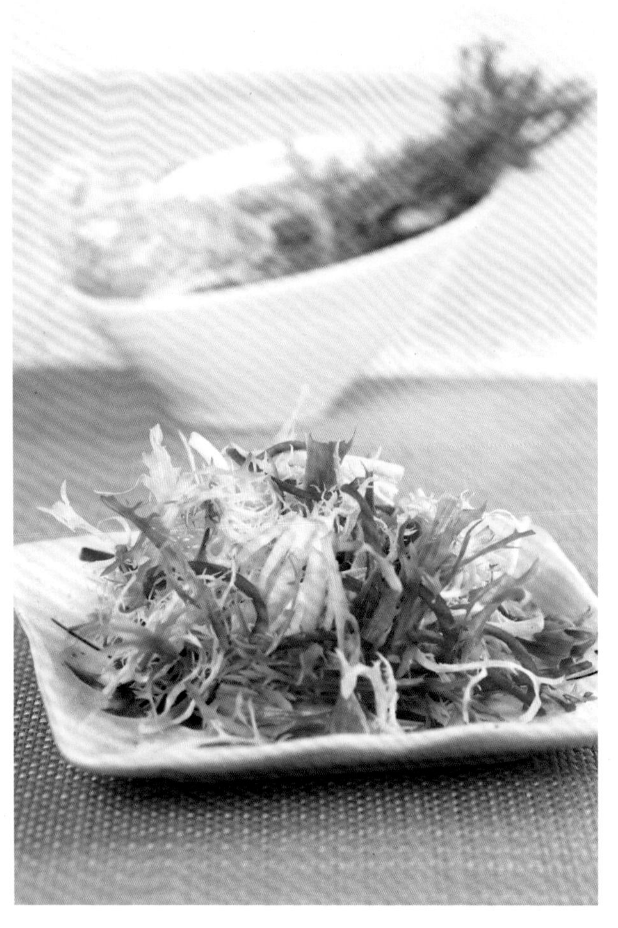

凉拌苦苣

材料

苦苣250克，红椒50克。

调料

香油、橄榄油、白醋、白糖、盐、鸡精各适量。

做法

1 将红椒清洗干净，切成细丝。

2 苦苣去根，摘去老叶，清洗干净，切段。

3 苦苣、红椒丝都放入调配碗中，用白醋、白糖、盐、鸡精调成味汁，浇在菜上，倒入香油和橄榄油，搅拌均匀即可装盘食用。

节气食话

- 小满宜吃苦。苦苣是苦菜的一种，有清热解毒、消炎抗菌的功效。对黄疸肝炎、肠胃炎、菌痢、扁桃体炎、咽喉炎、睾丸炎、疮疖痈肿、高血压等均有一定的食疗效果。
- 苦苣以生食为佳，凉拌或制作沙拉都不错。可利用调味汁来缓解苦涩的口感。
- 苦苣性味苦寒，脾胃虚寒者不宜多吃。

肉丝炒苦瓜

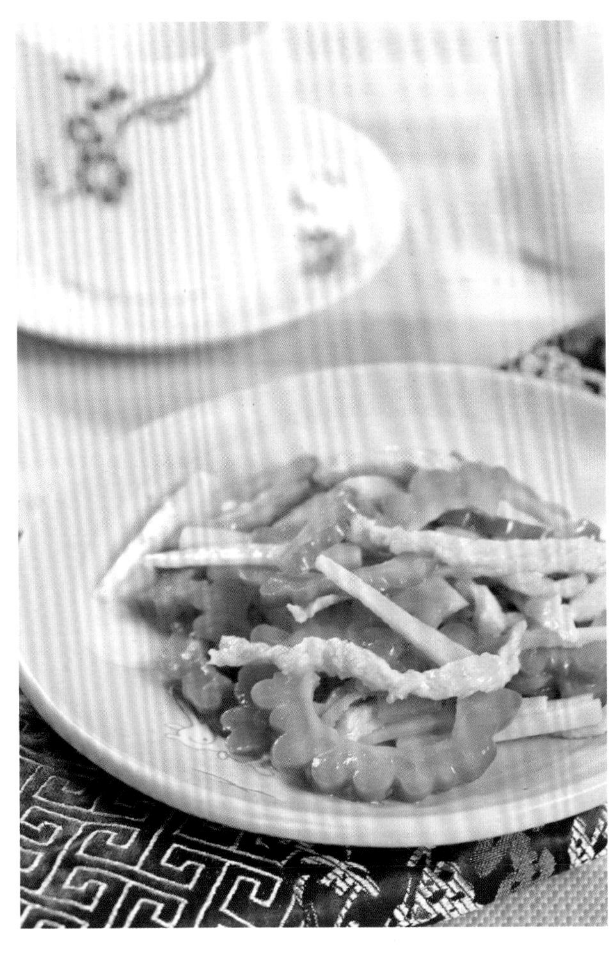

材料

苦瓜250克，猪里脊100克，冬笋50克，姜末、葱花各少许。

调料

料酒、香油各10克，水淀粉、盐、鸡精、胡椒粉各适量。

做法

1 将苦瓜对半切开，挖去瓜瓤，清洗干净，横刀切成片；冬笋洗净，切成丝。

2 猪里脊洗净，切成丝，用料酒、水淀粉抓匀上浆，入温油中滑熟，沥油，备用。

3 炒锅中倒入油烧热，下姜末、葱花炒香，放入苦瓜和冬笋丝，翻炒至断生，放入肉丝，加入盐、鸡精、胡椒粉，快速炒匀，用水淀粉勾芡，淋香油即可出锅。

节气食话

- 苦瓜是苦菜的代表之一，是清泻心火的天然良药，可清热解毒、清心明目、清暑除烦。常用于中暑发热、热病烦渴、目赤肿痛、疔疮疖肿、肠炎痢疾等，是夏季消暑佳品。
- 高血压、高血脂、糖尿病、肥胖者宜常以苦瓜配菜食用。
- 苦瓜性味苦寒，脾胃虚寒者不宜多吃。

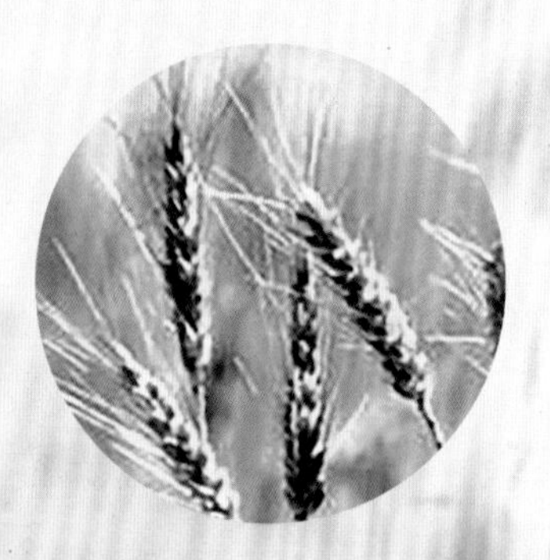

芒种

（6月5~7日）

芒种，即“有芒之种谷可稼种矣”，
此时，麦类等有芒植物收获，
而谷黍类作物开始播种，一派农忙景象。
“芒种至，盛夏始”，此时雨量充沛，气温显著升高，
长江中下游地区将进入多雨的梅雨时节。
在这样闷热潮湿的气候中，
要特别注意预防中暑、空调病、急性肠胃炎及神经衰弱。

食养原则

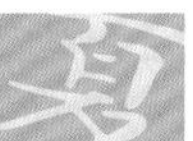

- 调养精神：梅雨天暑湿盛，人容易肢体困重、懒散倦怠、困乏嗜睡、头脑昏沉、胸闷不畅，所以，饮食要多吃调养精神的食物，以消除烦闷困倦。
- 清补为宜：饮食应清淡，多吃豆类、蔬菜、水果，以强体魄、健脾胃、除湿热、解烦渴。
- 宜饮汁水：由于出汗较多，需及时补水，日常以汤、羹、粥、茶、汁为主，汗多时可饮用清茶、果汁或糖盐水。

适宜饮食

- 煮青梅：此时南方的青梅成熟，新鲜梅子大多味道酸涩，难以直接入口，需煮制加工。芒种正是青梅泡茶、煮酒的最佳时节。
- 宜吃安养心神的食物：可将大枣、莲子、桂圆、枸杞子、菊花、西洋参、百合等泡茶饮，也可搭配小米、大麦等煮粥食，对调心气、安心神十分有益。
- 宜吃新鲜果蔬：番茄、黄瓜、丝瓜、芦笋、茼蒿、苦瓜、芹菜、穿心莲、莴苣等蔬菜，以及西瓜、香瓜、哈密瓜等水果，均宜多吃。
- 宜吃高钾食物：出汗多使人体内的钾盐大量流失，从而引起电解质紊乱，出现水肿、精神不振等状况，多吃荞麦、玉米、豌豆、大豆、香蕉、菠菜、甘蓝、芹菜、苋菜等高钾食物可有所缓解。

不宜饮食

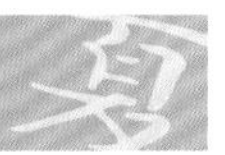

- 生热助湿、油腻厚重的食物：如畜肉及火锅、煎炸、烧烤类食物。

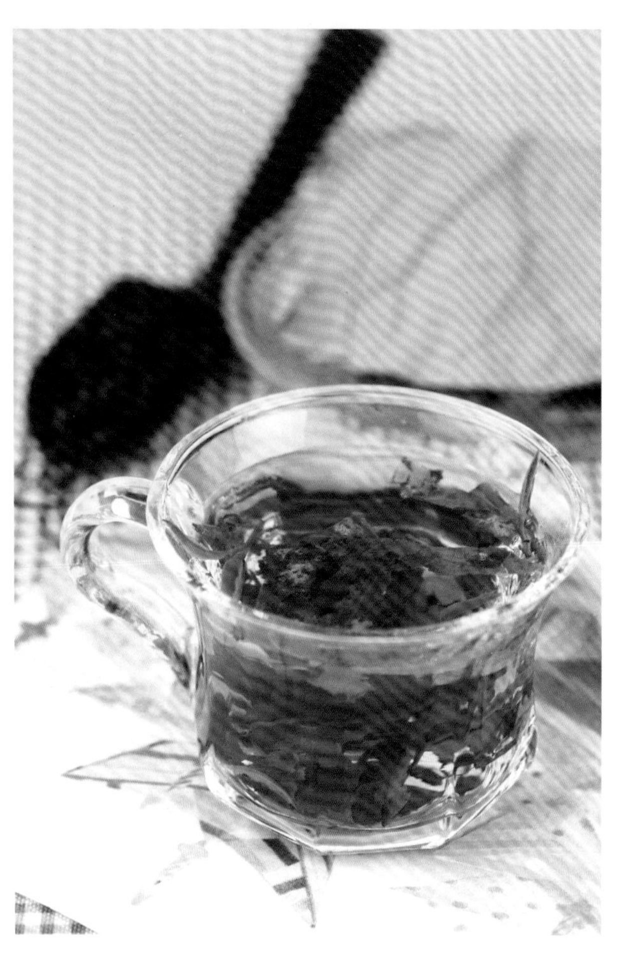

荷叶绿茶

材料

荷叶、绿茶各3克。

做法

将荷叶、绿茶放入杯中，以沸水冲泡，盖闷10分钟后，倒出代茶饮用。

节气食话

- 荷叶清热解暑、升发清阳、凉血止血，治泻痢，解火热。常用于暑热烦渴、暑湿泄泻、脾虚泄泻等症。《滇南本草》中说它“上清头目之风热，止眩晕，清痰，泄气，止呕，头闷疼”。
- 荷叶搭配绿茶，可清利头目，提神醒脑，除热祛湿，尤宜暑湿闷热时保健。
- 荷叶升散消耗，体虚及泄泻者禁用。

梅子酒

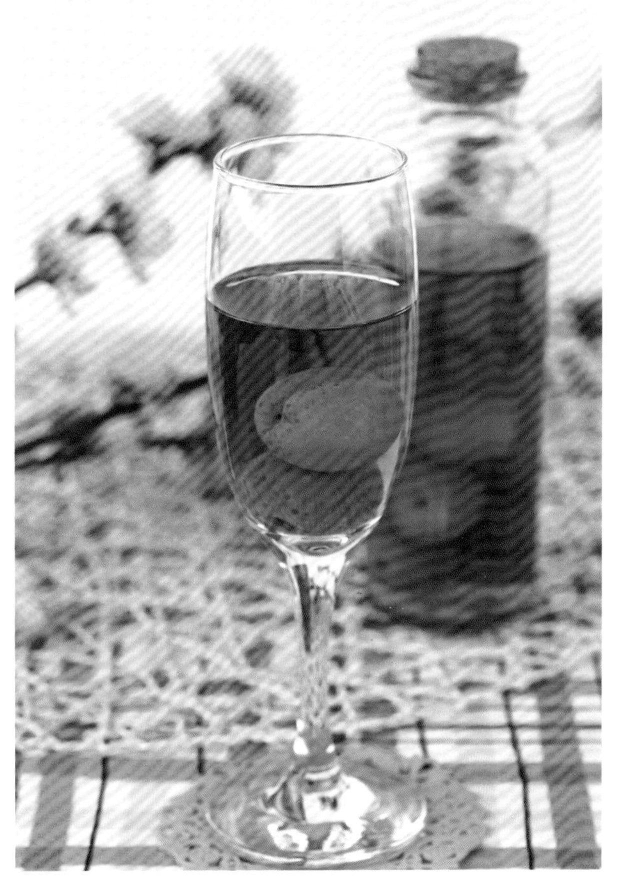

材料

青梅200克，黄酒600毫升。

调料

冰糖100克。

做法

1 将青梅洗净，晾干水分。

2 把青梅和冰糖一起放入广口瓶中，注入黄酒，以浸没青梅，高出3~5厘米为度，加盖密封。

3 放置阴凉通风处，浸泡1个月后即可饮用。

节气食话

- 青梅有生津液、止烦渴、助消化、清血脂、抗疲劳、净肌肤、止泄痢的作用。
- “青梅煮酒论英雄”，梅子酒有悠久的历史。在芒种前后饮用此酒，可清热解暑，生津和胃，止痢止泻，止痛止呕。常用于夏季湿热型腹痛、呕吐、腹泻等胃肠病，并能活化气血，提振精神，消除暑热烦闷。
- 饮酒需适量，每次20毫升左右，勿醉为宜，或吃酒浸的青梅1~2个。

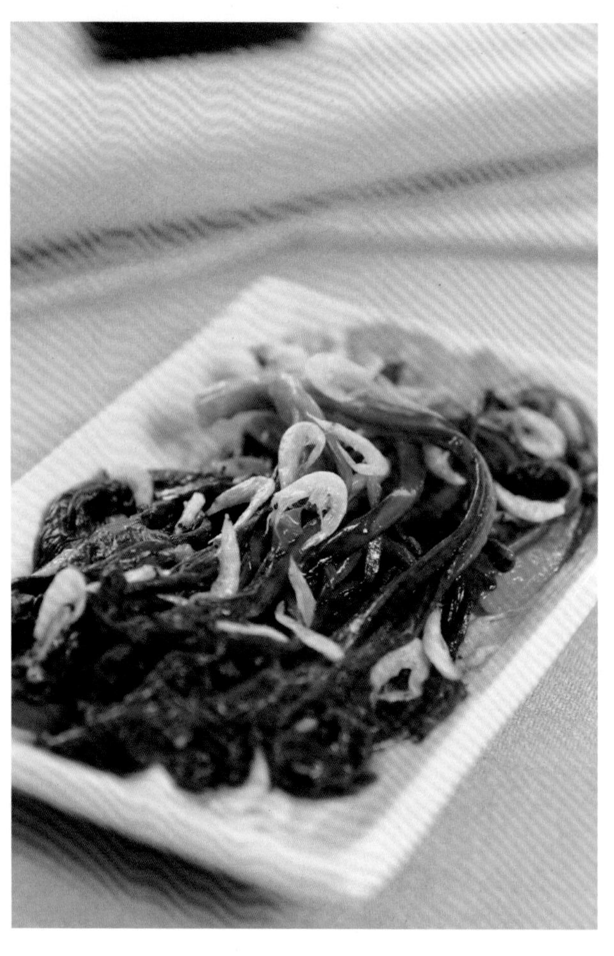

虾皮炒茼蒿

材料

茼蒿500克，虾皮30克。

调料

花椒少许，鸡精适量。

做法

1 将茼蒿择洗干净。

2 炒锅上火烧热，倒入少许油，放入花椒炸出香味，捞出花椒，放入茼蒿，快速翻炒至断生，放入虾皮炒匀，加鸡精调味后即可出锅。

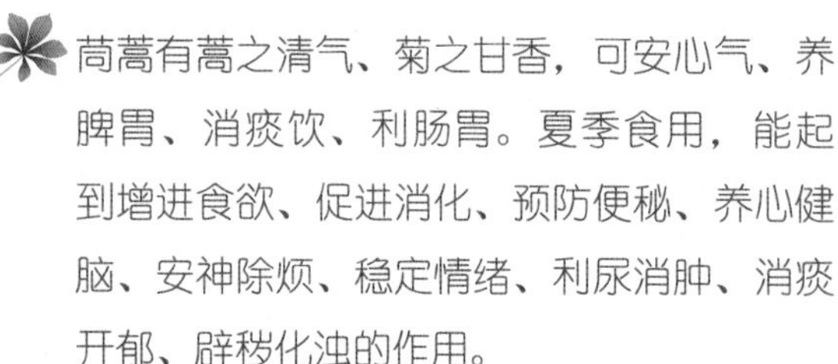

节气食话

- 茼蒿有蒿之清气、菊之甘香，可安心气、养脾胃、消痰饮、利肠胃。夏季食用，能起到增进食欲、促进消化、预防便秘、养心健脑、安神除烦、稳定情绪、利尿消肿、消痰开郁、辟秽化浊的作用。
- 虾皮能补充蛋白质和钙质，且含盐量很高，夏季出汗多时盐分流失较大，多吃些虾皮，可避免人体电解质失衡。

凉拌鸡丝莴笋

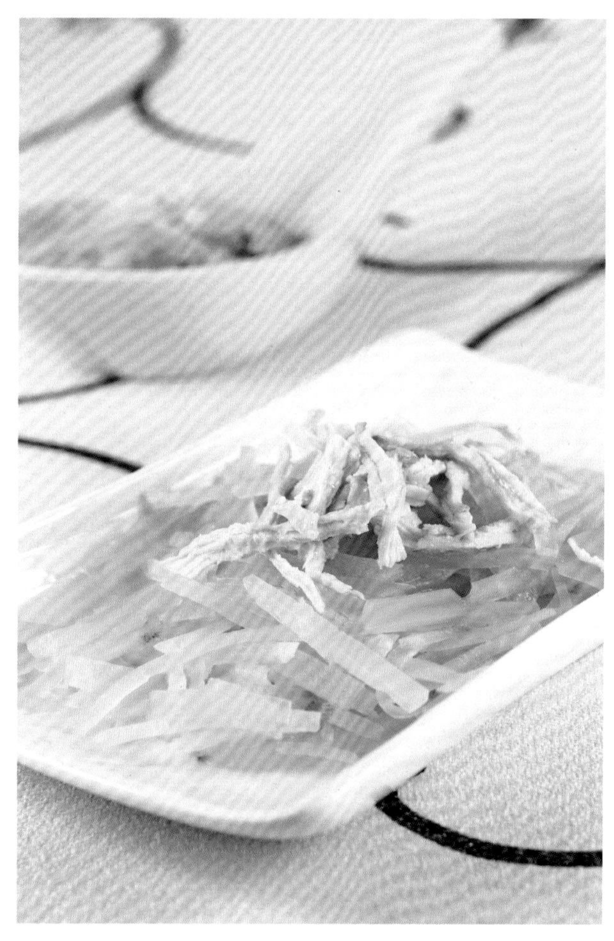

材料

鸡胸肉150克，莴笋250克。

调料

辣椒油、白醋、白糖各10克，盐、鸡精各适量。

做法

1. 将鸡胸肉放入锅中，加适量水烧开，撇去浮沫，中火煮15分钟，捞出，晾凉，撕成鸡丝。
2. 将莴笋去皮，洗净，切丝，焯水、过凉后放入盘中，加白醋、白糖、盐、鸡精拌匀，把鸡丝放在上面，浇上辣椒油即可。

节气食话

- 莴笋也叫莴苣，是一种苦味的高钾蔬菜，有开胃健食、消积下气、利尿通便、镇静情绪的作用，非常适合芒种时节清心除烦。
- 此菜可强壮机体、调和脾胃、安养精神，尤宜高血压、心脏病、糖尿病、水肿、肥胖、神经衰弱者调养。
- 莴笋较苦寒，患眼病、痛风者及脾胃虚寒、腹泻便溏者不宜多吃。

夏至

（6月20~22日）

夏至日是一年中正午太阳高度最高的一天，白昼最长。
此时，大地虽然炎热，但阴气生而阳气始衰。
夏至前后，高温、潮湿、暴雨频繁，
江南地区梅雨天气持续，易生肠道传染病。
养生仍应注重防暑祛湿，养护脾胃，
平心静气，安养精神。

食养原则

饮食清淡，清心胃之火：暑热容易让人出现头脑昏胀、心烦口干、倦怠乏力、头痛胸闷、食欲不振、口舌生疮等症状，这是心火亢盛、胃火上炎的表现，在饮食中应多吃清淡甘寒、清热降火的食物，以清泻心火、消降胃火为主。

适宜饮食

- 吃面食：“冬至饺子夏至面”，北方有夏至吃面条的传统习俗，由于天气炎热，多为芝麻酱凉面或炸酱面，而南方有“夏至馄饨冬至团”之说，夏至多吃馄饨，取“混沌和合”之意。
- 宜粗粮豆类：玉米、小米、薏苡仁、绿豆、赤小豆、毛豆、豆腐等粗粮及豆类食物作为夏季主食，健脾益气又能通畅肠胃、消除胃热。
- 宜吃瓜茄类食物：番茄、黄瓜、西瓜、苦瓜、西葫芦等瓜茄类食物，清爽多汁，清热生津，最宜夏季食用。
- 宜饮茶：多饮绿茶，或以竹叶、荷叶、莲子心、薄荷、茉莉花、金银花等泡水代茶饮，可起到清热祛暑、除湿抗菌、散热除烦、预防中暑的作用，是适合夏季的清凉饮品。

不宜饮食

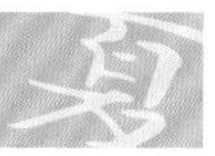

- 大热及辛辣油腻食物：这类食物助生湿热，最好不吃。
- 过食冰饮：食冷不可过度，如冰淇淋、冰镇饮料、冰镇西瓜等适可而止，太过寒凉易伤脾胃阳气，造成内寒，引起肠胃不适。

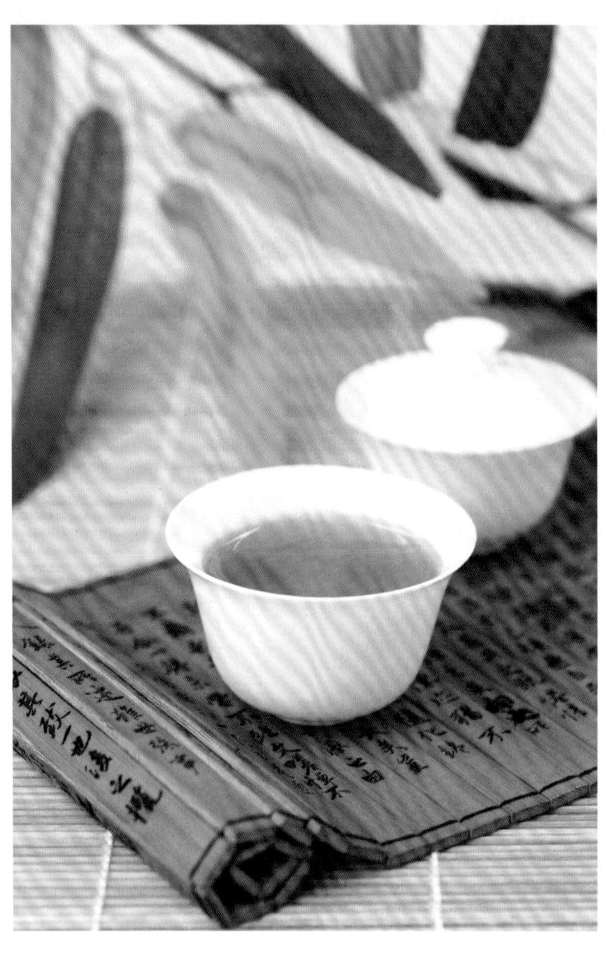

竹叶茶

材料

鲜竹叶200克。

调料

冰糖适量。

做法

1 将鲜竹叶洗净，切碎，加水煎煮20分钟。

2 倒出茶汤，加入冰糖，代茶饮用。

节气食话

- 鲜竹叶甘寒，入心经，是清泻心火、除烦止渴、通利小便的良药。
- 此茶清凉解渴，泻心火兼能清胃热，常用于暑热烦渴、小便短赤、口舌生疮、面部油腻、头重神昏等，尤宜盛夏心火亢盛者。
- 阴虚火旺、骨蒸潮热者不宜服。

薄荷莲心茶

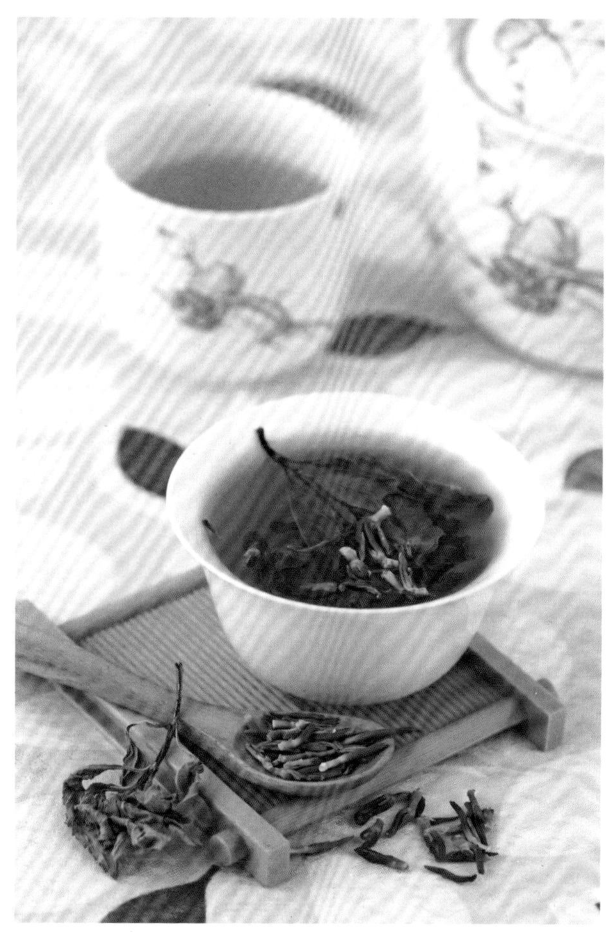

材料

薄荷叶4克，莲子心2克。

调料

冰糖适量。

做法

1 将薄荷叶和莲子心一起放入盖碗中，以沸水冲泡，加盖闷10分钟。

2 倒出茶汤，加冰糖饮用（莲子心非常苦，怕苦的人多放冰糖）。可多次冲泡。

节气食话

- 莲子心可清泻心火、安养心神，薄荷可疏散风热、清利头目、疏肝行气。
- 此茶适合心火亢盛、暑热烦渴、头目昏沉、眩晕目赤、咽喉肿痛、头痛胸闷、情绪不稳定者饮用，是盛夏消暑提神、降火散热的保健茶。
- 薄荷耗气，莲子心苦寒，故气虚体弱、虚汗不止、脾胃虚寒、泄泻者不宜饮用。

芝麻酱凉面

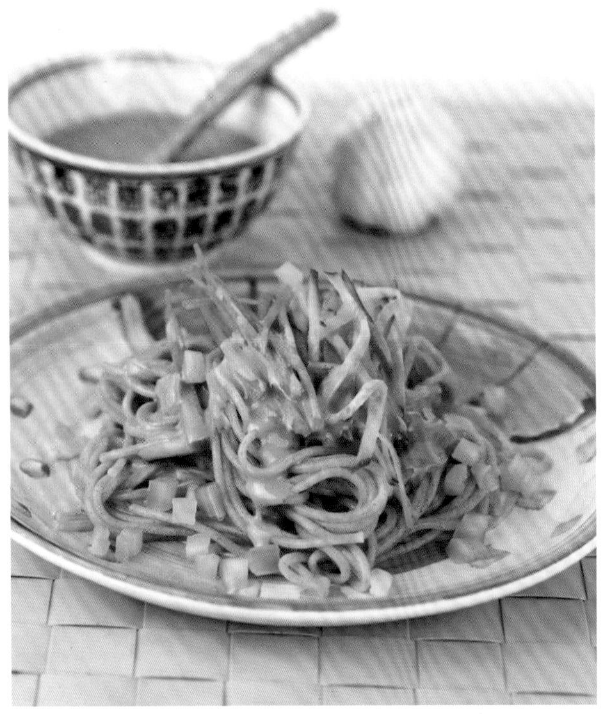

材料

生荞麦面条150克，胡萝卜、黄瓜、芹菜各50克，大蒜适量。

调料

芝麻酱30克，盐、白糖、鸡精各适量。

做法

1 将芝麻酱倒入碗中，放入盐、白糖、鸡精，分次倒入清水，调拌成麻酱汁。

2 胡萝卜、黄瓜切成丝，芹菜焯水后切成丁；大蒜去皮，洗净。

3 煮锅加水烧开，下入荞麦面条生坯，煮2沸，至熟捞起，投入凉水中过凉，沥水后装入盛器中。

4 放上黄瓜丝、胡萝卜丝和芹菜丁，浇上麻酱汁，拌匀食用，可佐以大蒜。

节气食话

- 很多地方都有夏至吃面的传统食俗。夏季容易食欲不振，消化功能减退，软烂的面条是最容易消化的食物，搭配上各种酱料和配菜的凉面能让人胃口大开，快速补充营养和体力，非常适合夏季食用。
- 面条选择绿豆面、荞麦面等粗杂粮面为佳，可增强清热通肠的作用。

虾皮紫菜馄饨

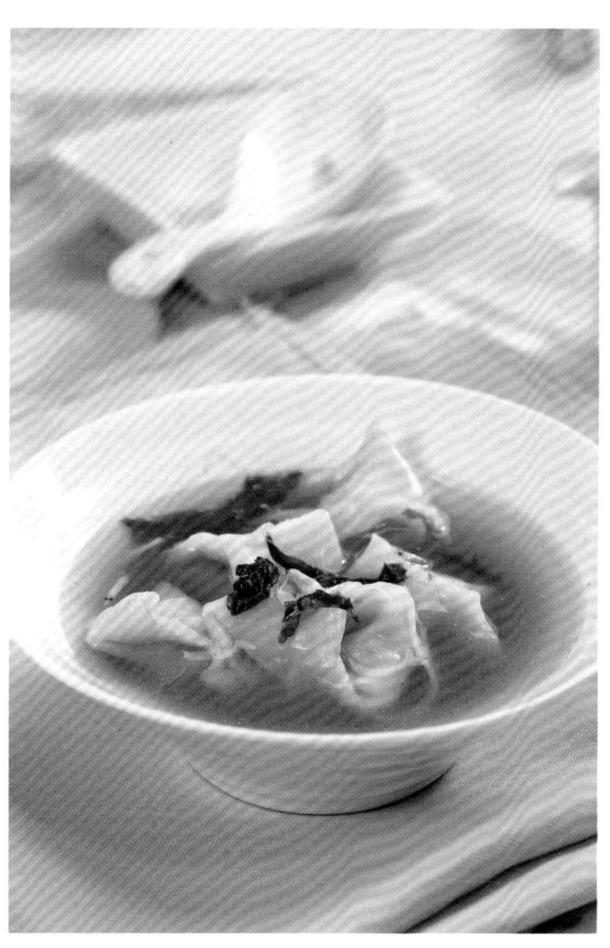

材料

馄饨皮100克，瘦肉馅70克，油菜150克，香菇30 克，虾皮、紫菜各适量。

调料

料酒、酱油各10克，盐、鸡精各适量，生抽少许。

做法

1 将油菜洗净，焯水后切碎，香菇切碎，和瘦肉馅一起放入调理盆中，加料酒、酱油、盐、鸡精，调匀成馅料，包入馄饨皮中，制成馄饨生坯。

2 将生抽、紫菜、虾皮放入汤碗中，冲入沸水，制成汤。

3 煮锅加水烧开，下入馄饨生坯，煮至馄饨上浮、面皮透明即熟，盛入汤碗中即成。

节气食话

- 南方不少地区有夏至日吃馄饨的习俗，“夏至馄饨冬至团”，取其混沌和合之意。
- 馄饨把面、肉、菜混合在一起，营养均衡，开胃健食，是夏季增进食欲的好选择。
- 虾皮、紫菜富含钙、铁、钾、镁、钠等矿物质，有利于调节人体代谢平衡，消除湿热水肿，十分适合夏季调养。

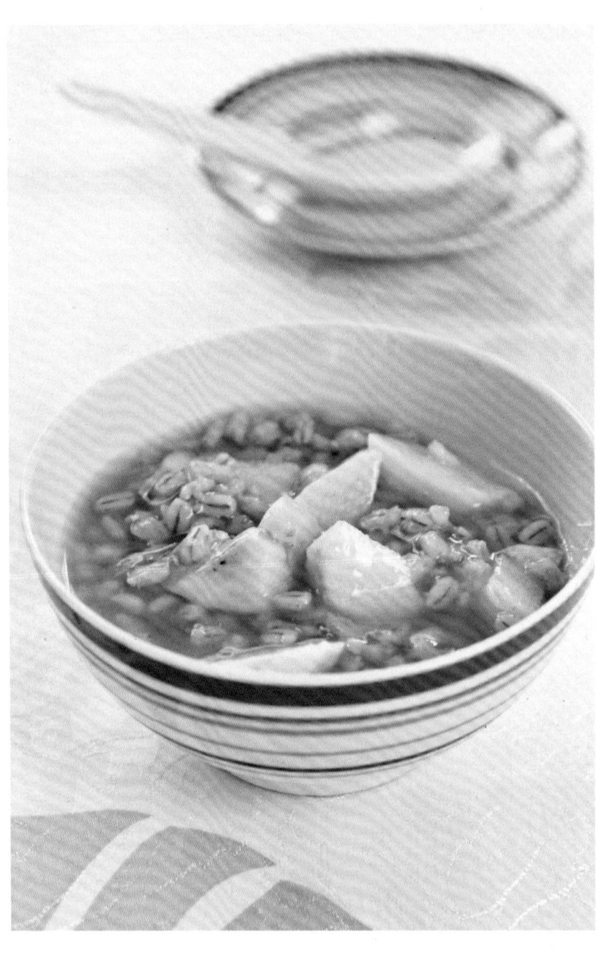

山药麦粥

材料

小麦、鲜山药各100克。

调料

白糖适量。

做法

1 将小麦淘洗干净；鲜山药去皮，洗净，切成滚刀块。

2 小麦和山药块一起下锅，加适量水，用中火煮40分钟即成。

3 吃时调入白糖拌匀即可。

节气食话

- 南方一些地区夏至日有喝麦粥的传统习俗。麦粥不仅清香美味，还有健脾养胃的作用，添加了山药的麦粥更有利于养护脾胃，防治暑湿引起的食欲不振、食少、腹泻等脾胃不和症状，是安度“苦夏”的保健佳品。
- 老人、孩子等脾胃功能失调、虚弱者以及体虚瘦弱、便溏腹泻者尤宜食用。

薏米绿豆汤

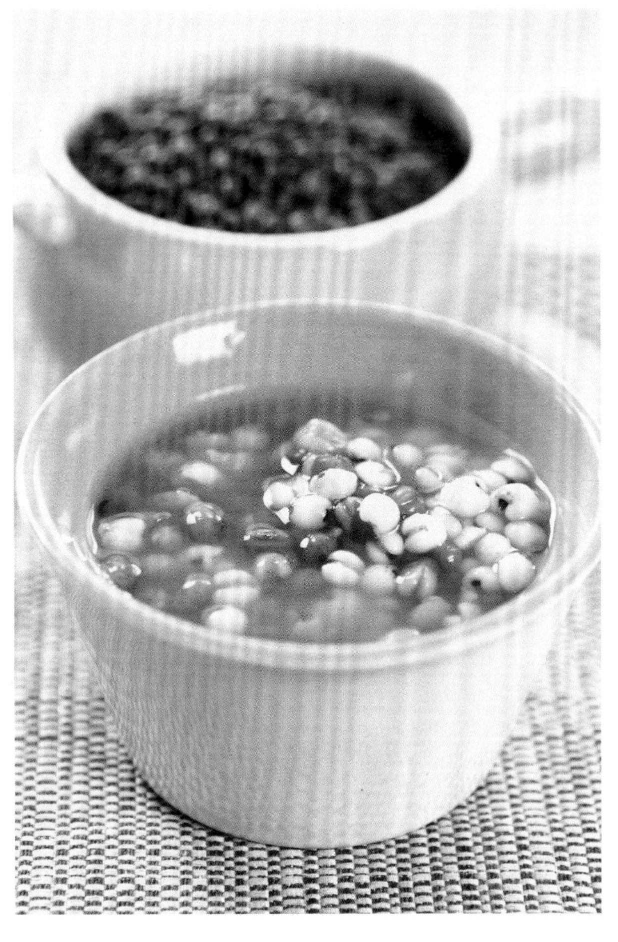

材料

薏苡仁（也叫薏米）、绿豆各30克。

调料

冰糖适量。

做法

1 将薏苡仁、绿豆淘洗干净。
2 锅中放入薏苡仁、绿豆和适量水，煮沸后撇去浮沫，再改小火煮30分钟。
3 至薏苡仁、绿豆熟烂时放入冰糖，继续煮5分钟即成。

节气食话

- 薏苡仁健脾化湿、清热排脓，绿豆清热解毒，二者一起煮粥，是消暑化湿的佳品，尤宜闷热潮湿的天气食用，有很好的预防中暑的作用，户外工作者更应多吃。
- 夏季暑热感冒头痛、湿热性肠胃炎、皮肤疮脓痈肿、湿疹皮炎者均宜多食此粥。
- 脾胃虚寒者不宜多吃。

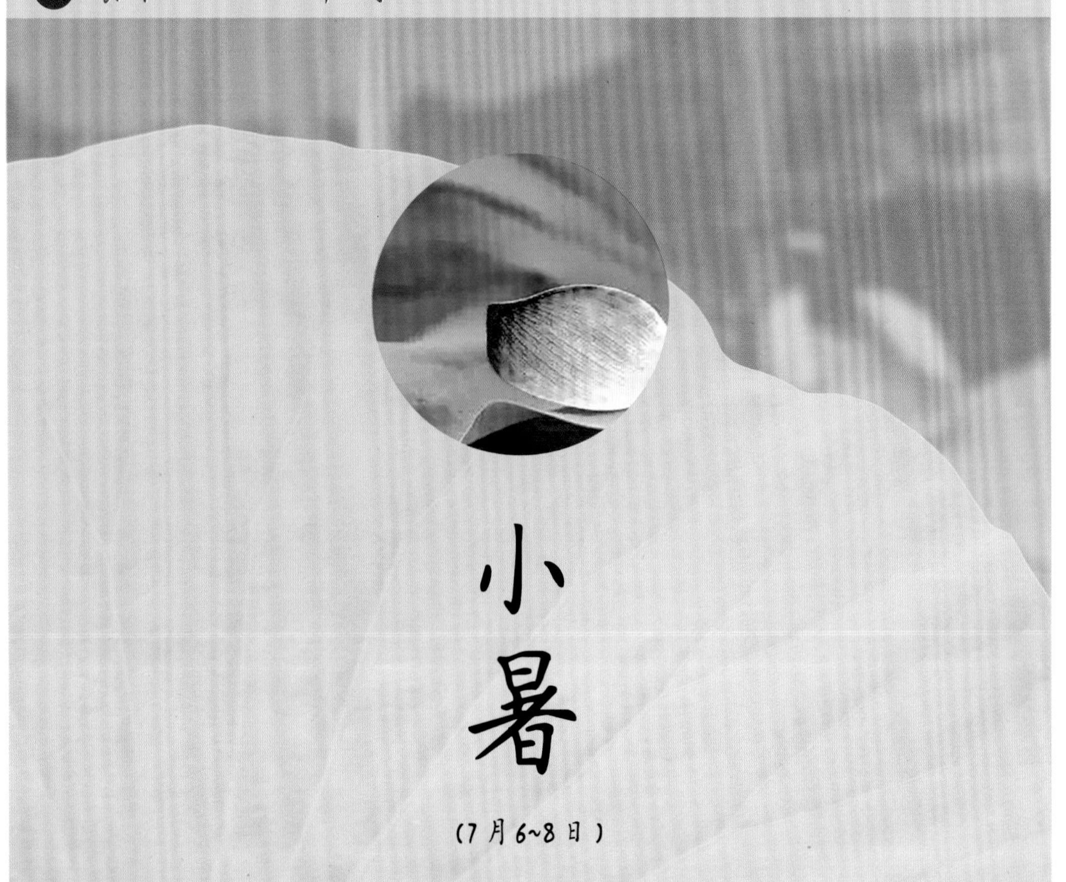

小暑

（7月6~8日）

“小暑大暑，上蒸下煮”，
小暑时天气开始炎热，但还没到最热。
此时南方梅雨季节结束，进入伏旱期，
而北方进入多雨季节，西南地区则多暴雨洪涝。
此时人体出汗多，消耗大，容易困乏无力、胸闷烦躁，
需注意劳逸结合，保护阳气。

食养原则

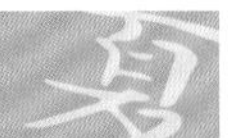

清淡饮食，少食多餐：小暑时节的多雨、高温，更使得本来就在夏季属于高发症的消化道疾病，更加多发频发。此时饮食应以清淡、富有营养为宜，少食多餐，不要暴饮暴食，加强对脾胃的养护。

适宜饮食

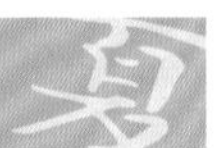

- 宜吃水下菜：小暑有吃莲藕、鳝鱼等水下菜的习俗。夏季吃莲藕，能清热凉血、健脾、除烦。此时的鳝鱼也最为肥美，“小暑黄鳝赛人参”，其补虚损、除风湿效果最佳。此外，淡水鱼、鸭肉、海带等水产食物比较寒凉，有清热除湿的作用，适合此时食用。
- 清热利湿的瓜果：瓜果鲜嫩多汁，富含维生素和微量元素，且生津止渴、清热利湿、泻火除烦，非常适合夏季多食，如番茄、黄瓜、丝瓜、冬瓜、苦瓜、西瓜、哈密瓜等。
- 凉茶：可多饮凉茶来防暑避暑、祛湿解毒，可选择绿豆、酸梅、金银花、鲜竹叶、荷叶、连翘、莲子心、佩兰、藿香等泡饮。也可喝些盐水，以防汗出过多而脱水中暑。

不宜饮食

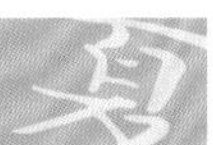

- 不洁食物：此时食物存放容易变质，要注意饮食卫生，小心肠道传染病。
- 过食冰镇冷食：不要贪凉饮冷，尤其是刚从冰箱中取出的食物，不要一次吃太多。
- 热性食物、辛辣油腻食物及烟、酒。

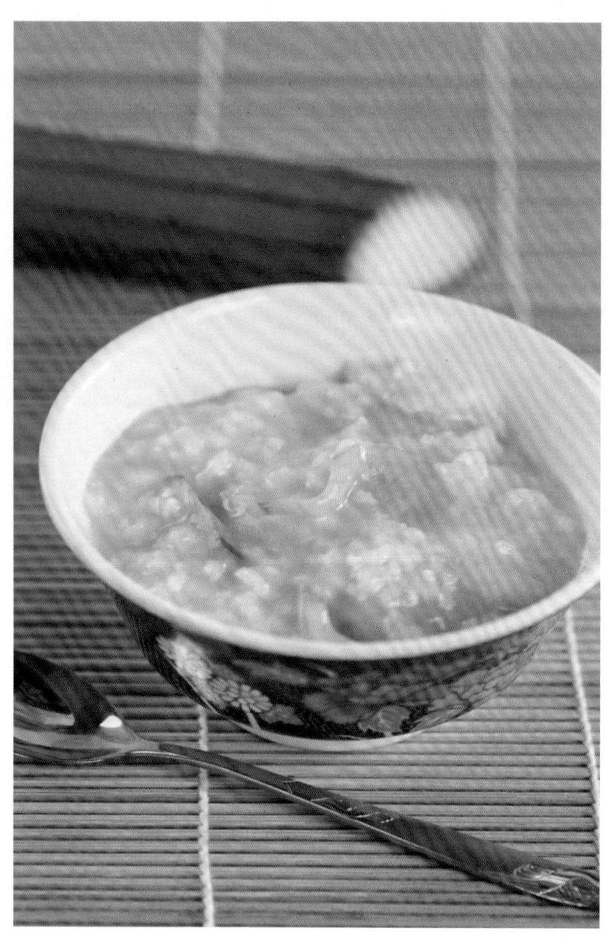

丝瓜粥

材料

粳米、丝瓜各100克。

调料

盐、鸡精各适量。

做法

1 丝瓜去皮，洗净，切片；粳米淘洗干净。

2 锅中倒入粳米，加适量水烧开，撇去浮沫，改中火煮20分钟，放入丝瓜片，继续煮5分钟，加盐和鸡精调味即可。

节气食话

- 丝瓜能清热利湿、凉血化瘀、化痰止咳，且有润肌美白、净化肌肤、养颜瘦身的功效，又被称为“美容瓜”。女性食用丝瓜还有一定的调理月经作用。
- 丝瓜非常适合夏季食用，能改善脾胃不健、皮肤油腻不爽、湿浊不净等状况。
- 脾胃虚寒者不宜多吃。

木耳莲藕

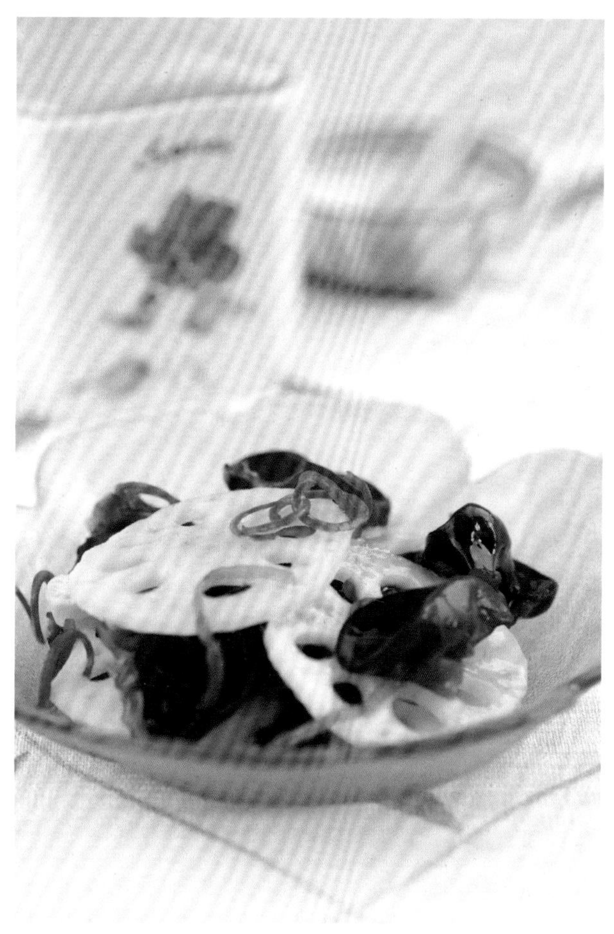

材料

莲藕250克，水发黑木耳100克，红椒丝少许。

调料

香油、白醋、白糖各15克，盐、鸡精各适量。

做法

1 莲藕去皮，洗净，切片，放入白醋水中浸泡15分钟；黑木耳择洗干净。

2 两菜都用沸水焯熟，放在冷水中冷却。

3 将冷却好的莲藕、黑木耳沥水，装盘，放入红椒丝和各调料，拌匀即成。

节气食话

- 民间有小暑吃藕的习惯。吃生藕可清热生津、凉血解毒、除烦安眠，吃熟藕可健脾养胃、补血生肌、安养心神。在三伏天，生、熟食用均宜。
- 木耳有养血活血、化瘀排毒、清肠通便、降压降脂的作用，尤宜心血管疾病、糖尿病、肥胖、便秘者保健食用。

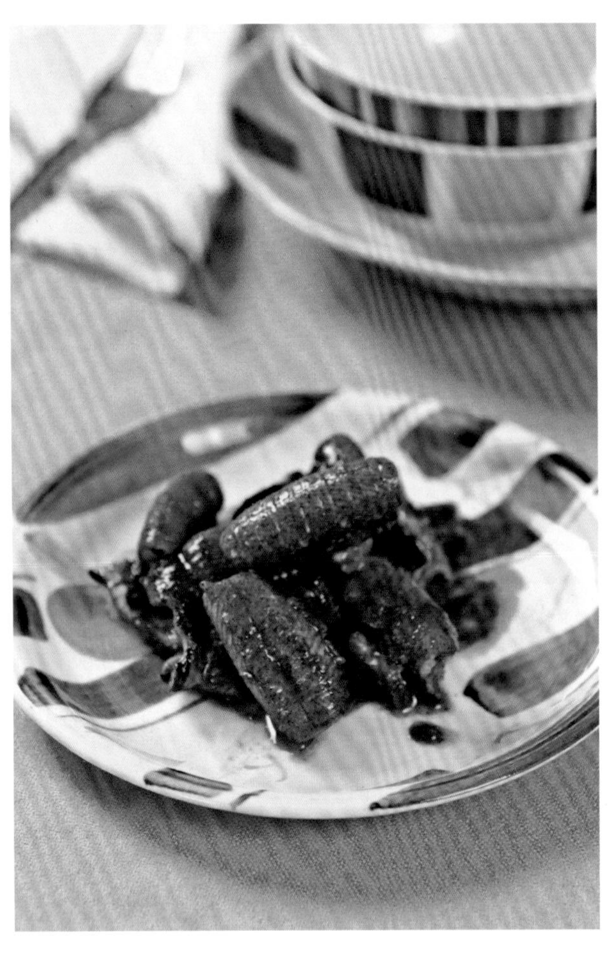

烧鳝段

材料

鳝鱼肉250克，姜、蒜各10克。

调料

豆豉酱15克，盐、鸡精各适量。

做法

1 将鳝鱼洗净，切段，焯水；姜、蒜分别切片。

2 锅中倒入油烧热，下姜片、蒜片煸香，放入豆豉酱炒香，放鳝鱼段翻炒至熟，加盐、鸡精调味即可。

节气食话

- “小暑黄鳝赛人参”，小暑前后一个月产的鳝鱼最为滋补味美，补虚损、益脾肾、除风湿、强筋骨、通经络等作用更佳，小暑时节食用，可改善寒湿体质，缓解慢性咳喘、风湿性关节炎等，起到“冬病夏治”的作用，即夏季调养得当，入冬病情会有所减轻。
- 心血管疾病、糖尿病患者也宜常吃鳝鱼。
- 鳝鱼动风，瘙痒性皮肤病患者不宜多吃。

冬瓜汆丸子

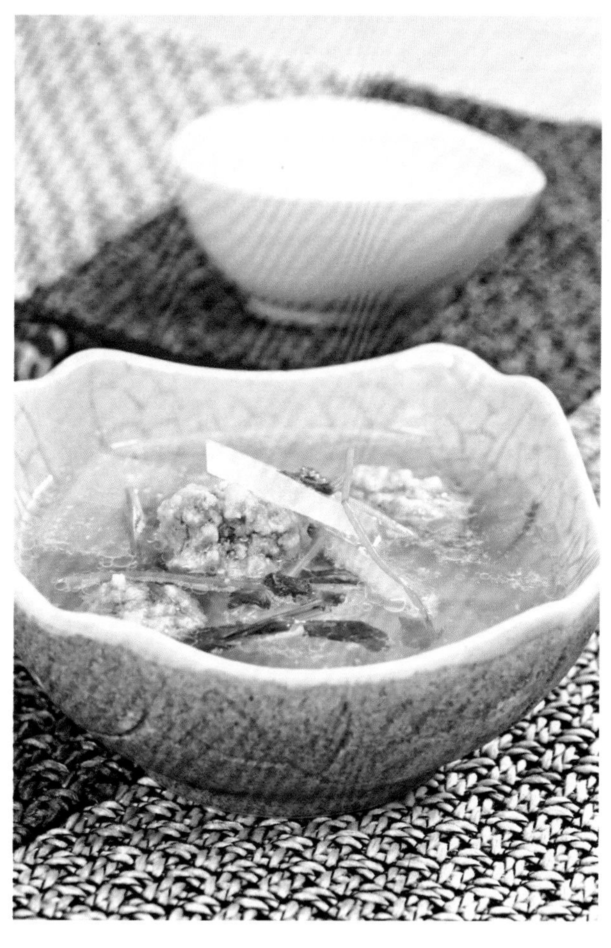

材料

冬瓜200克，猪肉馅100克，香菜段、葱花、姜末各适量。

调料

盐、鸡精、胡椒粉各适量。

做法

1 将冬瓜去皮、瓤，切片；猪肉馅加葱花、姜末、盐、鸡精和水，搅打成馅。

2 煮锅中倒入水烧开，倒入冬瓜煮5分钟，用勺挖肉馅成肉丸，放入锅中，肉丸浮起时放入盐、鸡精、胡椒粉调味，撒上香菜段即可。

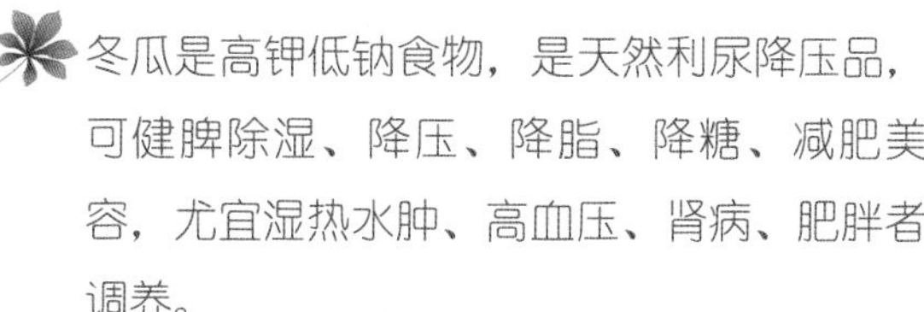

节气食话

- 冬瓜是高钾低钠食物，是天然利尿降压品，可健脾除湿、降压、降脂、降糖、减肥美容，尤宜湿热水肿、高血压、肾病、肥胖者调养。
- 冬瓜搭配肉类，既可化解肉类油腻，又能补益体虚，是营养平衡的健康吃法，口感也格外清爽，夏季最宜。

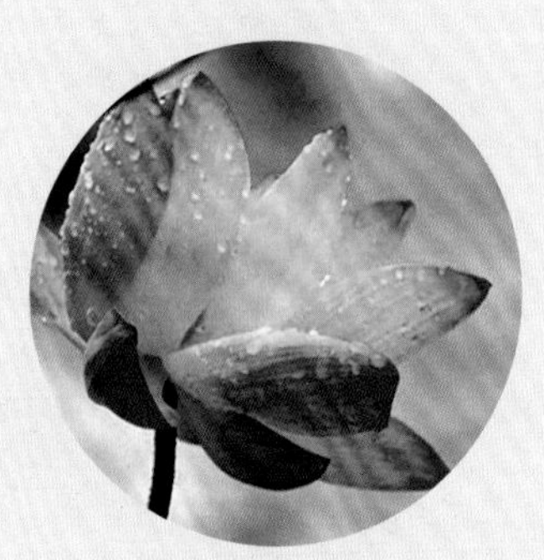

大暑

（7月22~24日）

大暑正值三伏的“中伏”前后，
是一年中最为炎热的时期。
此时，高温似火，暑热如蒸，桑拿天多见，人体感觉闷热难耐。
大暑期间，除了要弥补出汗、劳倦等造成的津液、阴血损耗外，
还要注重养护体内的阳气，
因此，民间又有饮伏茶、晒伏姜、烧伏香、喝羊肉汤等习俗。

食养原则

- 清补为主：三伏天湿热易伤脾胃，损伤阳气，造成外热内寒，且汗出过多加大了体内阴津的损耗，“暑天无病三分虚”，饮食应以清补为主，既要清热解暑，又要养护阳气、调补虚弱。
- 多饮汤粥：汤粥食物温软熟烂，容易消化，最宜夏季食欲不佳、脾胃功能下降者调养。

适宜饮食

- 大暑食俗：福建人吃荔枝、羊肉、米糟来“过大暑”；浙江沿海地区有吃姜汁调蛋的习俗；山东南部有“喝暑羊”（喝羊肉汤）“吃伏羊”的习俗，通过热性食物来驱走内寒，扶阳补虚。
- 健脾利湿的食物：绿豆、荷叶、西瓜、莲子、冬瓜、薏苡仁、苦瓜等都是清热解暑的常用材料，扁豆、山药、茯苓、赤小豆等也有很好的健脾补虚作用，适合夏日煮粥食用。
- 益气养阴的食物：夏季人体阴液损耗较多，除了补水外，还应多吃山药、海参、鸭肉、鱼肉、牛奶、鸡蛋、蜂蜜、莲藕、木耳、豆腐、豆浆、百合等益气养阴的清淡食物，以增强体质。

不宜饮食

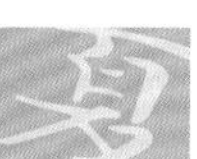

- 不洁食物：高温高湿下，食物容易变质，稍有不洁就容易引起腹泻、胃肠功能紊乱，大暑前后尤应注意。
- 过食冰镇冷饮：此时虽然仍酷热，但阳气已弱，若贪凉饮冷过度，更易损伤脾胃阳气，入秋后易引发腹泻等症。

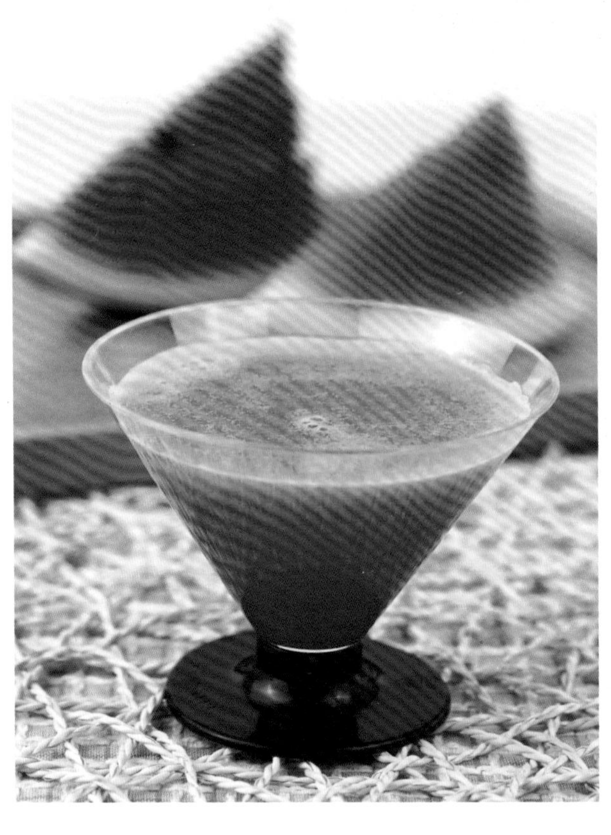

西瓜全饮汁

材料

西瓜果肉150克，西瓜皮100克。

做法

将西瓜果肉和西瓜皮切块，一起放入打汁机中，搅打成果汁，倒入杯中饮用。

节气食话

- 西瓜果肉可清热凉血、利尿消肿、泻火除烦、消暑退热，而西瓜皮清热解暑的效果比果肉更强。一起打汁饮用，防暑效果好，尤宜烦渴胸闷、大小便不畅及血压、血脂偏高者。
- 西瓜皮是指红色果肉与绿色硬皮之间的青白色部分。
- 脾胃虚寒、腹泻者不宜多饮，尤其是刚冰镇取出的西瓜汁饮，尽量少喝。

绿豆粥

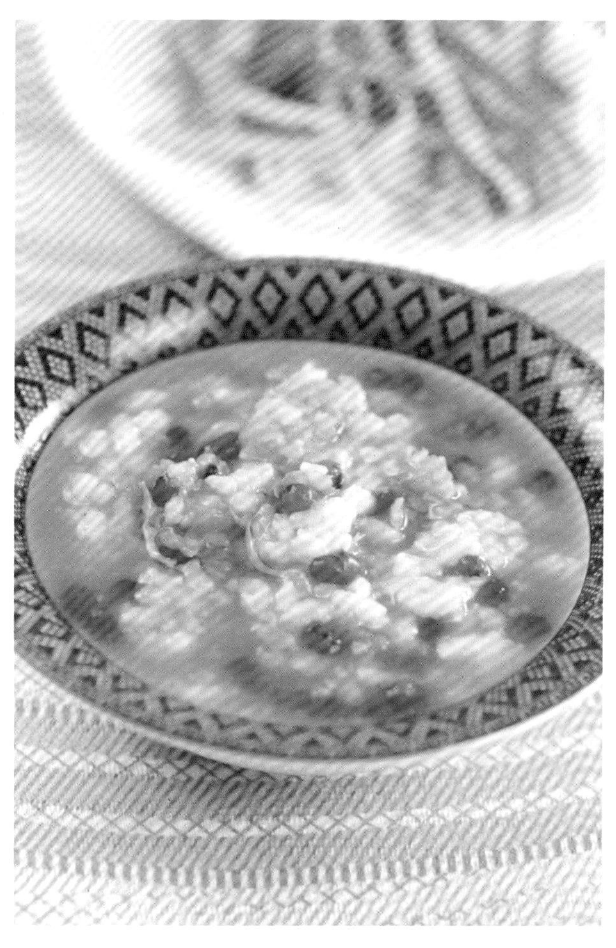

材料

粳米100克，绿豆30克。

调料

冰糖适量。

做法

1 将粳米、绿豆分别淘洗干净。

2 锅中放入绿豆和适量水，小火煮15分钟。

3 至绿豆皮裂开时，放入粳米和冰糖，继续煮30分钟，至粥成。

节气食话

- 粥最养脾胃，为“世间第一补人之物”。夏季食用绿豆粥，既可清热解毒、生津止渴、除烦消肿，又能健脾养胃、止吐逆，尤其适合老人、儿童及脾胃虚弱者食用。
- 此粥也适合暑热头痛、目赤咽肿、皮肤疮疖肿痛、湿疹瘙痒、水肿、肥胖及血压、血脂偏高者常食。
- 常外出活动者多吃，防中暑效果好。

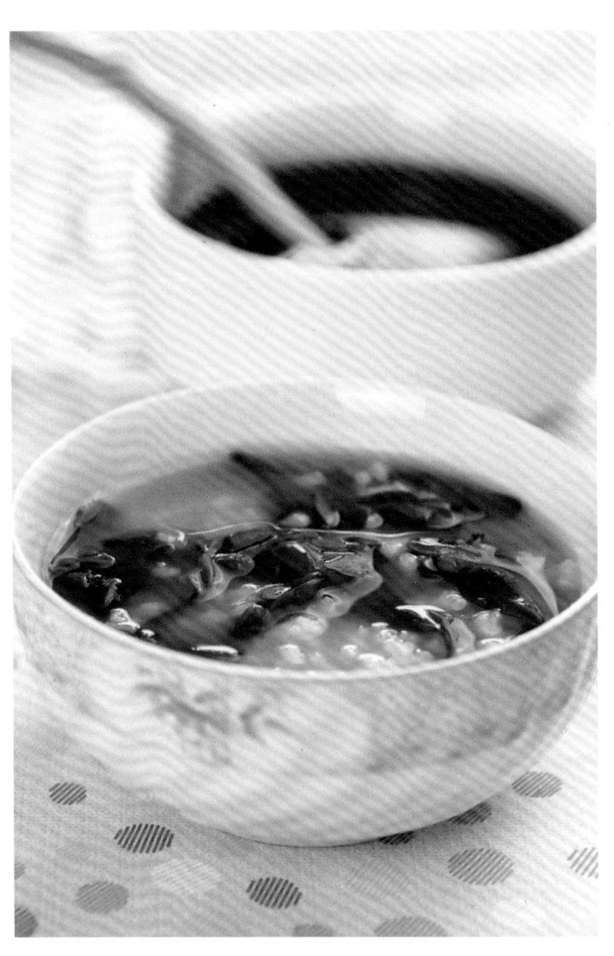

马齿苋粥

材料

马齿苋、粳米各100克。

调料

盐、鸡精各适量。

做法

1 将马齿苋洗净，切段，先用盐抓匀，放置15分钟，再用水冲洗1次。

2 煮锅中加适量水烧开，倒入淘洗干净的粳米，煮30分钟，至粥稠时放入马齿苋略煮，加盐和鸡精调味即成。

节气食话

- 马齿苋清热利湿、涩肠止泻、解毒消肿，搭配养脾胃的大米一起煮粥，可缓解湿热型腹泻、痢疾、肠胃炎的症状（如大便黏稠、肛门灼痛、口苦黏腻等）。
- 此粥对夏季易发的痈疮疖肿、湿疹、尿路感染、水肿、咽喉痛等也有一定的食疗效果。

薏米赤豆羹

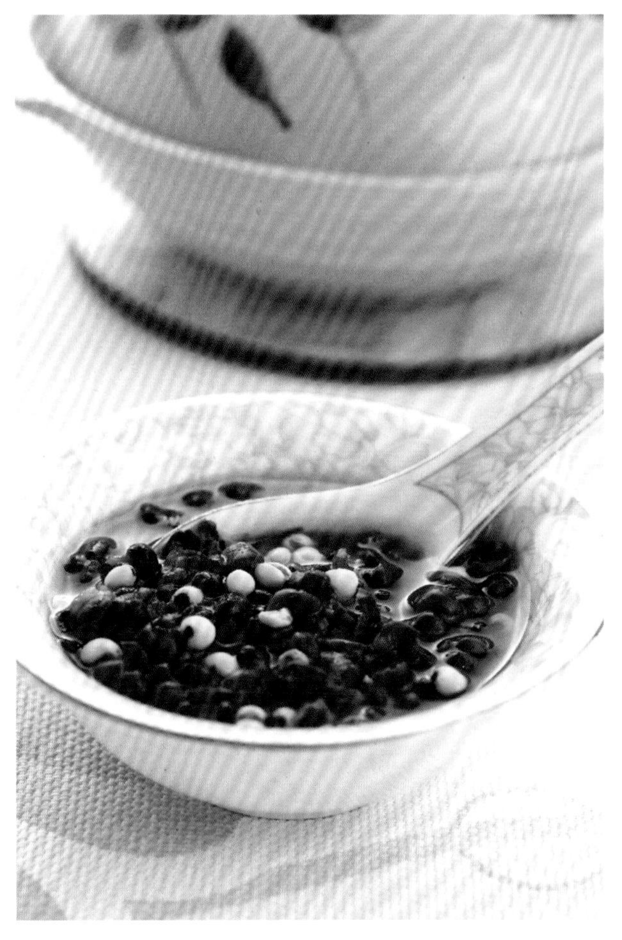

材料

薏苡仁（也叫薏米）50克，赤小豆30克。

调料

冰糖适量。

做法

1. 先将赤小豆放入砂锅中，加适量水，煮至豆皮开裂。
2. 再倒入薏苡仁，继续煮至熟烂即成。
3. 吃时放入冰糖，调匀即可。

节气食话

- 薏苡仁、赤小豆都有健脾除湿的功效，一起煮食，可以清热毒、除烦热、健脾胃、消水肿，尤宜高血压、高血脂、肥胖者夏季食用。
- 此羹也是常用的美容养颜羹，适合皮肤油腻不洁、肤色晦暗、粗糙多斑、痤疮丛生、湿疹癣痒、痈肿脓疮者多食。

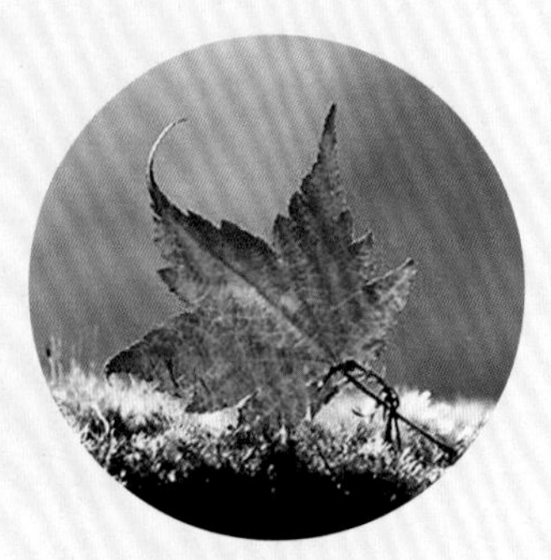

立秋

（8月7~9日）

立秋是秋季的开始，天气开始由热转凉。
立秋时梧桐树开始落叶，有报秋之意，正是“落叶知秋”。
立秋之后仍有一“伏”，盛夏余威犹在，有“秋老虎”之称，
但早晚温差增大了，天气日渐凉爽干燥。
人们在忙着秋收、晒秋、贴秋膘的同时，
应注意防燥补水，收敛肺气，以预防秋燥、感冒。

食养原则

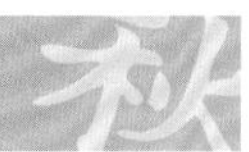

- 勤补水，防温燥：立秋后，气温仍偏高，而湿度下降，形成温燥，易耗津液、伤肺气，引起口唇干燥、咽干口渴、眼干、鼻干、便干、皮肤干燥等秋燥症状。除了多喝水外，还应多吃清热生津、养阴润燥的食物，以化解温燥。
- 适当增酸：酸味可以收敛固涩，适当添加酸味饮食，如酸味水果，有助于敛肺气、防秋燥。

适宜饮食

- 贴秋膘：立秋有贴秋膘的传统食俗，此时人体的胃口转好，可吃些肉类，来补偿夏季过多的损耗，为即将到来的秋冬贮备体能。贴秋膘一般以肘子、肥牛等肉类为主。
- 多食健脾食物：扁豆、山药、莲子、南瓜、芋头等食物可健脾益气，是日常的平补佳品，此时也正是上市旺季，宜多食用。
- 清热生津、养阴润燥的食物：梨、葡萄、柑橘、西瓜、柚子等多汁的水果生津止渴效果好，甘蔗、萝卜、荸荠、百合、银耳、鸭肉、河鱼等食物甘润养阴、润燥通便，均宜多吃。
- 朝盐水，晚蜂蜜：早期空腹喝一杯淡盐水，晚上喝一杯温热的蜂蜜水，对预防口渴咽肿、肠燥便秘、皮肤干燥等十分有益。

不宜饮食

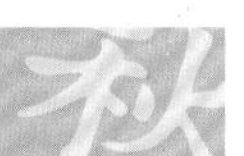

- 辛温食物：葱、姜、蒜、辣椒等辛温食物易耗伤阴液，助生内热，过多食用会使肺气过盛，加重便秘、鼻干、口干、咽肿等秋燥症状。
- 冰镇寒饮：此时虽仍有暑热，但寒凉已生，切不可贪凉饮冷。

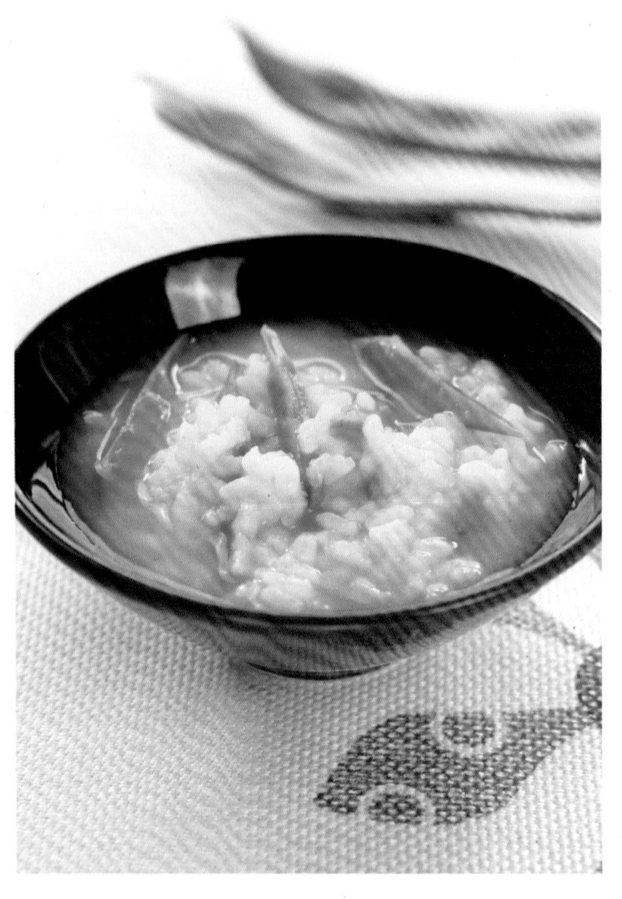

扁豆粥

材料

粳米100克，扁豆100克。

调料

盐适量。

做法

1 将粳米淘洗干净；扁豆择洗干净，斜切成小段。

2 煮锅中倒入粳米和适量水，煮20分钟，加入扁豆和盐，继续煮10分钟即可。

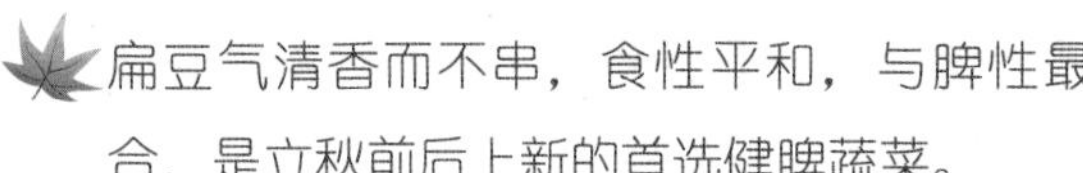

节气食话

- 扁豆气清香而不串，食性平和，与脾性最合，是立秋前后上新的首选健脾蔬菜。
- 扁豆粥有益气和中、健脾止泻、消暑除湿的功效，适合食欲不振、食少便溏、暑湿伤中、腹泻、带下者，在“秋老虎”仍盛的立秋时节尤宜常吃。
- 扁豆一定要煮至熟透，未熟的扁豆易引起食物中毒。

蒜汁肘花

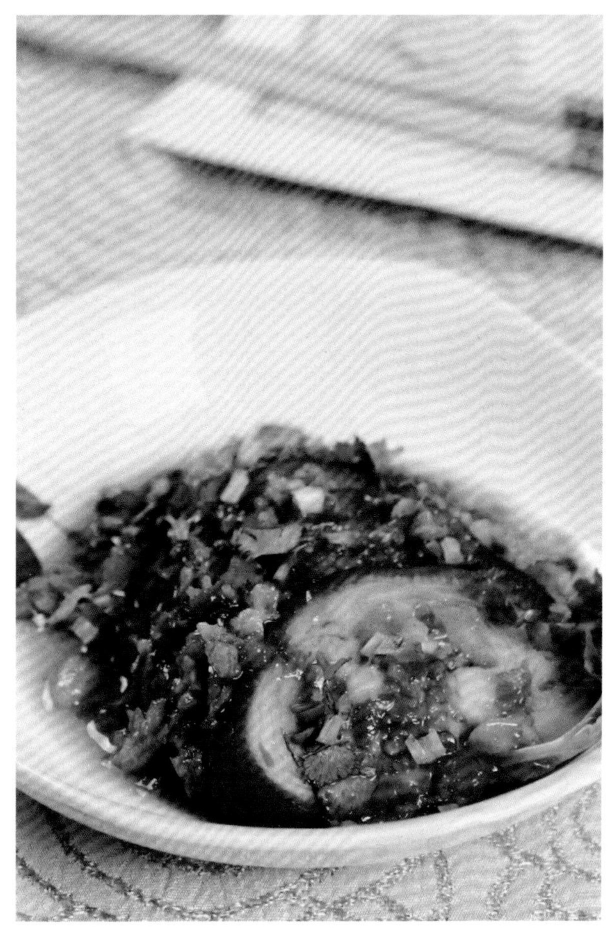

材料

卤猪肘200克，大蒜20克，香菜适量。

调料

蚝油、生抽、白糖各10克，米醋、盐各适量。

做法

1 大蒜去皮，剁碎成蒜蓉；香菜择洗干净，切碎备用。

2 将蚝油、生抽、米醋、白糖、盐放入碗中，加入蒜蓉，搅拌均匀，调成蒜蓉味汁。

3 卤猪肘去骨，切成薄片，整齐地码放到盘中，浇上蒜蓉料汁，撒上香菜末即成。

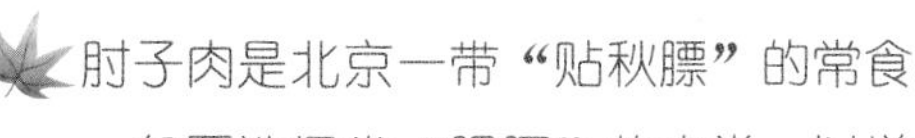

- 肘子肉是北京一带“贴秋膘”的常食品种。一般要选择带“肥膘”的肉类，以增加能量和脂肪，为御冬做好准备，尤其是夏季体力消耗较大、体重有所下降、身体瘦弱者，此时宜加强补益。
- 由于立秋时天气还较热，所以不是很虚的人贴秋膘不要过度，且不宜用太过辛热的调味品，以免助生湿热。

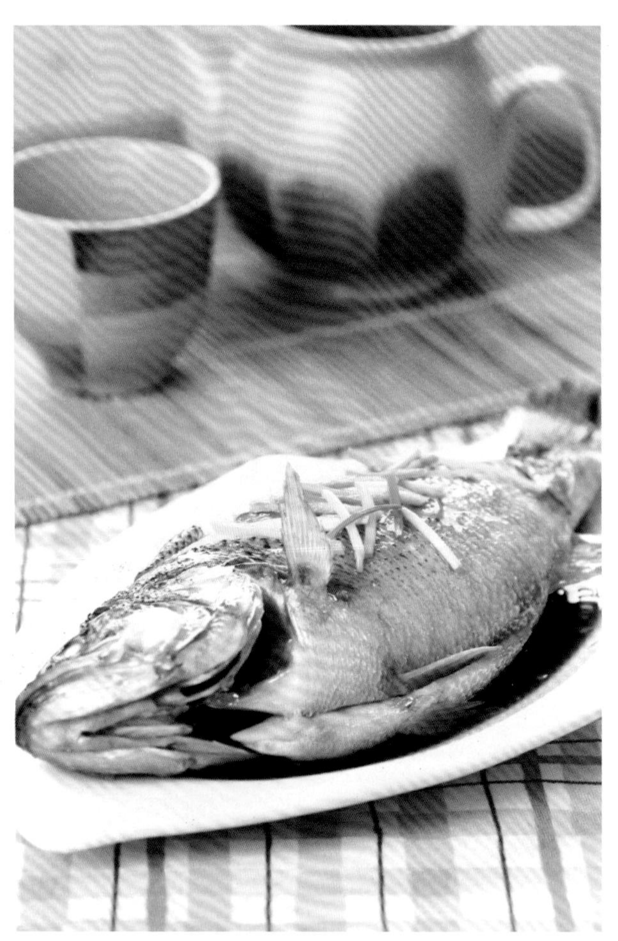

清蒸鲈鱼

材料

鲈鱼1条，姜、香葱各20克。

调料

蒸鱼豉油20克，料酒15克。

做法

1 把香葱去根和老叶，洗净，切成段；姜切成丝。

2 将鲈鱼收拾干净，洗净，在鱼身两侧切斜刀后，抹匀料酒，静置10分钟。

3 将腌好的鲈鱼放在蒸鱼盘上，码上姜丝，上蒸锅，大火蒸8～10分钟，取出。

4 趁热浇上蒸鱼豉油，撒上香葱段，用七成热的油浇淋其上，爆出葱香味即成。

节气食话

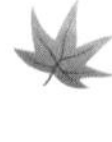

“秋风起，鲈鱼肥”，立秋正是鲈鱼最为肥美的季节，且此时适合多吃些高蛋白的营养食物，鲈鱼肉健脾补虚、滋阴润燥，还有缓解温燥的效果，非常适合此时食用。

鲈鱼肉质细嫩，最宜清蒸食用。

香烤鸭腿

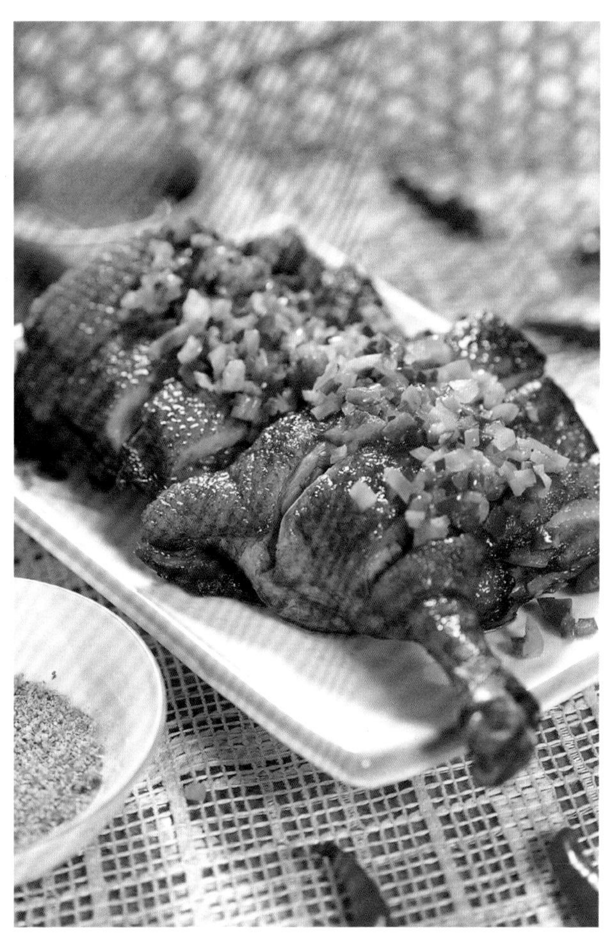

材料

鸭腿1只，青、红尖椒碎粒各30克，姜片、葱段各20克。

调料

酱油、料酒各30克，白糖、盐、蜂蜜、椒盐蘸料各适量。

做法

1 将鸭腿洗净，放入料理盆中，放入姜片、葱段，加料酒、酱油、白糖、盐，用手揉拌均匀，用保鲜膜封口，放入冰箱腌制2小时以上。

2 腌好的鸭腿，用锡纸将腿关节包住，码烤架上，放入预热的烤箱，上下火200℃，烤40分钟。取出烤架，刷上一层酱油，继续烤10分钟。再取出烤架，刷上一层蜂蜜，烤5分钟即成。

3 把烤好的鸭腿切块码盘，撒上青、红尖椒碎粒，可佐以椒盐蘸料食用。

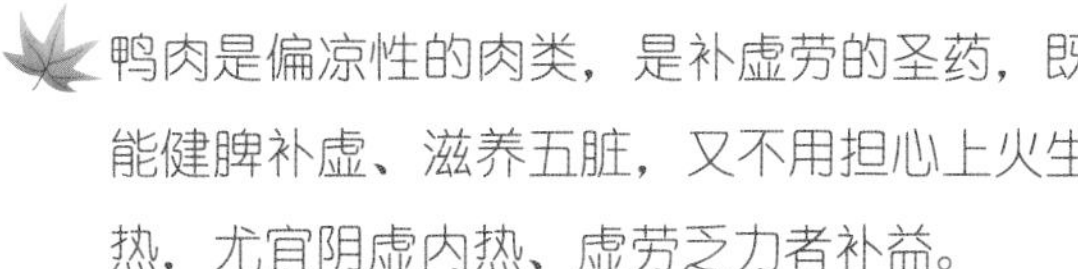

- 鸭肉是偏凉性的肉类，是补虚劳的圣药，既能健脾补虚、滋养五脏，又不用担心上火生热，尤宜阴虚内热、虚劳乏力者补益。

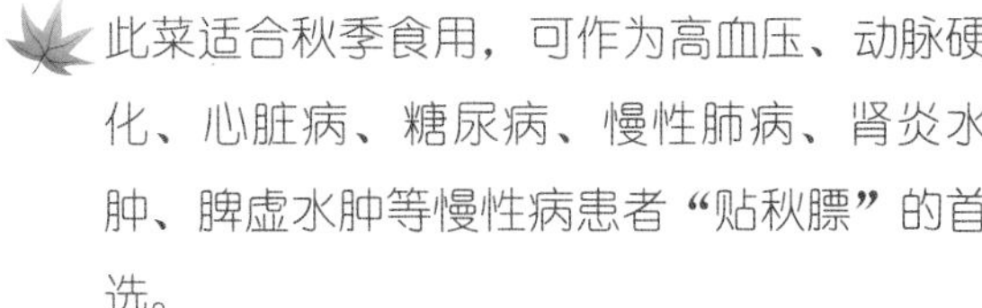

- 此菜适合秋季食用，可作为高血压、动脉硬化、心脏病、糖尿病、慢性肺病、肾炎水肿、脾虚水肿等慢性病患者“贴秋膘”的首选。

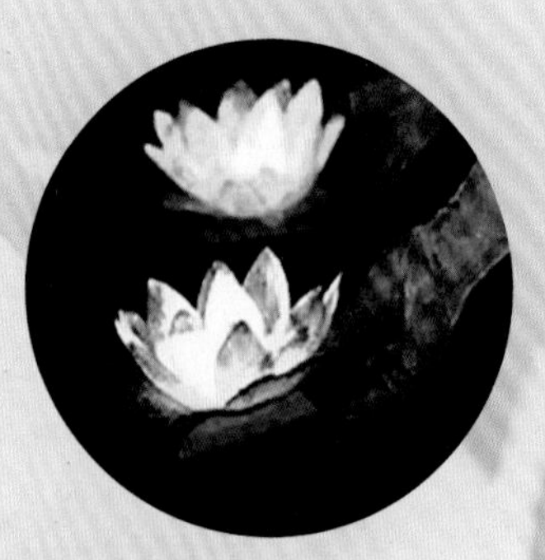

处暑

（8月22~24日）

“处”是终止的意思，处暑即“夏天暑热到此终止”。
处暑之后，我国大部分地区气温逐渐下降，昼夜温差加大，
出现天高云淡、秋高气爽的气象。
但此间冷热变化不定，气候也日渐干燥，
容易引发呼吸道感染、肠胃炎、感冒等疾病。
养生应注意滋阴润燥，养护肺气。

食养原则

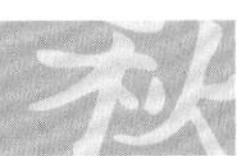

滋阴润燥：此时天气凉爽且日益干燥，饮食应加强生津养阴、养肺润燥，多吃白色食物非常有益，如银耳、百合、梨、荸荠、萝卜、牛奶及奶制品等，以清肺润喉、生津止渴、预防秋燥致病。

适宜饮食

- 水产食物：处暑之后沿海开渔了，水产品大量上市，选择丰富，且鱼虾、海鲜、鸭子等水产品普遍具有滋阴润燥的功效，此季食用有很好的保健效果。
- 养护脾胃的食物：由于秋季消化道疾病高发，尤其是脾胃虚弱的老人、儿童，容易发生秋季腹泻，所以，应多吃养护脾胃、固涩止泻的食物，如用山药、南瓜、小米、扁豆、莲子、胡萝卜、芋头、土豆等食物煮粥羹，健脾止泻的效果不错。
- 发酵类食物：酸奶、豆豉、豆腐、豆浆等食物是经过发酵制成的，营养更加丰富，更容易消化，对调养脾胃十分有益，可以多吃。
- 果实、种仁：梨、苹果、鲜枣等鲜果甘美多汁，可生津液、解燥渴；芝麻、核桃、杏仁等坚果种仁可润肺止咳、润肠通便，每天吃一小把或煮粥搭配，对缓解秋燥十分有效。

不宜饮食

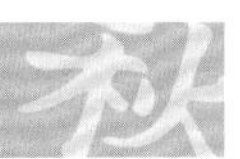

- 过食辛辣燥热：食用辣椒、花椒、桂皮、酒、火锅、烧烤等太过，容易耗气伤阴，加重阴虚上火、秋燥烦渴的症状，引发咽喉肿痛、口腔溃疡、痤疮、便秘、痔疮等不适。

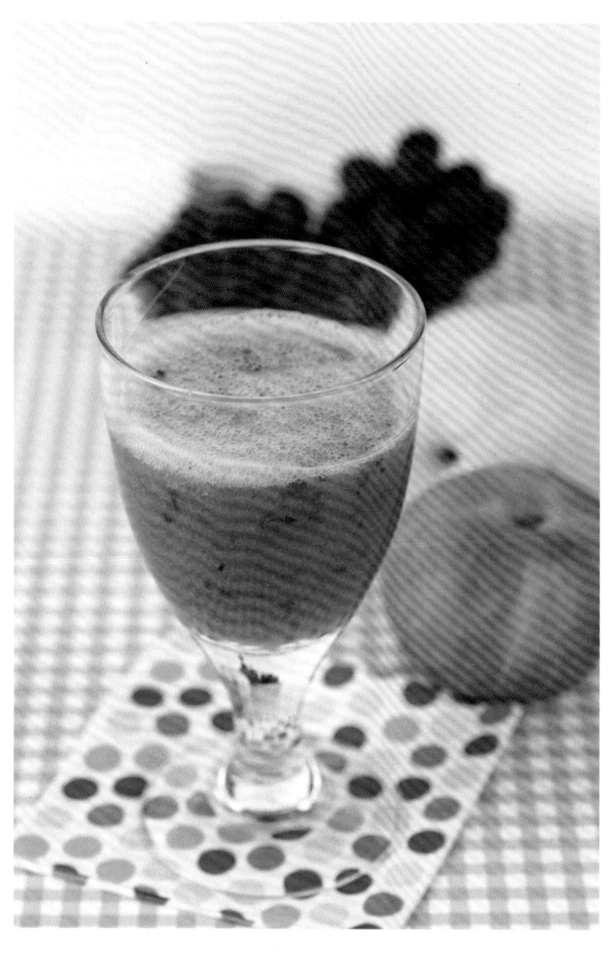

生津果汁

材料

梨、苹果各100克，葡萄50克。

做法

1 将各水果洗净，梨和苹果去皮、去核，取果肉切成块。

2 把梨块、苹果块和葡萄一起放入打汁机中，加适量水，搅打成混合汁。

3 将混合果汁过滤掉渣滓，倒入杯中即可饮用。

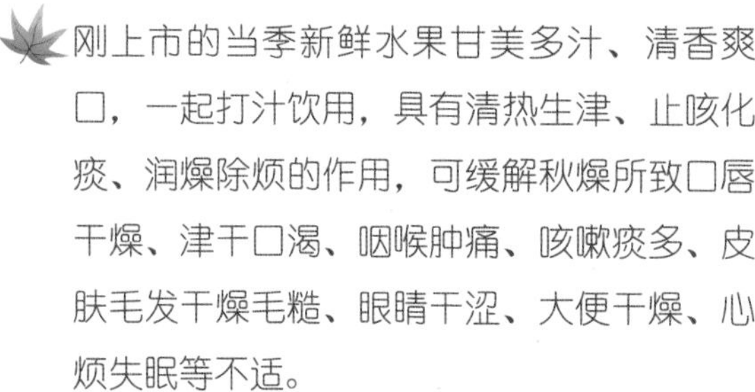

节气食话 秋

- 刚上市的当季新鲜水果甘美多汁、清香爽口，一起打汁饮用，具有清热生津、止咳化痰、润燥除烦的作用，可缓解秋燥所致口唇干燥、津干口渴、咽喉肿痛、咳嗽痰多、皮肤毛发干燥毛糙、眼睛干涩、大便干燥、心烦失眠等不适。
- 脾胃虚寒者可将果汁煮熟温饮，以缓解其寒凉，避免出现腹泻现象。

豆浆牛奶

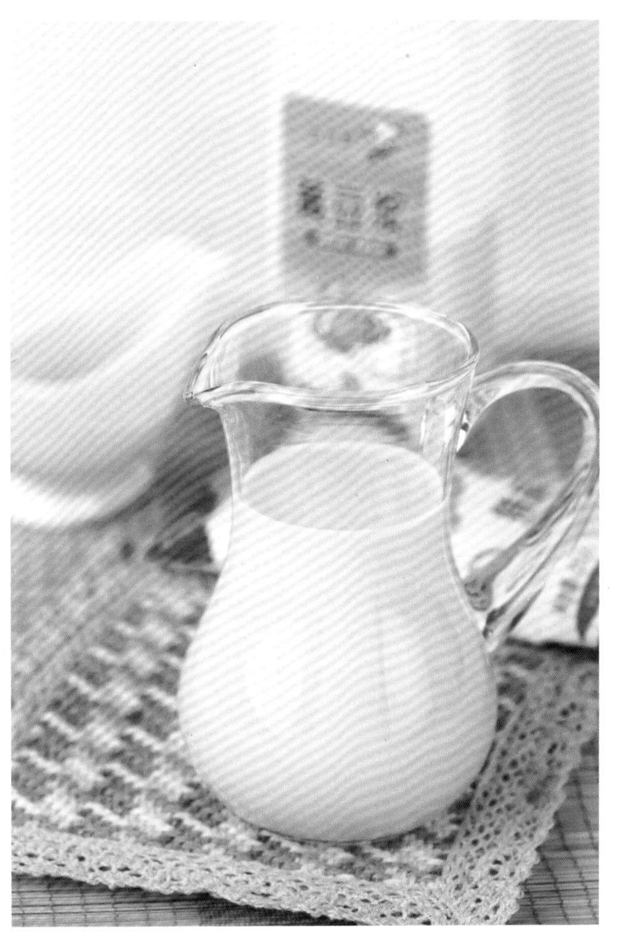

材料

牛奶150毫升，豆浆100毫升。

调料

白糖适量。

做法

1 将牛奶、豆浆分别加热。

2 一起倒入大杯中，加入白糖，搅拌均匀即可饮用。

节气食话

- 牛奶属于白色食物，可润肺益气，养胃润燥。豆浆是豆制品，健脾胃效果好。且二者都是高蛋白、高钙食物，一起饮用可补益气血、强身健骨、养护脾胃、滋阴润燥，尤宜秋季津干口渴、咽喉肿痛、肌肤毛发干燥、免疫力低下、易感冒者。
- 此饮多喝易胀气，容易腹胀者早晨饮用为佳，最好不要晚间饮用。

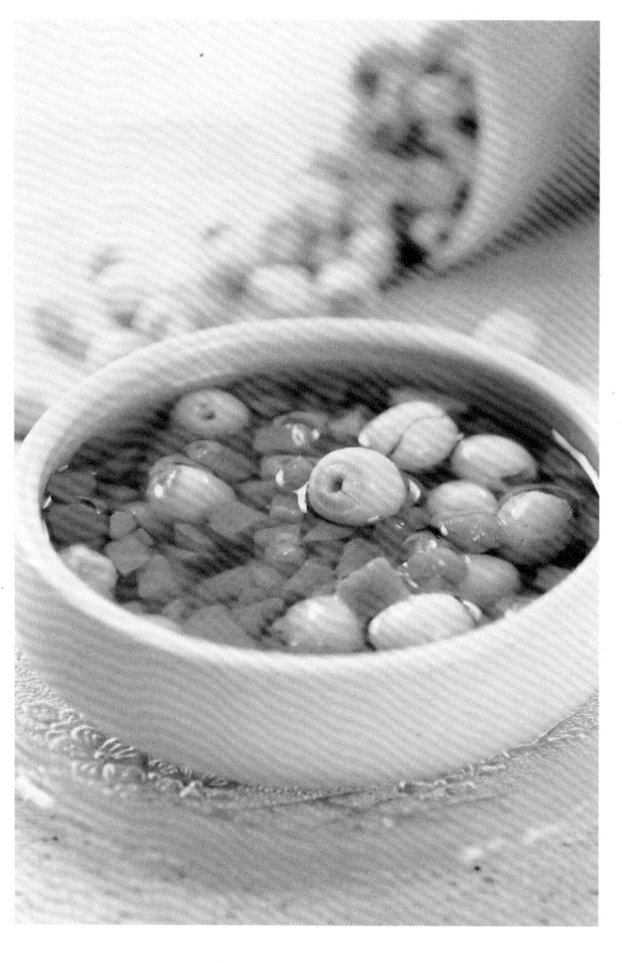

南瓜莲子羹

材料

南瓜150克，去心莲子20克。

调料

冰糖适量。

做法

1 南瓜去皮、瓤，切成丁；莲子洗净。

2 锅中放莲子和适量水，小火煮1小时，至软烂时放入冰糖、南瓜，继续煮15分钟即可。

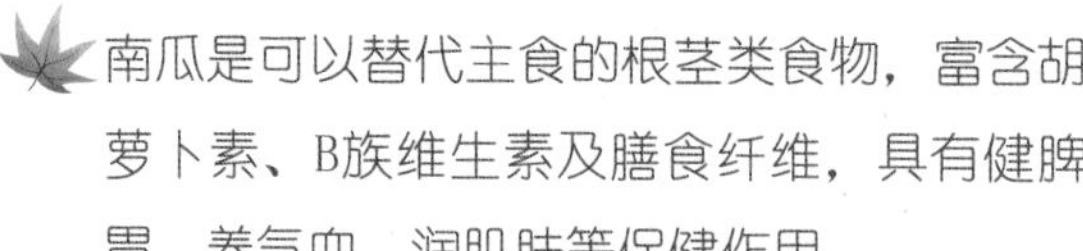

- 南瓜是可以替代主食的根茎类食物，富含胡萝卜素、B族维生素及膳食纤维，具有健脾胃、养气血、润肌肤等保健作用。
- 莲子可健脾止泻、涩精止带、养心安神，常用于脾虚泄泻、带下、遗精、心悸失眠等。
- 一般人秋季食用此羹，可益气强身、防病保健，尤宜脾胃虚弱、易患秋季腹泻等肠胃疾病的老人、儿童调养。
- 莲子心苦寒，易泄泻者一定要去心食用。

胡萝卜蔬菜汤

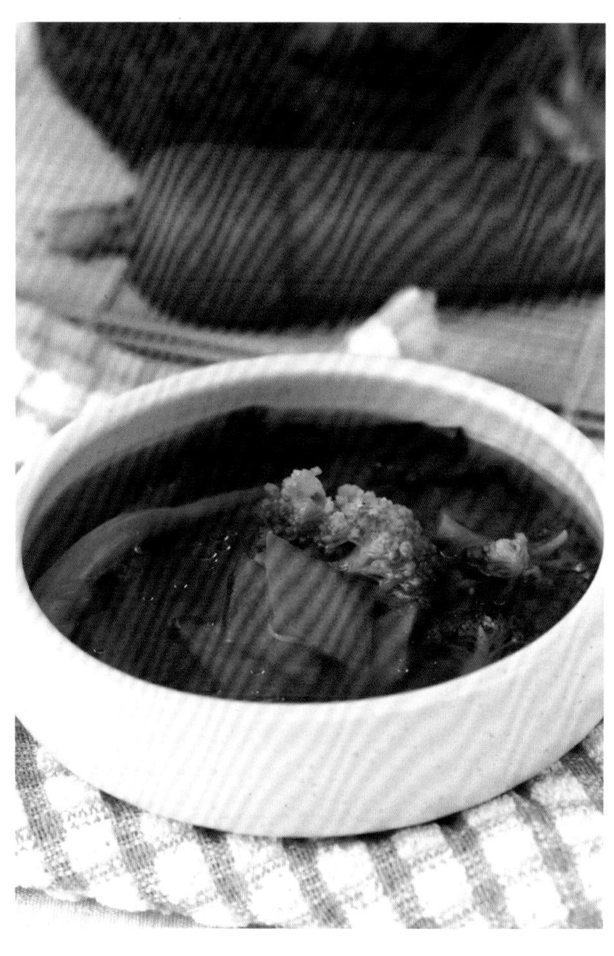

材料

胡萝卜100克，芥蓝、西蓝花各50克，葱花少许。

调料

酱油15克，香油、盐、鸡精各适量。

做法

1. 胡萝卜去皮，洗净切片；芥蓝去老叶，洗净；西蓝花择成小朵，洗净。
2. 锅中倒入油烧热，下葱花炝锅，倒入酱油和适量水烧开，放入胡萝卜片、芥蓝、西蓝花，煮5分钟，加盐、鸡精调味，盛入汤碗，淋香油即成。

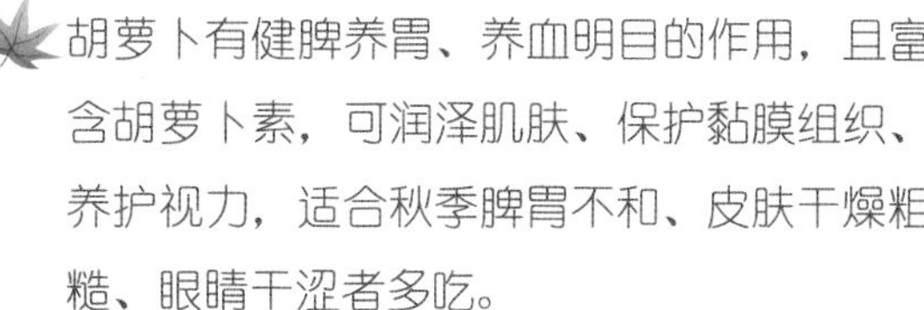

- 胡萝卜有健脾养胃、养血明目的作用，且富含胡萝卜素，可润泽肌肤、保护黏膜组织、养护视力，适合秋季脾胃不和、皮肤干燥粗糙、眼睛干涩者多吃。
- 多喝此蔬菜汤，可养阴润燥、缓解秋燥不适，提高免疫力，预防感冒、呼吸道及肠胃疾病。

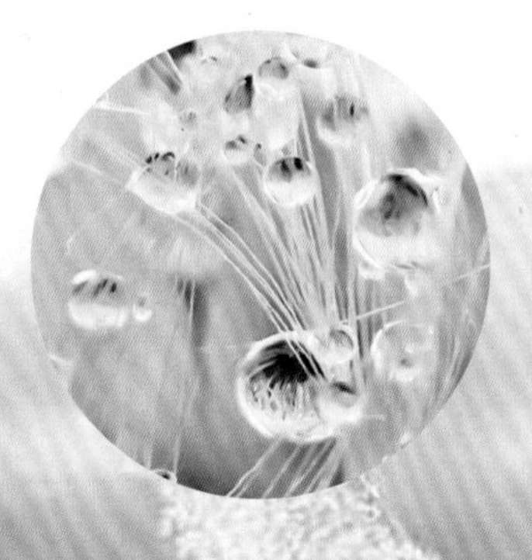

白露

（9月6~8日）

清晨的草木已出现白色的露珠，
“白者露之色，而气始寒也”。
“白露秋风夜，一夜凉一夜”，
白露时天气转凉，气温迅速下降，是一年中昼夜温差最大之时。
此时，大地阴气逐渐加重，降水明显减少，气候日渐干燥。
“白露勿露身”，此时不宜身体暴露少衣，
尤其是腹部及腿脚尤需注意保暖，以免着凉感冒。

食养原则

- 滋阴益气，润肺防燥：白露是典型的秋季气候，秋燥状况更为明显，需继续加强养肺益气、滋阴润燥的工作。
- 预防咳喘：由于温差过大，容易引发呼吸道疾病，咳嗽、哮喘、鼻炎、咽喉炎都容易发作，此时应多吃止咳化痰、清咽利喉的食物。

适宜饮食

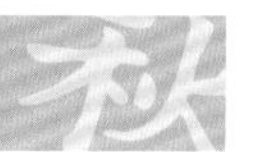

- 白露食俗：不少地区在白露有吃番薯、饮白露茶的食俗，福建则“白露必吃龙眼”，也有些地方在白露有吃鸭子的习惯。
- 宣肺化痰、清肺润燥的食物：此时可多吃百合、杏仁、白果（银杏果）、银耳、莲子、橄榄、甘蔗等食物，也可适当添加川贝母、西洋参、沙参、胖大海、桑叶、芦根、桔梗、罗汉果、天门冬、麦冬、燕窝等中药材，清肺热、润肺燥、止痰咳效果更好。
- 发散风寒的食物：由于此时易受风寒而感冒，所以，一旦受凉，可吃些葱白、豆豉、生姜、香菜等发散风寒的食物，适当饮用醪糟、米酒，均能起到散寒解表、预防感冒的作用。

不宜饮食

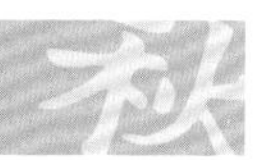

- 辛辣肥甘、燥热上火的食物：避免加重秋燥症状，引发肺燥、肺热、痰咳。
- 生冷食物：此类食物不易消化，加重阴寒，不宜多吃。

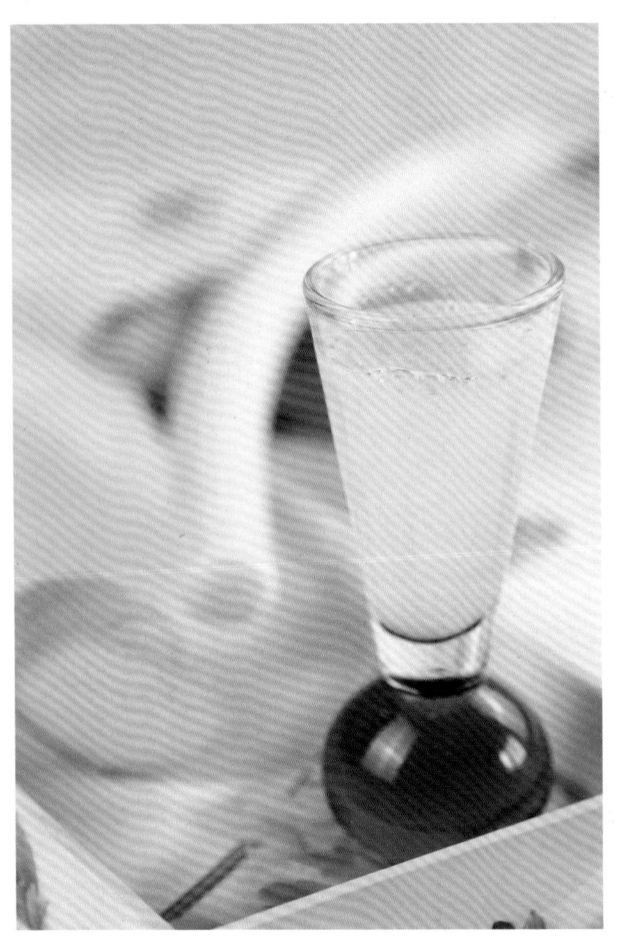

葱白生姜饮

材料

生姜、大葱（白色部位）各15克。

调料

白糖适量。

做法

1 将生姜、大葱分别洗净，剁碎，放入打汁机中，加入适量水，搅打成汁。

2 过滤后倒入杯中，加入适量白糖搅匀即可饮用。

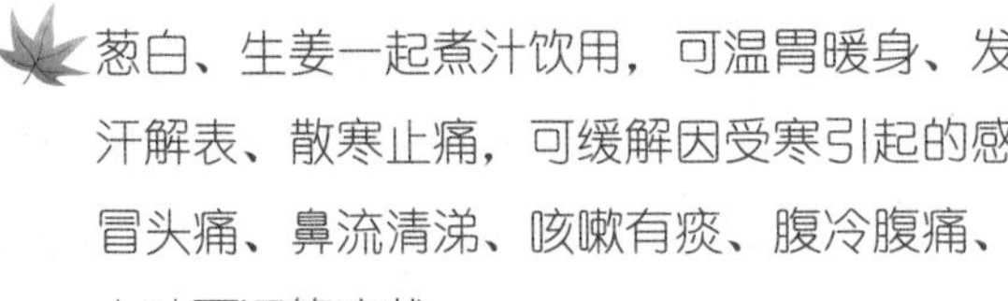

- 葱白、生姜一起煮汁饮用，可温胃暖身、发汗解表、散寒止痛，可缓解因受寒引起的感冒头痛、鼻流清涕、咳嗽有痰、腹冷腹痛、上吐下泻等症状。
- 此饮需趁热饮用，之后保暖发汗见效。

白果莲子炒鸡蛋

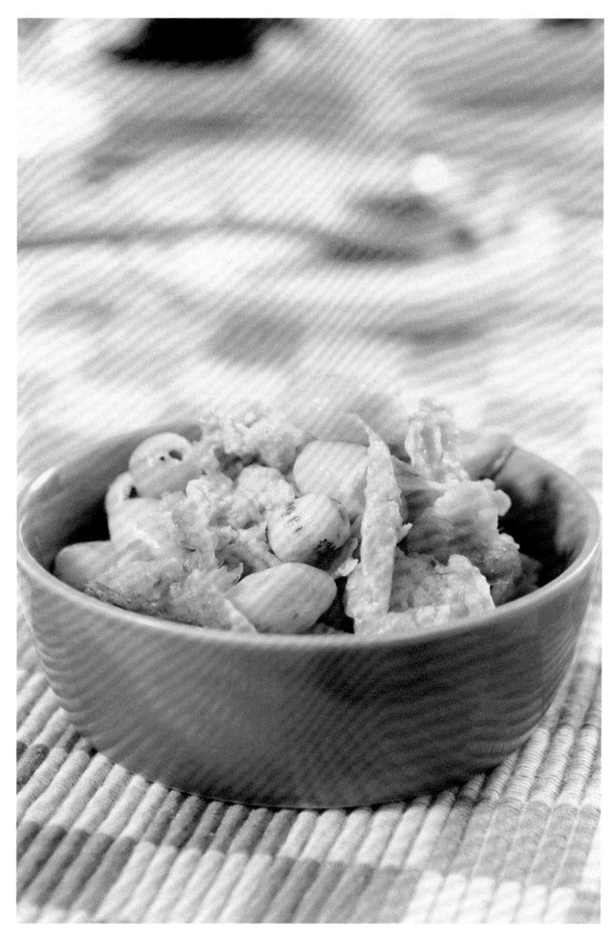

材料

莲子20克，白果6克，鸡蛋2个，葱花少许。

调料

香油、盐、鸡精各适量。

做法

1 将莲子、白果分别煮熟；鸡蛋打入碗中，放葱花，搅打均匀。

2 炒锅中倒入油，上火烧热，倒入鸡蛋液炒熟，放入莲子、白果，翻炒均匀，加盐、鸡精调味，淋香油即可。

节气食话 秋

- 白果也叫银杏果，有敛肺定喘、化痰止咳的功效，对寒热咳喘均有食疗效果。
- 莲子健脾、敛肺、固肾、养心，鸡蛋养阴润燥，与白果一起食用，可起到润养五脏、益气养阴、定喘止咳的作用，适合秋冬季咳嗽痰多、哮喘发作、免疫力差者食用。
- 白果生食有毒，熟食也不可过量，每食数粒即可，小儿尤其不宜多吃。

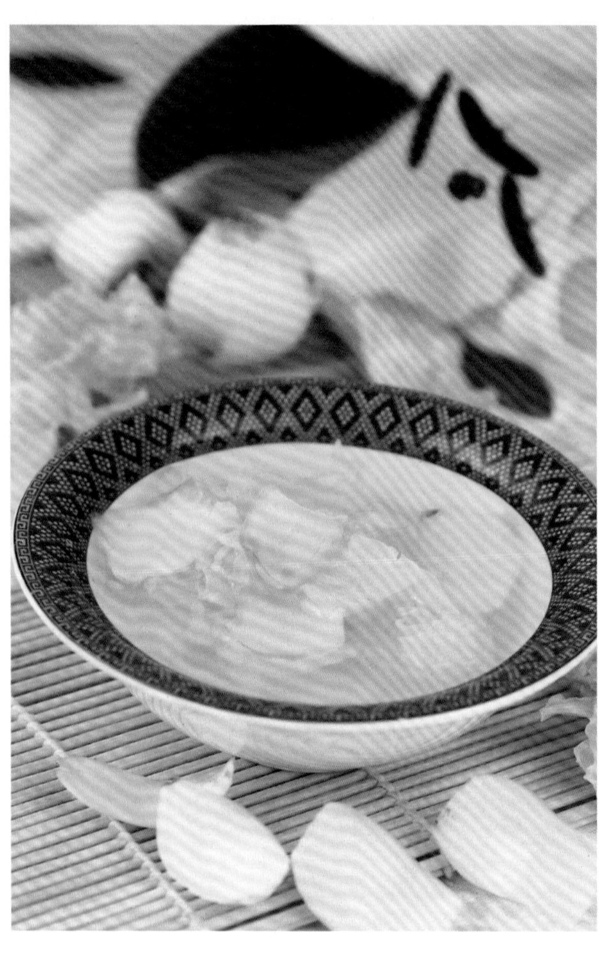

银耳百合羹

材料

水发银耳50克，鲜百合30克。

调料

冰糖适量。

做法

1 水发银耳择洗干净，鲜百合择成小片。

2 锅中放入银耳和适量水，小火煮1小时。

3 至汤浓稠时放入鲜百合和冰糖，继续煮10分钟即成。

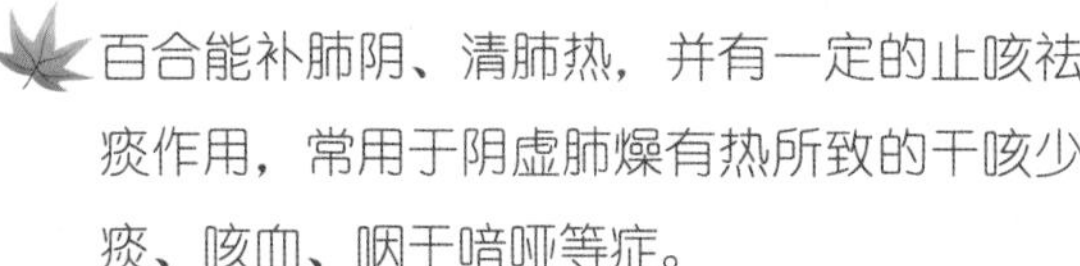

- 百合能补肺阴、清肺热，并有一定的止咳祛痰作用，常用于阴虚肺燥有热所致的干咳少痰、咳血、咽干喑哑等症。
- 银耳是滋阴润燥、润肤养颜的滋补佳品，与百合同食，可增强润肺功能，缓解秋燥伤肺，防治呼吸道疾病，尤宜阴虚内热、烦渴、失眠、心情悲忧多愁者食用。
- 秋冬季空气污染严重时常食，可清肺防病。

大枣乌梅汤

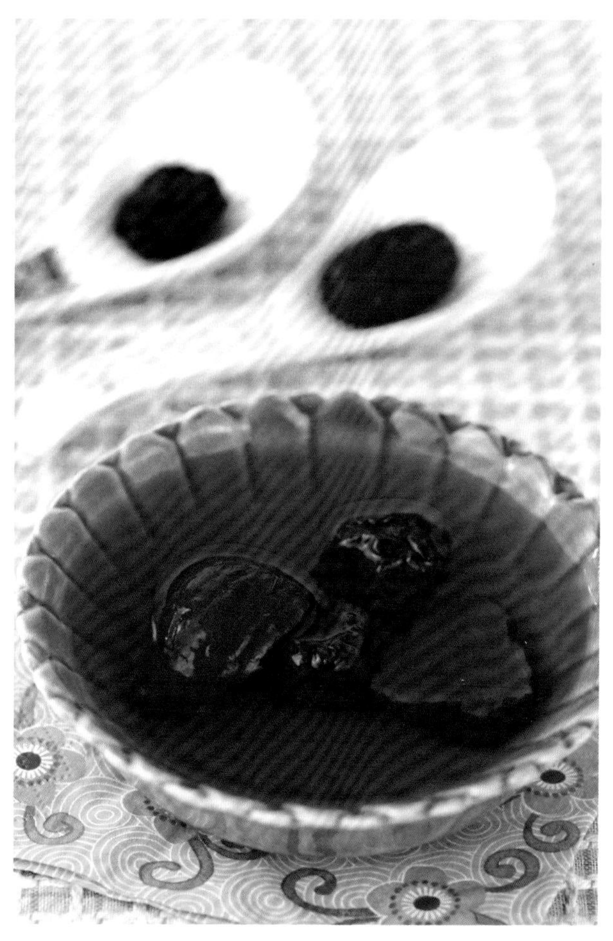

材料

大枣、乌梅各30克。

调料

冰糖适量。

做法

1 大枣劈破，去核。

2 砂锅中放入大枣、乌梅和冰糖，加适量水，小火煮30分钟即成。

节气食话

秋季应适当增加酸味，以起到收敛固涩的作用，与秋气相应。乌梅就是很好的酸味食物，可涩肠止泻、生津止渴，对缓解秋燥、秋季腹泻及心胸烦闷等有良好效果。

大枣可健脾补血、养心安神，与乌梅同食，可起到益气生津、止渴敛汗、缓解泻痢、安神助眠的效果，适合秋季调养。

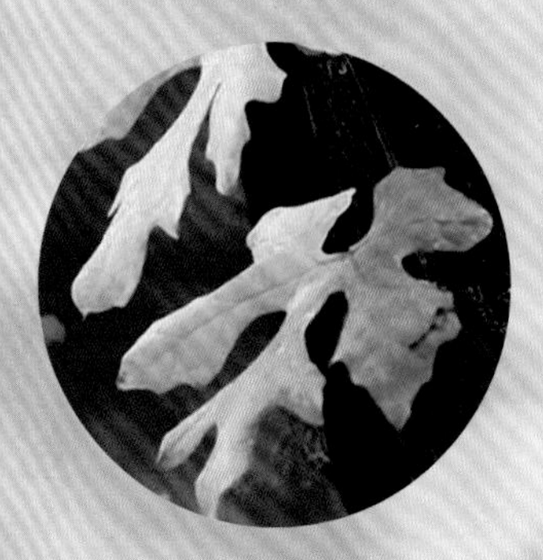

秋分

(9月22~24日)

秋分之“分”为“半”之意，平分了秋季。

“秋分者，阴阳相半也，故昼夜均而寒暑平。”

此时，昼夜时间均等，此后白昼短于黑夜，气温逐日下降。

秋分之前有暑热的余气，多为“温燥”，

而秋分之后，寒凉渐重，多为“凉燥”。

人们在养生时应以“阴阳平衡”为原则，

除了继续防燥、保暖、防病外，还应注意精神调养，

以缓解容易出现的情绪低落、忧郁等“悲秋”现象。

食养原则

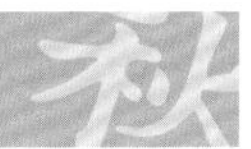

防凉燥：防凉燥除了多喝水外，还应多吃温润的食物，一方面能润燥，另一方面又能益气暖胃，不会过于寒凉。

重养阴：饮食上应注意养阴，补肺阴可预防咳喘、感冒，补胃阴可缓解口干烦渴、脾胃不和，补肝肾之阴可缓解心烦失眠、手足心热等虚热症状。

适宜饮食

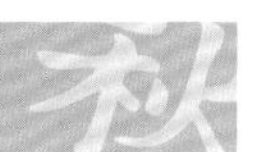

温热的粥食：天气转凉后，最宜热粥养生，既温熟软烂易消化，又暖胃补水解燥渴，因在肠胃中停留时间更长，所以比直接饮水的补水效果更好。

温润防燥的食物：如芝麻、核桃、糯米、大枣、蜂蜜、牛奶及乳品、杏仁、白果、山药、南瓜、莲藕、胡萝卜、银耳、柿子、栗子等，可以起到养肺润燥、养阴生津的作用。

安养心神的食物：由于此时容易有“悲秋”的忧郁情绪，所以，需加强心神调养，吃些大枣、桂圆、百合、山楂、小麦、燕麦、香蕉、葡萄、芹菜等食物有助于改善不良情绪，此外，用菊花、百合花、茉莉花、玫瑰花、薄荷等泡茶也有一定的解忧效果。

不宜饮食

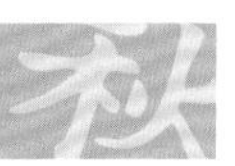

食蟹过度：秋分之后多与中秋节相交，此时菊香蟹肥，正是人们品尝新上市螃蟹的最佳时期，尝鲜并无不可，但是螃蟹是大寒之物，不宜多吃，尤其是脾胃虚寒者，多吃易致腹泻。

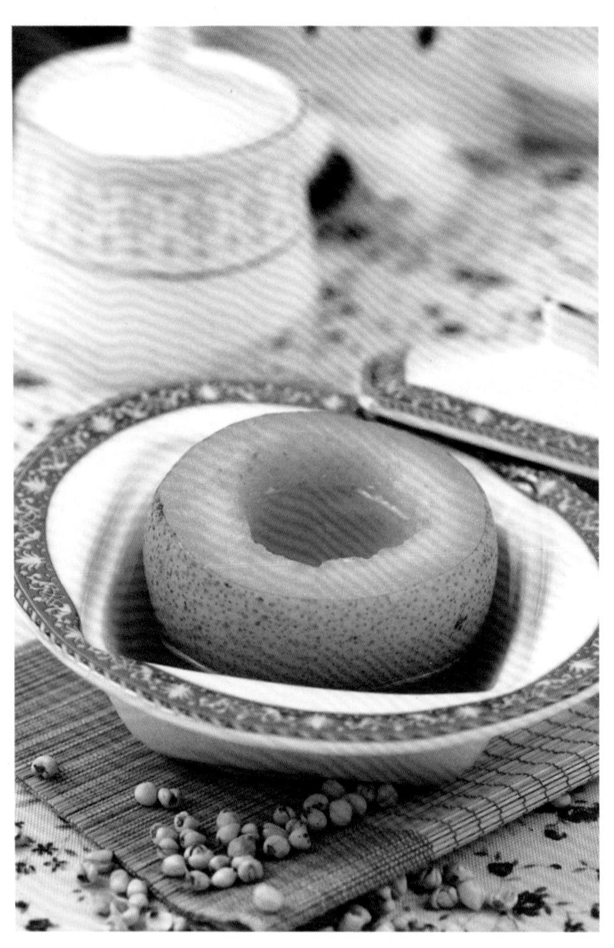

冰糖川贝炖雪梨

材料

川贝母粉3克，鸭梨1个。

调料

冰糖10克。

做法

1 将鸭梨清洗干净，从上部1/3处横刀切开，挖去梨核，使梨呈内空的小碗梨盅形。

2 把梨盅放入蒸碗，川贝母粉倒入梨中，再把梨上部盖好，用竹签固定，蒸碗中加入冰糖和少许水，隔水蒸约40分钟即可。

3 连梨肉、带汤水一起食用。

节气食话

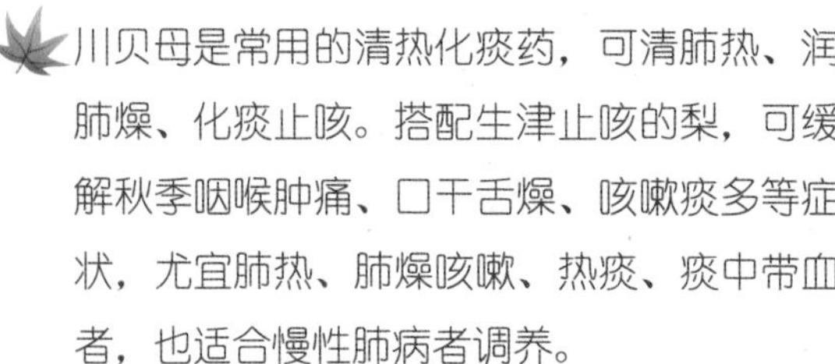

- 川贝母是常用的清热化痰药，可清肺热、润肺燥、化痰止咳。搭配生津止咳的梨，可缓解秋季咽喉肿痛、口干舌燥、咳嗽痰多等症状，尤宜肺热、肺燥咳嗽、热痰、痰中带血者，也适合慢性肺病者调养。
- 此时天气已凉，梨最好炖煮过食用，可以去除寒性，尤其是脾胃虚寒者不宜吃生梨。
- 阳虚、寒痰、湿痰者不宜。

银耳杏仁粥

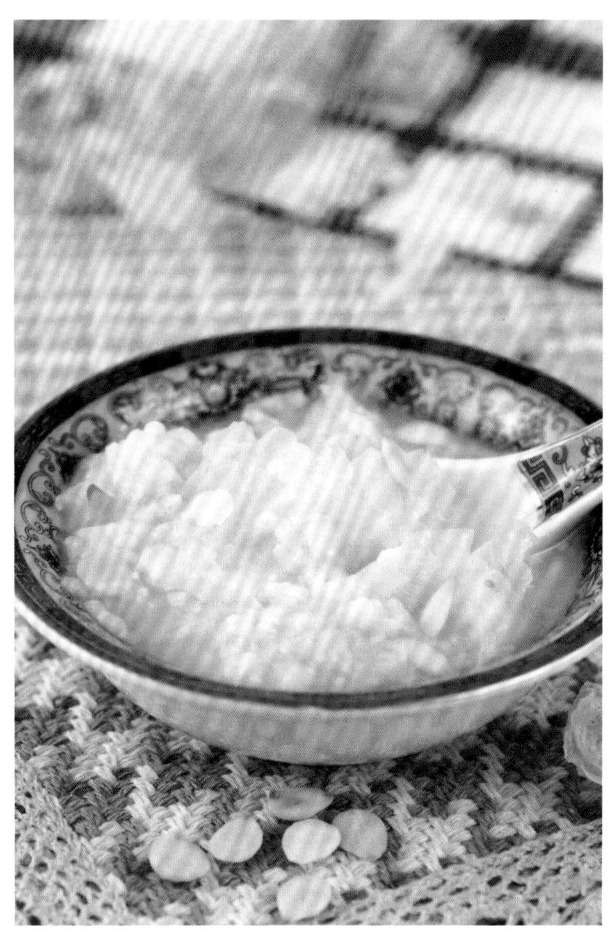

材料

粳米100克，水发银耳30克，杏仁10克。

调料

冰糖适量。

做法

1 粳米淘洗干净；水发银耳择洗干净。

2 锅中放入粳米、银耳和杏仁，加适量水煮沸，撇去浮沫，改小火煮30分钟，放入冰糖，继续煮5分钟即成。

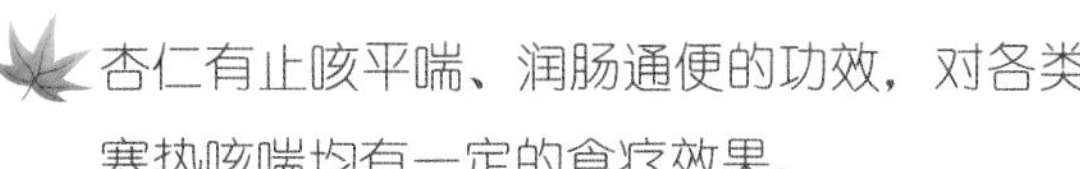

- 杏仁有止咳平喘、润肠通便的功效，对各类寒热咳喘均有一定的食疗效果。
- 银耳是滋阴润肺的滋补品，与杏仁一起煮粥，可润肺止咳、化痰平喘、润肤养颜、润肠通便，对缓解秋燥、养肺、美容均有益。
- 杏仁有小毒，一次不宜吃太多，孕妇及婴幼儿尤应慎用。

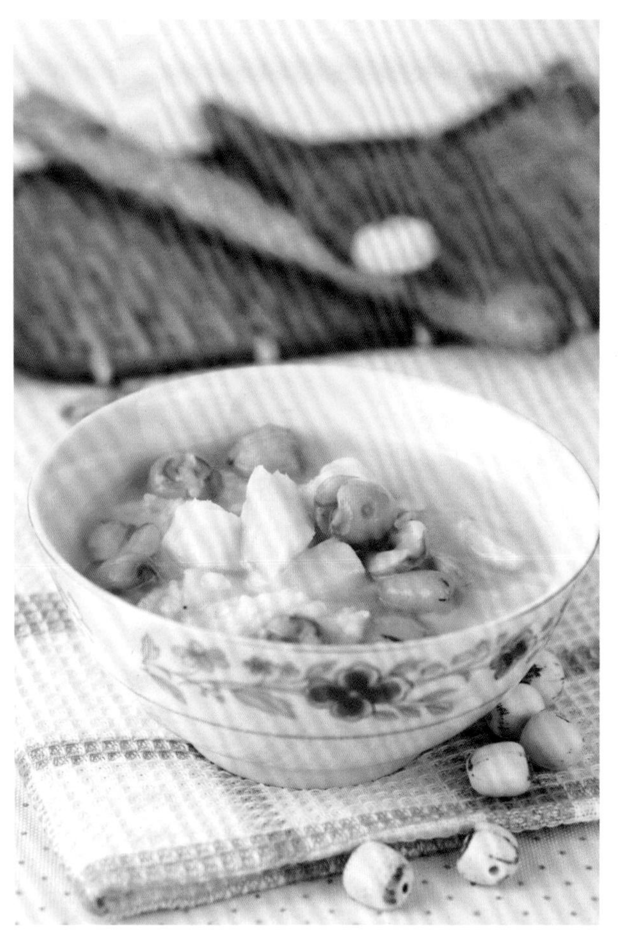

山药莲子粥

材料

粳米、鲜山药各100克，去心莲子20克。

调料

冰糖适量。

做法

1 粳米淘洗干净；鲜山药去皮，切滚刀块；莲子洗净。

2 锅中放莲子和适量水，小火煮30分钟，放入粳米和山药块，继续煮20分钟，最后放入冰糖，再煮5分钟即可。

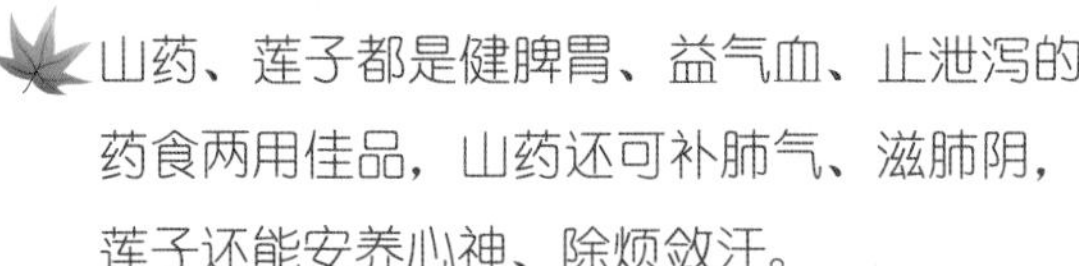

- 山药、莲子都是健脾胃、益气血、止泄泻的药食两用佳品，山药还可补肺气、滋肺阴，莲子还能安养心神、除烦敛汗。
- 秋季食用此粥，能缓解咳喘、干渴、乏力、秋季腹泻、便溏、肌肤干燥粗糙等症状，也适合秋季情绪不佳、心烦失眠者食用。
- 山药、莲子均有收敛固涩的作用，湿盛中满、积滞、便秘者不宜多吃。
- 深秋不宜食用苦寒的莲子心，最好去除。

核桃大枣粥

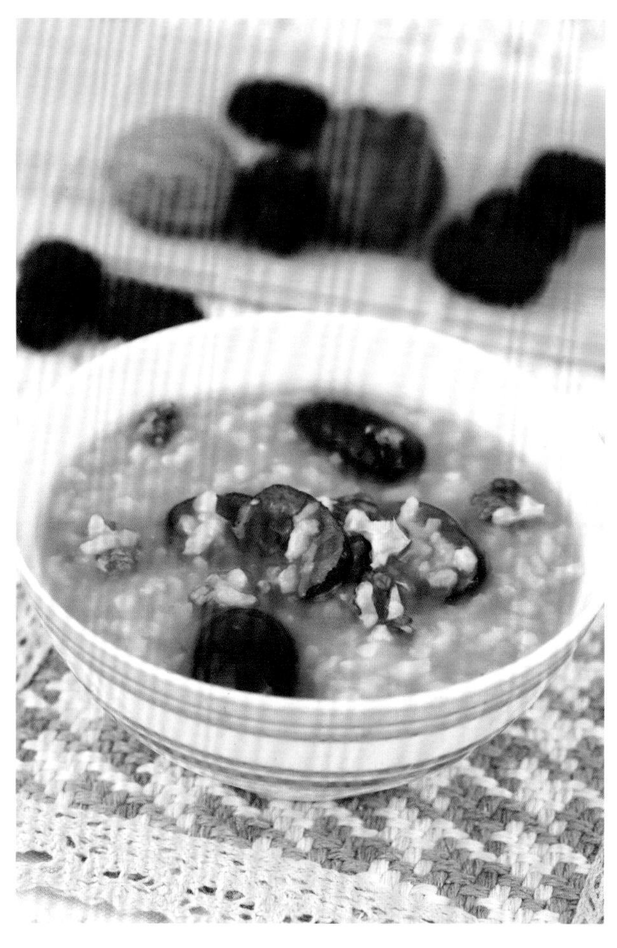

材料

粳米100克，大枣、核桃仁各30克。

做法

1 粳米淘洗干净；大枣劈破，去核；核桃仁捣碎。

2 锅中放入粳米、大枣和适量水，小火煮20分钟，放入核桃仁，继续煮20分钟，至粥稠即成。

节气食话

- 核桃仁有补肾温肺、润肠活络的作用，长于温肺寒、定咳喘，适合秋分之后、天气寒凉时易发虚寒咳喘者。
- 大枣温脾养胃，补气养血，与核桃仁一起煮粥，是秋冬寒凉时温养气血、润燥养颜、祛寒强身的滋补佳品。
- 核桃仁、大枣均是高热量食物，肥胖多脂者应限量，中满积滞者也不宜多吃。

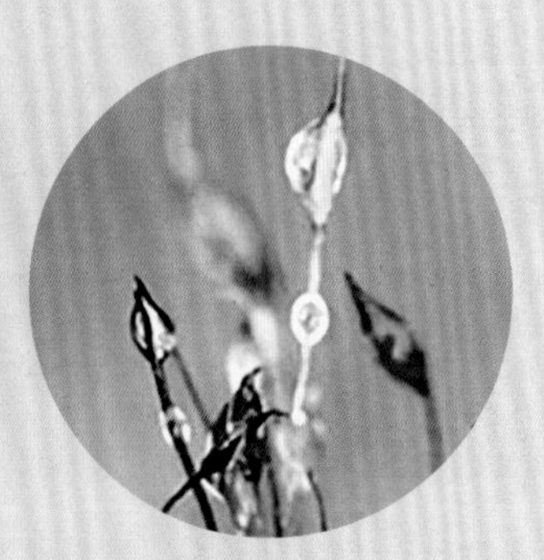

寒露

（10月7~9日）

寒露时“露气寒冷，将凝结也”。

此时气温更低，由凉转寒，地面的露水更冷，快要凝结成霜了。

南方秋意渐浓，蝉噤荷残，

而北方已一派深秋景象，白云红叶，菊花盛开，偶见霜冻。

寒露后正值九九重阳，人们登高游玩、饮酒赏花，

尽情享受秋天的美好。

养生应注意避免过度劳累，耗散气血、津液，

预防心血管疾病及肺病等呼吸道疾病的发作。

食养原则

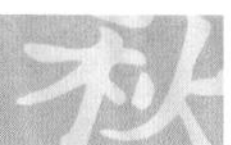

- 润肺益胃：多吃味甘、淡及滋润的食物，既可补脾胃，又能养肺润肠，可防治秋燥、秋季腹泻、呼吸道疾病等秋季易发疾病。
- 温热饮食：此时天气已由凉转寒，饮食宜温热，以多温润滋补为主，少苦寒清泻。

适宜饮食

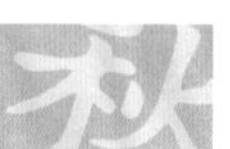

- 甘润的食物：味甘质润的食物具有滋养肺肾、调和脾胃的作用，秋季最宜，如胡萝卜、莲藕、银耳、豆类、菌类、海带、紫菜、梨、柿子、提子、苹果、香蕉、豆腐、牛奶、杏仁、白果、核桃仁、花生、蜂蜜、芝麻等。
- 早餐宜食热粥：早餐宜吃温热的粥食，可添加大枣、山药、莲子、栗子、鸡鸭鱼肉等各种润燥食材，加强健脾暖胃、益气养阴、润燥养肺的作用。
- 收涩、酸味的食物：桂圆、莲子、芡实、栗子、山药等食物及柿子、石榴、山楂、柚子、柠檬等酸味水果，均有收涩作用，此时适当食用，可敛肺气、固肠胃、敛虚汗，有助于秋季养生保健。

不宜饮食

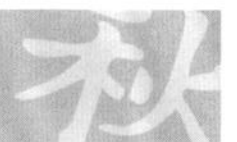

- 辛辣刺激、香燥、熏烤类食物：易助火伤阴，加重秋燥，尽量少吃。
- 苦寒生冷：寒凉食物易伤脾胃，生冷坚硬的食物不易消化，易造成黏滞食积、腹胀不适，不利于养护肠胃。

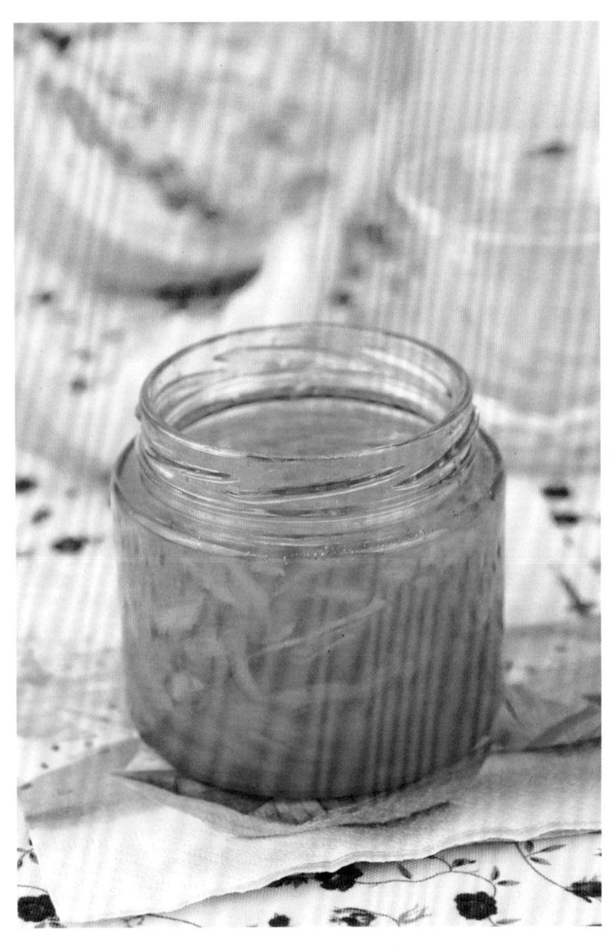

蜂蜜柚子茶

材料

柚子1个。

调料

冰糖、蜂蜜各100克，盐适量。

做法

1 切取柚子最外层的皮，不要白色部分，并切成细丝，用淡盐水煮5分钟后捞出备用。

2 剥出果肉，和柚子皮一起放入锅中，加冰糖和适量水，小火熬煮1小时，至黏稠时关火。

3 晾至温热后倒入蜂蜜，充分搅拌均匀，装入广口瓶中，密封保存。

4 食用时，取适量柚子茶，用温水冲调即可。

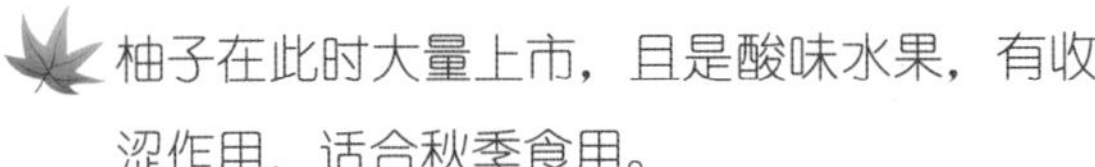

- 柚子在此时大量上市，且是酸味水果，有收涩作用，适合秋季食用。
- 柚子可清咽利喉、健脾消食，并有“天然降压药”之称，可降血压、清血脂，对保护心血管、预防中风、血栓等发作有益。
- 此茶可润燥止渴、降压除烦、润肠通便、防病抗病，适合秋季保健饮用。
- 柚子比较寒凉，但经与蜂蜜煮制后，可缓解寒凉，老幼皆宜。

桂圆莲子粥

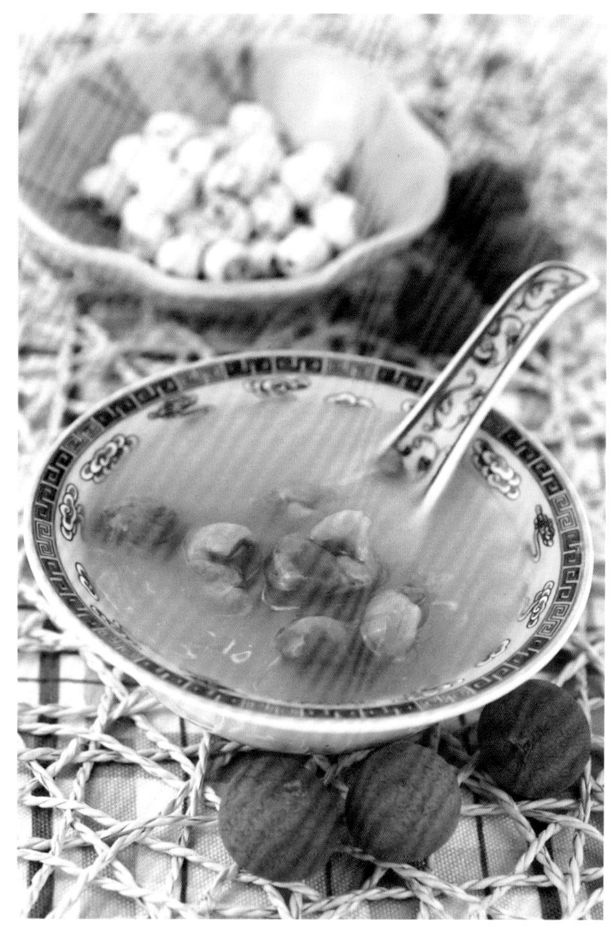

材料

去心莲子50克，桂圆肉15克。

调料

冰糖适量。

做法

1 将莲子磨成粉，用水调成莲子粉糊。

2 锅中放入桂圆肉和适量水，煮15分钟，倒入莲子粉糊，放入冰糖，煮成粥糊即可。

节气食话 秋

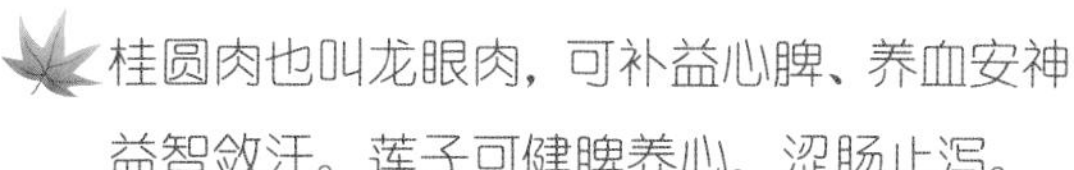

- 桂圆肉也叫龙眼肉，可补益心脾、养血安神、益智敛汗。莲子可健脾养心、涩肠止泻。

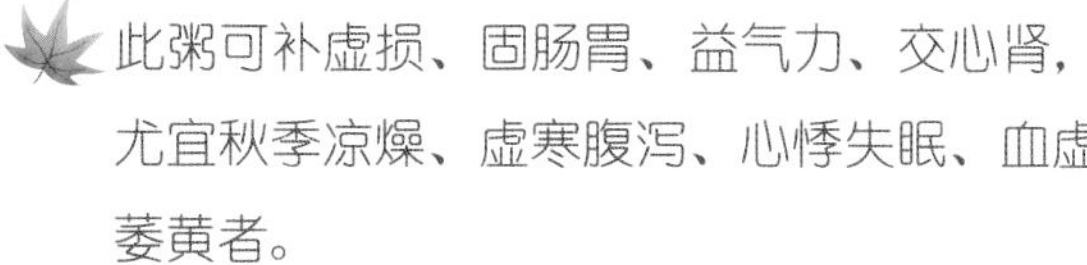

- 此粥可补虚损、固肠胃、益气力、交心肾，尤宜秋季凉燥、虚寒腹泻、心悸失眠、血虚萎黄者。
- 桂圆、莲子较为甘温，肺热痰火及湿浊、气滞中满者不宜食用。
- 莲子心苦寒，深秋最好选用去心莲子。

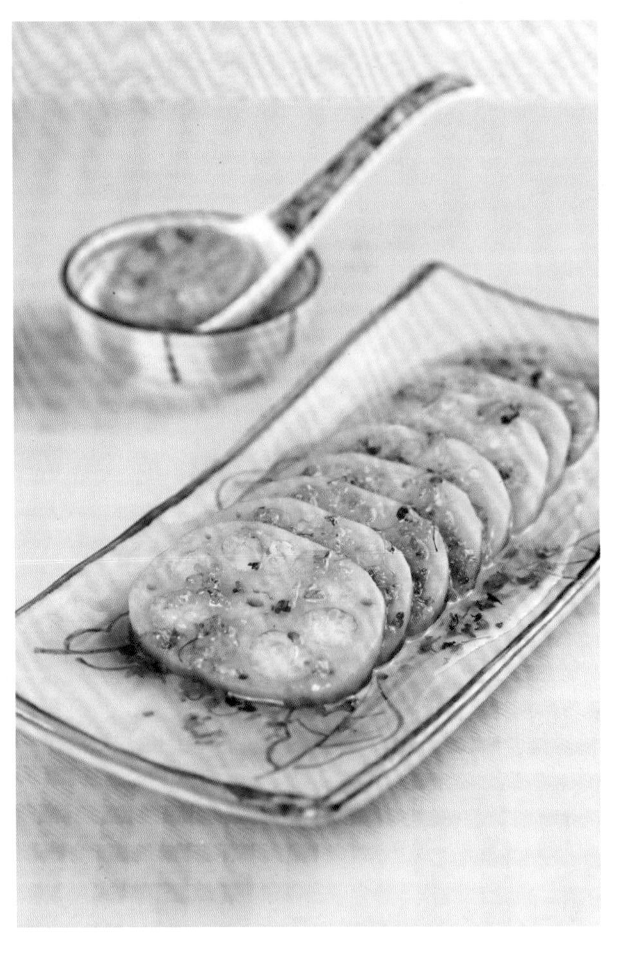

桂花糯米藕

材料

莲藕2节，糯米200克。

调料

桂花酱、蜂蜜各适量。

做法

1 糯米洗净，用水浸泡一夜。
2 莲藕去外皮，洗净，距一头2厘米处切开，藕节作盖子。
3 将糯米灌入藕孔，至八九成满，盖上盖子，用牙签扎牢。
4 把莲藕放入锅中，倒入水没过莲藕，大火烧开，改小火煮1小时。
5 取出莲藕，晾凉，放入冰箱冷藏2小时后取出，切片，码盘。
6 桂花酱加蜂蜜调成汁，浇在糯米藕片上即成。

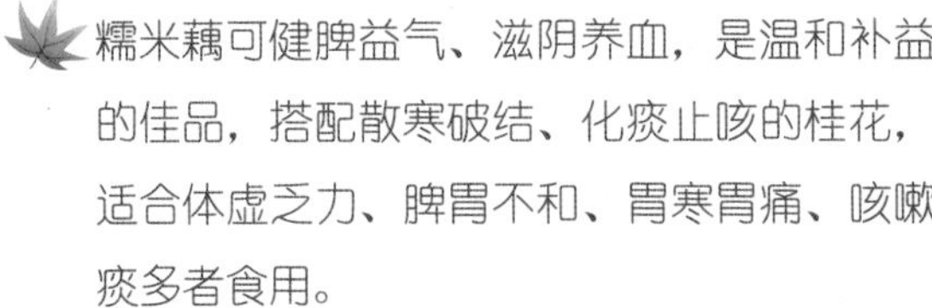

- 糯米藕可健脾益气、滋阴养血，是温和补益的佳品，搭配散寒破结、化痰止咳的桂花，适合体虚乏力、脾胃不和、胃寒胃痛、咳嗽痰多者食用。
- 秋季食用此菜，还能起到润燥护肤、扶正辟秽、预防肠胃疾病的作用。
- 桂花性味辛温，适合寒冷时食用，且秋季正是丹桂飘香的季节，此时饮用桂花茶或桂花酒皆宜。

番茄牛肉汤

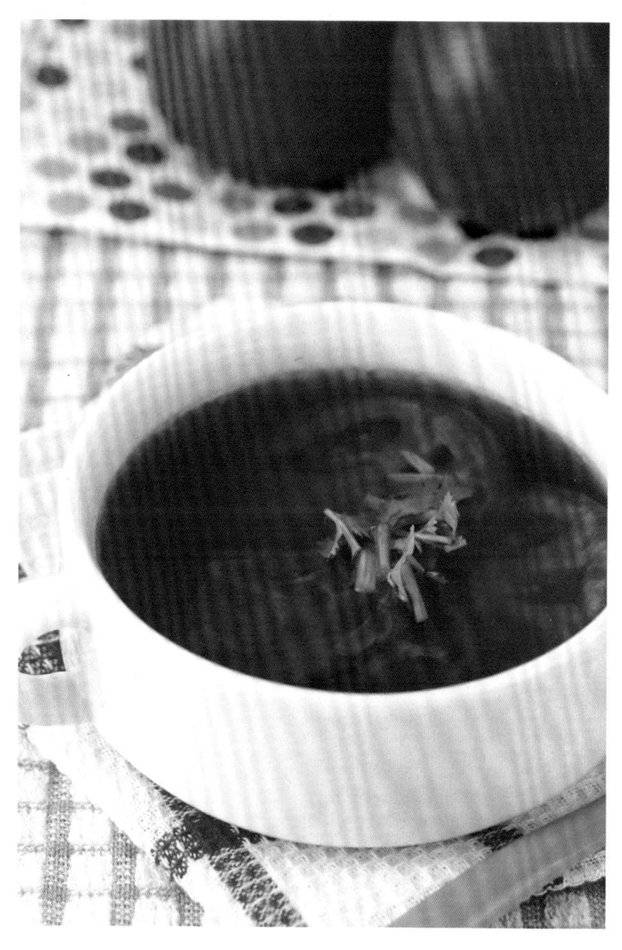

材料

酱牛肉50克，番茄1个，葱花、香菜各少许。

调料

番茄酱20克，白糖、淀粉、盐、胡椒粉各适量。

做法

1 酱牛肉切成薄片；番茄切大片；香菜洗净，切小段。

2 锅中倒入少许油烧热，下葱花炝锅，倒入番茄酱，炒出香味，加水煮沸，放入番茄片、牛肉片略煮，加白糖、盐、胡椒粉调味，勾芡后盛入汤碗，撒上香菜段即成。

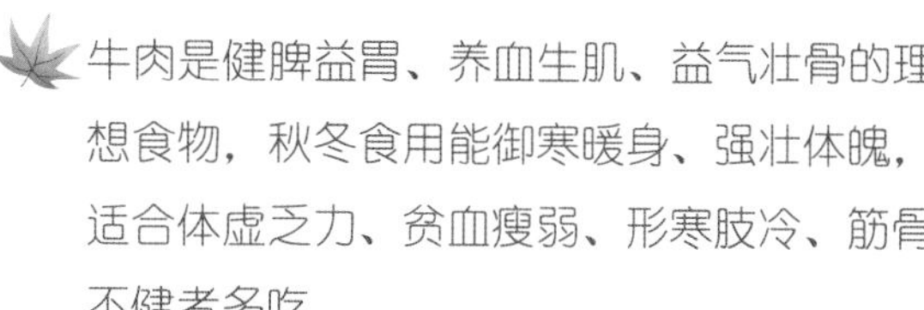

- 牛肉是健脾益胃、养血生肌、益气壮骨的理想食物，秋冬食用能御寒暖身、强壮体魄，适合体虚乏力、贫血瘦弱、形寒肢冷、筋骨不健者多吃。
- 番茄可化解牛肉的油腻感，促进蛋白质的消化，并能补充多种维生素，使营养更均衡。
- 温热的汤饮既能补水润燥，又能促进消化，特别适合秋冬补益。

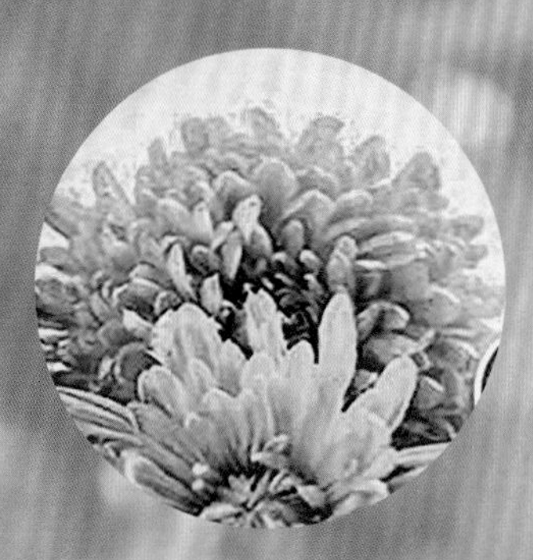

霜降

（10月22~24日）

霜降时天气渐寒冷，露水已凝结成霜，冬季即将来临。
“霜叶红于二月花”，
此时正是万山红遍、层林尽染、落叶铺金、菊花盛放的深秋时节，
人们登山观景、看红叶、赏菊花，
更要注意防寒保暖，防燥解郁，适当滋补，调养身心，
适当运动的同时，加强保护腰膝腿脚，小心寒湿之邪。

食养原则

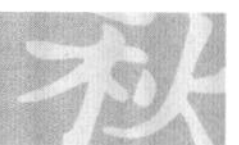

- 适当进补："一年补透透，不如补霜降"，此时多吃一些肉类进补，可防寒保暖、强筋壮骨、增强体质，为寒冷的冬季做好准备。
- 化瘀解郁：寒冷肃杀的天气易使气血凝滞不畅，而加重忧郁、消沉的心理，心血管疾病及"老寒腿"等冷痛易发，所以，此时需注意活血化瘀，使身心气血畅达。

适宜饮食

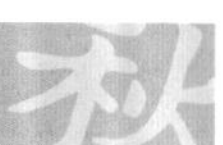

- 平补气血：此时宜平和进补，健脾胃、补肝肾、养阴血，可多吃玉米、山药、胡萝卜、白萝卜、蜂蜜、栗子、核桃等食物，以及牛肉、羊肉、兔肉、鸡肉、鸡蛋、牛奶等高蛋白的动物类食物。
- 吃柿子：在不少地方有霜降吃柿子的食俗，此时柿子正红，食用可清热润肺、润燥止咳，尤其是带霜的柿子，其润肺止咳的作用更强，是适宜的霜降保健食品。
- 吃栗子：深秋也是板栗成熟上市的季节，此时多吃栗子，可厚肠胃、止泄泻、止咳喘、长气力、祛风寒、缓解筋骨及腰腿疼痛。栗子煮粥、炖肉或糖炒栗子均宜，秋冬补益最佳。
- 吃羊肉、兔肉：霜降时节，民间有食用"煲羊肉""煲羊头""迎霜兔肉"的食俗，可起到祛寒补益、调养气血的作用。

不宜饮食

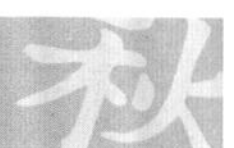

- 生冷寒凉的食物：肠胃要注意保暖，温热饮食最佳，尽量避免食用过于寒凉的食物及冰镇饮品。

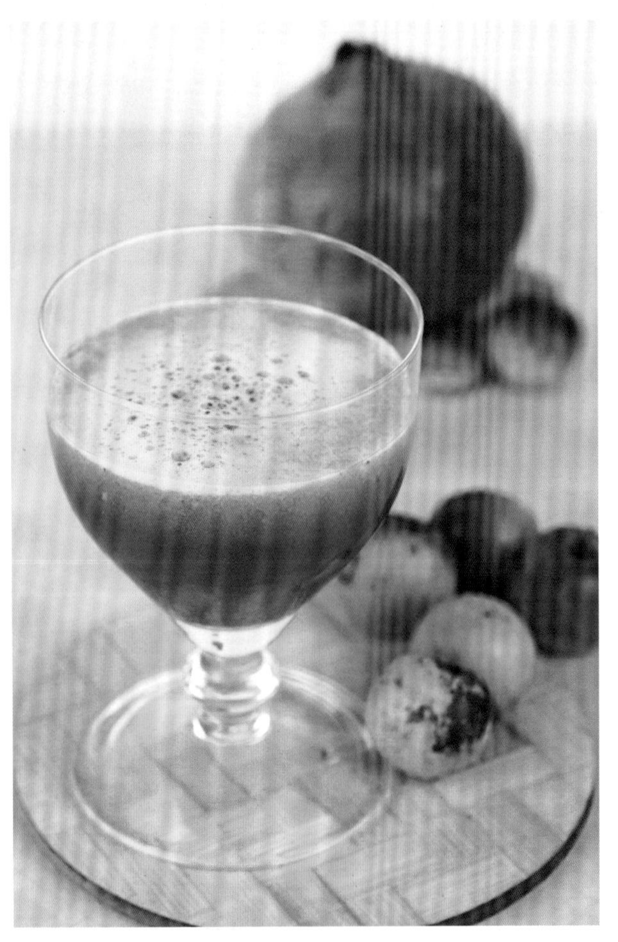

石榴鲜枣汁

材料

石榴1个，鲜枣100克。

做法

1 鲜枣洗净，去核，取果肉。

2 石榴拨开外皮，取果肉榨取石榴汁。

3 把枣肉和石榴汁都放入打汁机中，加适量水，搅打成混合汁，倒入杯中即可饮用。

节气食话

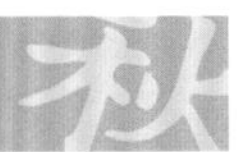

- 石榴是此季的时令水果，其性温，味甘、酸涩，具有杀虫、收敛、涩肠、止痢等功效。石榴的营养丰富，维生素C含量比苹果、梨要高出一二倍，是非常好的秋季水果。
- 石榴搭配鲜枣打汁饮用，香甜甘润，可补益气血、增加热量、养颜润肤、暖胃止泻、愉悦身心、增强抗病能力。
- 内热上火者、糖尿病患者不宜多饮。

柿子饼

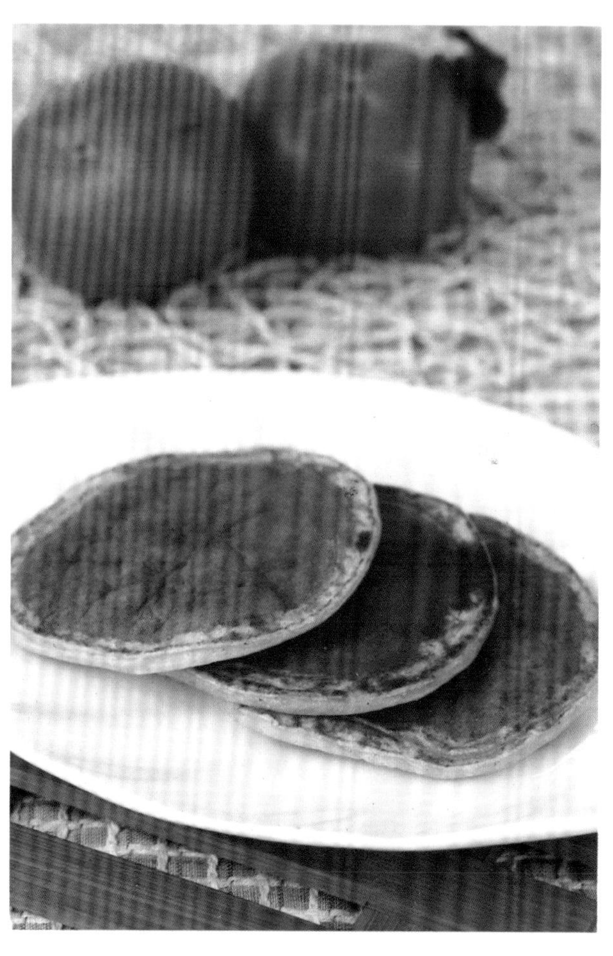

材料

柿子250克，面粉150克。

调料

淀粉30克。

做法

1 将柿子剥去外皮，取果肉，放入调理碗中，加入面粉和淀粉，充分搅拌均匀，制成柿子面糊。

2 平锅上火烧热，倒入1勺柿子面糊，摊平，两面烙熟即成。

节气食话

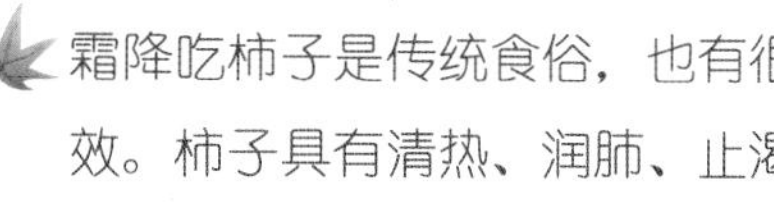

- 霜降吃柿子是传统食俗，也有很好的保健功效。柿子具有清热、润肺、止渴、涩肠的作用，尤宜虚劳热渴、咳嗽、口疮等症者食用。

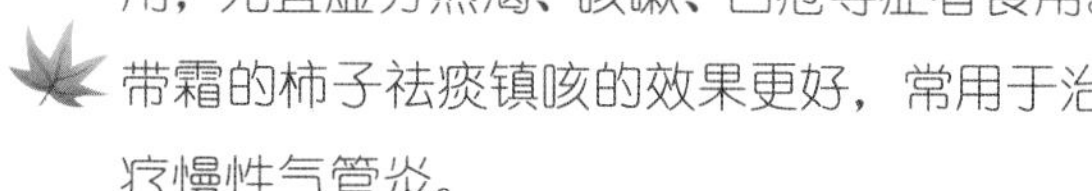

- 带霜的柿子祛痰镇咳的效果更好，常用于治疗慢性气管炎。
- 脾胃虚寒、痰湿内盛、外感咳嗽、脾虚泄泻、疟疾等症者不宜多吃柿子。
- 柿子不宜与螃蟹同食。

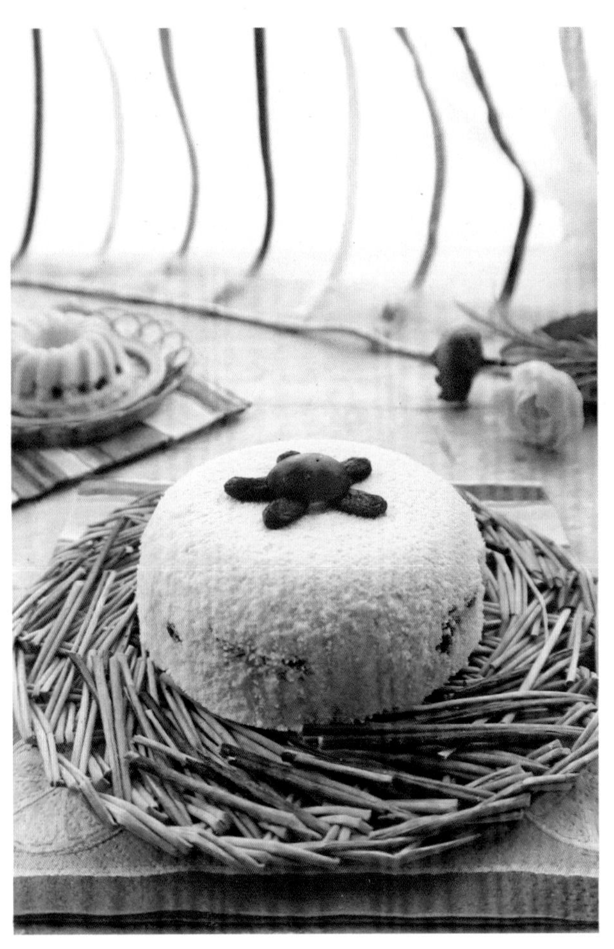

重阳米糕

材料

米粉250克，糯米粉150克，蜜红豆、葡萄干各100克，枸杞子、猪油各少许。

调料

白糖80克。

做法

1 将米粉、糯米粉倒入盆中，加入白糖拌匀，少量多次加入清水，不停地用手搓成蓬松、潮湿的米粉。

2 把蜜红豆和葡萄干搅拌均匀，制成馅料；枸杞子用水泡软后沥水备用。

3 将蒸碗内壁抹少许猪油，填入米粉铺底，先放一层馅料，铺一薄层米粉，再放一层馅料，再铺一层米粉。

4 将蒸碗放入蒸锅中蒸制40分钟，取出，倒扣在盘上，脱去蒸碗，码上枸杞子即成。

节气食话

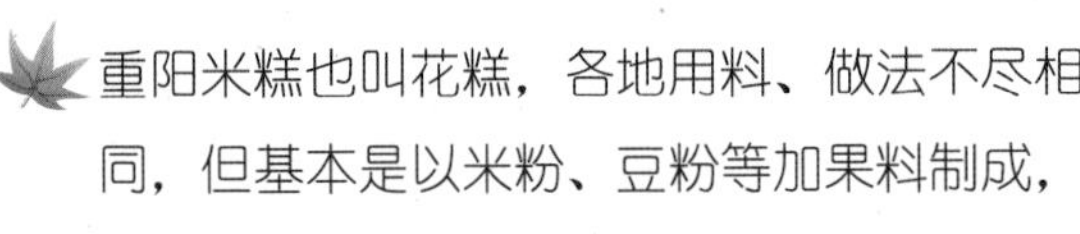

- 重阳米糕也叫花糕，各地用料、做法不尽相同，但基本是以米粉、豆粉等加果料制成，香甜软糯，最宜老人食用。

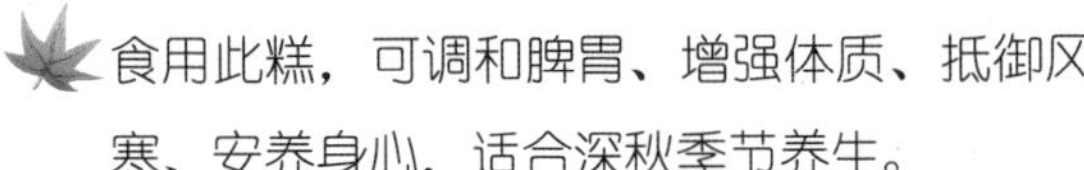

- 食用此糕，可调和脾胃、增强体质、抵御风寒、安养身心，适合深秋季节养生。
- 重阳米糕含糖量偏高，肥胖者及糖尿病患者不宜多吃。

拔丝苹果

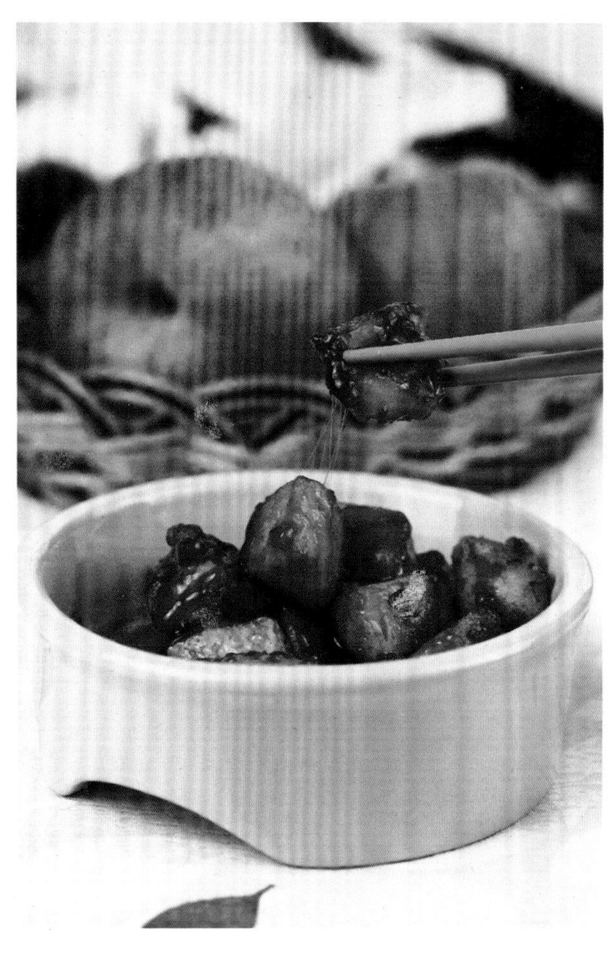

材料

苹果250克，面粉30克。

调料

白糖50克，淀粉30克。

做法

1 把苹果去皮、去核，取苹果肉，切成3厘米大的块。

2 面粉和淀粉放入碗中，加入适量水，搅拌成糊状备用。

3 锅中倒入适量油，烧至七成热，把苹果块挂匀面糊后下入油锅，炸至金黄色，捞出，控油。

4 另取一锅，放少许油，加入白糖，小火慢慢熬制，待糖融化且变浅黄色后关火，倒入炸好的苹果块迅速翻匀，至夹起时能拉出糖丝，盛到抹过油的盘子里，趁热食用。

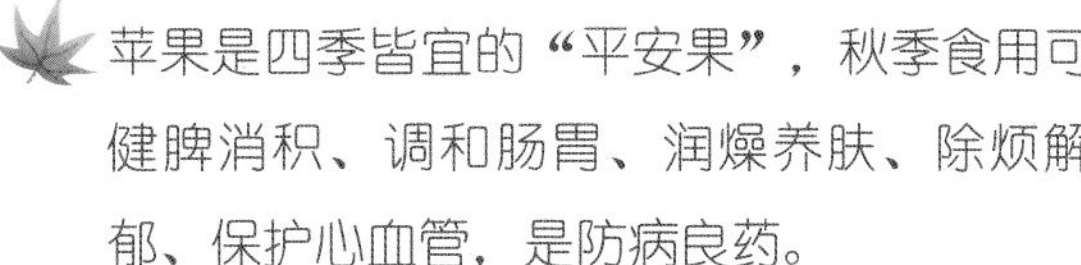

- 苹果是四季皆宜的“平安果”，秋季食用可健脾消积、调和肠胃、润燥养肤、除烦解郁、保护心血管，是防病良药。
- 拔丝苹果把苹果加了糖，酸酸甜甜的味道最能改善不良情绪，对缓解秋季悲忧、消沉的郁闷情绪非常有益。
- 糖尿病患者不宜多吃。

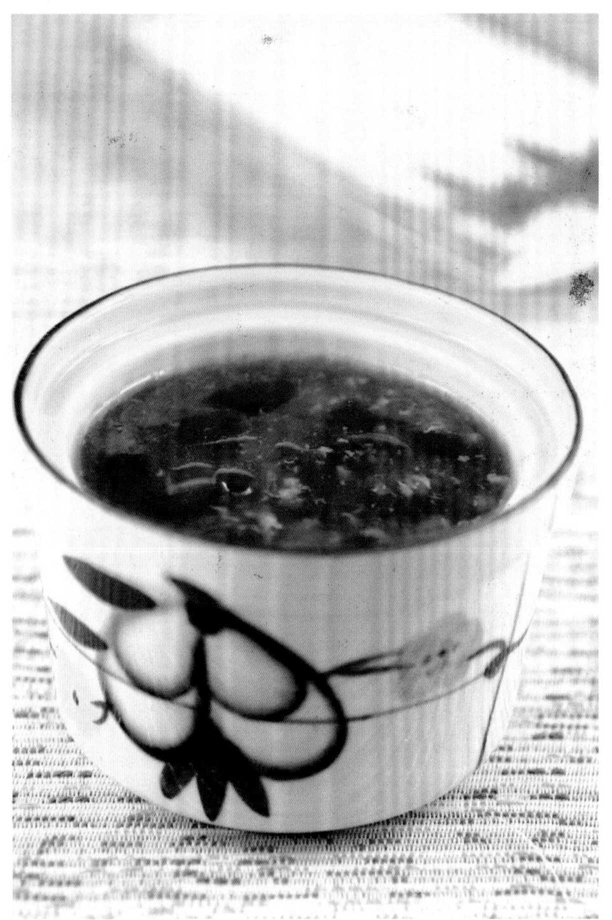

羊肉枸杞羹

材料

羊肉100克，枸杞子10克，葱花、姜末各少许。

调料

酱油、料酒、香油各10克，盐、淀粉各适量。

做法

1 羊肉洗净，剁成馅。

2 锅中倒入油烧热，下葱花、姜末爆香，放入羊肉馅炒变色，倒入料酒略炒，加酱油和适量水烧沸。

3 再放入枸杞子，改小火煮15分钟，加盐调味，勾芡，淋香油即可。

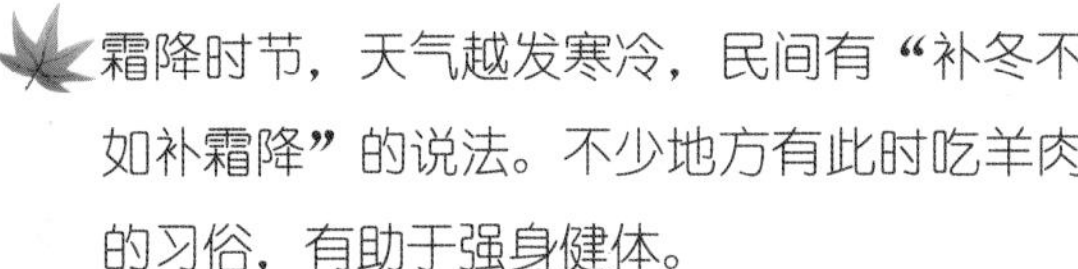

- 霜降时节，天气越发寒冷，民间有“补冬不如补霜降”的说法。不少地方有此时吃羊肉的习俗，有助于强身健体。
- 此羹可暖脾胃、祛寒邪、益气血、补肝肾，尤宜气血不足、虚寒肢冷、胃寒冷痛、体虚瘦弱、疲劳乏力、风寒咳嗽、慢性气管炎、筋骨痿软、腰腿及关节冷痛者补益。
- 内热上火及发热感冒者不宜食用。

迎霜兔肉

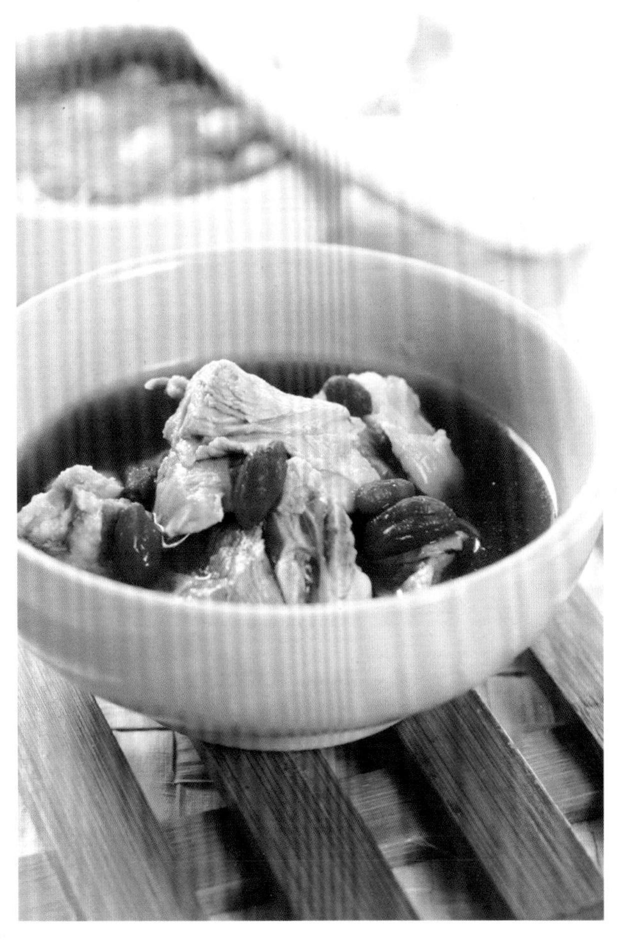

材料

兔肉200克，枸杞子15克，葱、老姜各20克，高汤适量。

调料

料酒、酱油各15克，盐、鸡精各适量。

做法

1 兔肉洗净，切块，焯水后冲净，备用。
2 葱切成段，老姜切成片。
3 砂锅中放入兔肉，加入高汤和适量水烧开，放入葱段、姜片，倒入料酒、酱油，改小火炖煮30分钟。
4 拣出葱、姜，放入枸杞子再炖煮20分钟，加盐、鸡精调味即可。

节气食话

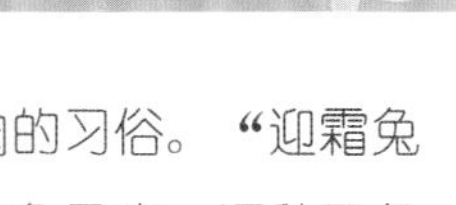

- 不少地区都有霜降吃兔肉的习俗。“迎霜兔肉”就是经霜（霜降）的兔子肉，深秋至冬季的兔肉最为肥美，营养价值也较高。
- 兔肉是高蛋白、低脂肪、低胆固醇的肉类，有“荤中之素”“保健肉”的美誉，是肥胖者及心血管病人的理想进补肉食。
- 兔肉也被称为“美容肉”，女性常食养颜又瘦身，老人则能延缓衰老。

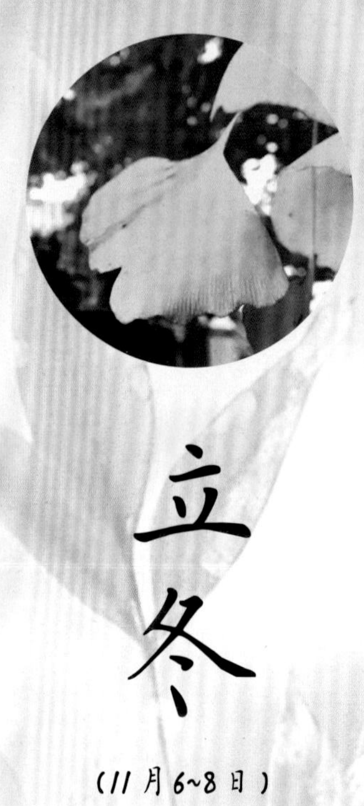

立冬

（11月6~8日）

立冬为冬季之始，此时，万物收藏，草木凋零，蛰虫休眠，
大部分地区已较寒冷，偏北风加大，降水减少，空气渐趋干燥，
东北地区已经封冻，而华北及中原等地进入了红叶最佳观赏期。
养生要注意规避寒冷，“早卧晚起，以待日光”，
及时添加衣物，防寒保暖，加强锻炼，
以保护人体阳气为重点。

食养原则

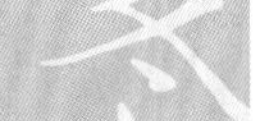

- 温热护阳：天寒易伤阳气，所以，冬季应多吃温热护阳的食物，以御寒保暖，养护阳气，扶正固本，提高身体免疫力。
- 增咸滋肾阴：冬季饮食可稍厚重一些，适当添加咸味，咸味入肾，有益于滋补肾阴。但咸也不宜过度，以免加重心血管疾病。
- 适当进补："三九补一冬，来年无病痛"，此时可以开始冬补了，适当多吃些高热量、高蛋白、高脂肪的食物及富含碳水化合物的主食，增加动物类食物，以补充足够的热量和营养。

适宜饮食

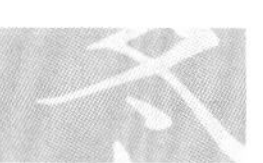

- 吃饺子："入冬日补冬"，北方地区有立冬日吃饺子的食俗。蘸醋或蒜食用，还可增加抗病能力。
- 温热护阳的食物：羊肉、海参、鹌鹑、鸽子、虾、鸡肉、牛肉、桂圆、大枣、栗子、核桃等食物比较温热，有利于冬季助阳生热。
- 滋养肾阴的食物：宜多吃鱼肉、豆腐、银耳、木耳、枸杞子、大白菜、鸡蛋、牛奶及乳制品、紫菜、海带、香菇、黑芝麻等食物，有利于滋养肾阴。

不宜饮食

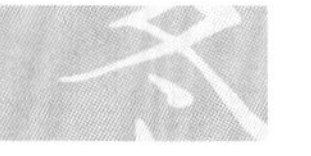

- 寒性食物：生冷寒凉的食物此时不宜多吃，以免助生寒湿，损伤阳气。
- 盲目进补：进补需根据当地气候及自身体质进行，切忌乱补一气。

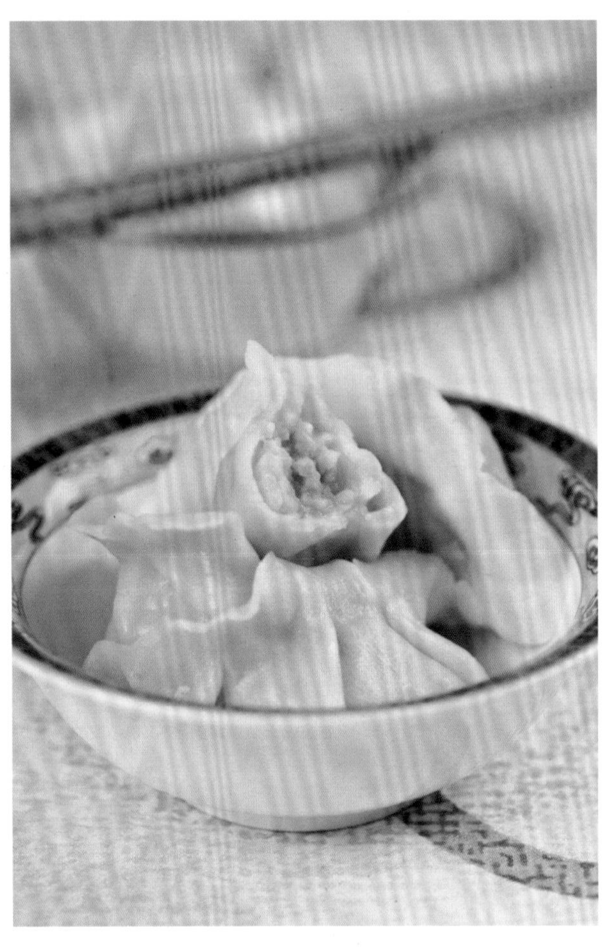

鲅鱼饺子

材料

面粉250克，鲅鱼肉150克，猪肉馅100克，香葱20克，生姜适量。

调料

生抽、料酒各15克，盐适量。

做法

1 鲅鱼肉洗净，剁成馅；香葱洗净，剁碎;生姜洗净，剁碎。
2 面粉加水和面，静置1小时。
3 将鱼肉馅、猪肉馅放碗中，放入香葱末、生姜末，加入生抽、料酒、盐等调料，搅拌均匀，做成饺子馅。
4 饧好的面进行揉光、分剂，擀成饺子皮，包入馅料，制成饺子生坯。
5 煮锅中加水烧开，下入饺子生坯，煮2沸，饺子浮起即可。

节气食话

- 立冬日北方地区有吃饺子的习俗，而鱼肉有滋阴养血的作用，适合做馅，此时食用可起到补虚强身的补益作用。
- 比较寒冷的地区也常用牛、羊肉做饺子馅，御寒的作用更强，也是冬季很好的选择。
- 多加些姜可以去除鱼肉的腥味，还能助阳生热，温暖脾胃，缓解冷痛。

小米白菜卷

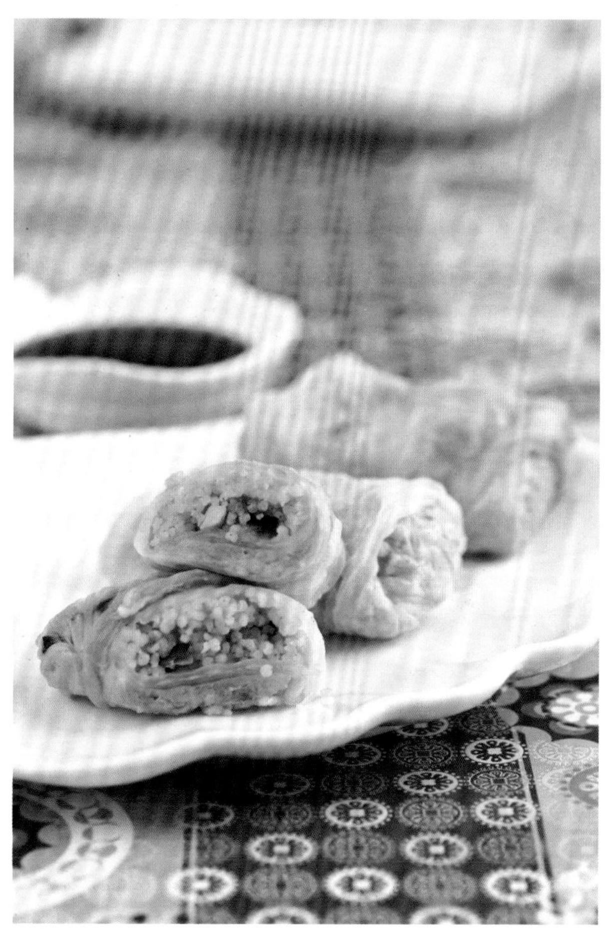

材料

白菜叶5张，小米100克，水发香菇、冬笋各30克。

调料

豉汁、香油各适量。

做法

1 小米洗净，浸泡2小时，冬笋、香菇切碎粒，和小米拌匀成馅料。
2 白菜叶用沸水烫软，铺平，放上馅料，卷成菜卷，码盘，上蒸锅蒸20分钟。
3 蒸好的白菜卷，淋上调味汁即可。

节气食话

- 大白菜是北方冬季的当家菜，日常多吃可滋润干燥干裂的肌肤、缓解冬季干渴烦躁。
- 小米健脾胃、补阴虚的效果好，是久病体虚者及产妇的补虚佳品，最为养人。
- 小米、大白菜都有滋阴血、生津液、润烦躁、止消渴的作用。此菜适合阴虚内热者作为冬季主食补益。

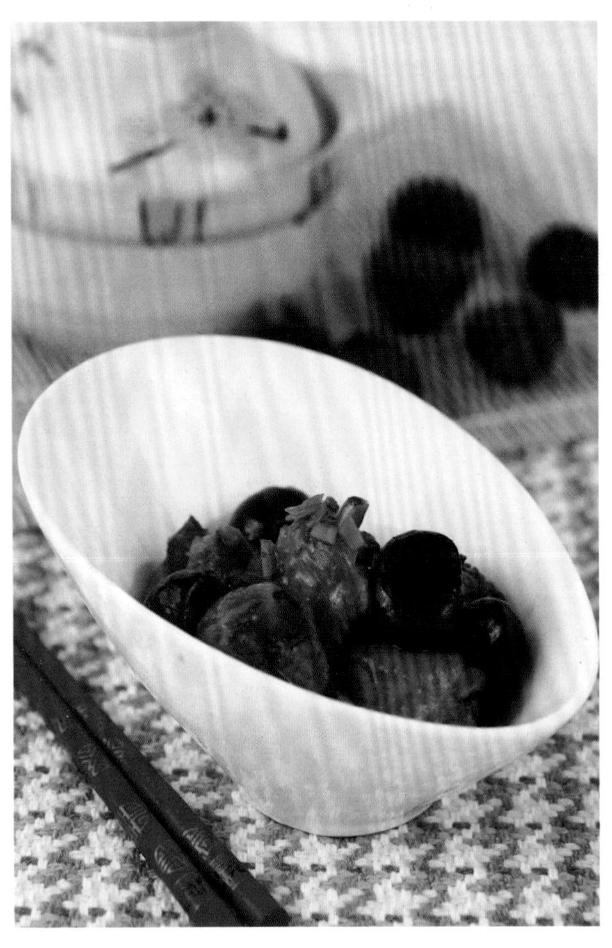

栗子炖鸡

材料

白条鸡500克，栗子150克，葱段、姜片各20克，香葱末少许。

调料

料酒、酱油、白糖各30克，盐适量。

做法

1 将白条鸡剁成小块，焯水后洗净；栗子取肉，洗净。

2 锅中倒少许油烧热，放入白糖，炒至起泡、呈焦黄色，倒入鸡块，快速翻炒，上色后依次倒入酱油、料酒，煸炒2分钟，放入葱段、姜片和适量水煮沸，改小火煮30分钟，捡去葱、姜，放入栗子，继续煮20分钟，加盐调味，大火收浓汤汁。

3 盛入碗中，撒上香葱末即成。

节气食话

- 鸡肉是温补气血、健脾暖胃、补虚生肌的常用食疗品，也是冬季进补的常用材料。
- 栗子益气力、厚肠胃、止泄泻、壮筋骨，尤宜秋冬季节进补。
- 此菜适合全家男女老少补益，尤宜气血不足、筋骨痿弱、体虚乏力、食欲不振、腰腿冷痛、肌肤干皱、面色萎黄、脾虚泄泻者。

萝卜炖羊肉

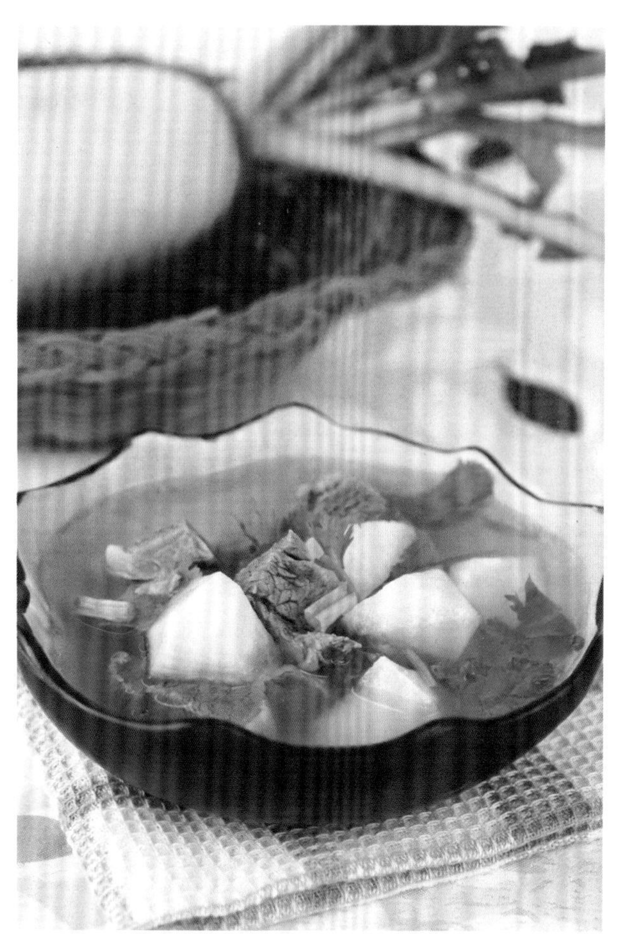

材料

羊肉250克，白萝卜150克，姜片、香菜末各20克。

调料

料酒15克，盐、胡椒粉各适量。

做法

1 将羊肉切成块，焯水后洗净；白萝卜洗净，去皮，切滚刀块。

2 锅中放入羊肉块和适量水，烧开后撇去浮沫，放入姜片，倒入料酒，小火煮30分钟，捡去姜片，放入萝卜块，继续煮15分钟，加盐、胡椒粉调味。

3 把煮好的羊肉汤盛入汤碗，撒上香菜末即成。

节气食话

- 羊肉是立冬时的常食肉类，与其他肉相比，羊肉热性更强，可健脾暖胃、祛寒补虚、强壮筋骨、益肾助阳，尤其适合冬季虚寒肢冷、胃寒腹痛、腰膝酸软、困倦乏力、肾虚阳痿、寒痰咳喘者。
- 白萝卜可化解油腻、理气消积、消除腹胀、畅通肠胃，与羊肉是冬季饮食绝配。
- 内热上火、热病发作者不宜多吃羊肉。

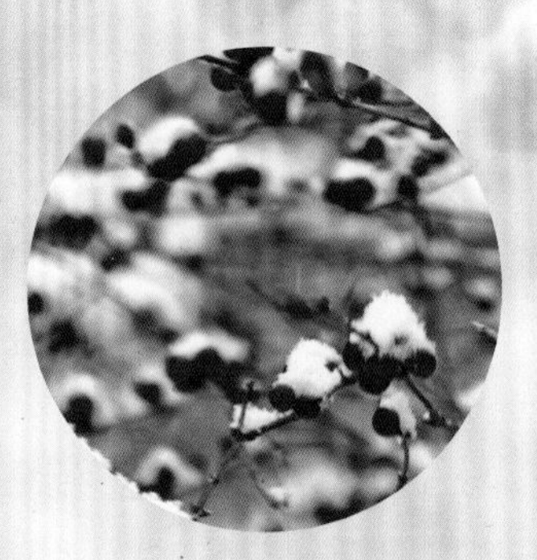

小雪

（11月21~23日）

小雪“气寒而将雪矣，地寒未甚而雪未大也”。
此时气温急剧下降，开始降雪但雪量不大，故称小雪。
大地阴气下降，阳气上升，而致天地不通，阴阳不交，
万物失去生机，天地闭塞而转入严冬。
养生需加强御寒保暖，尤其是头颈、腰背及腿脚等部位，避免受寒。
同时，温热进补正合时宜，以增强体质，抵御严寒。

食养原则

- 温热进补：适合高热量的温热补益饮食，以增加热量和营养，提高抗寒能力，如动物性食物、一些有补益作用的中药材等，尤其应注重补肾气、滋肾阴。

适宜饮食

- 肉类食物：北方多吃羊肉、牛肉、鸡肉等肉类，炖汤或烧烤涮肉较多，南方则有小雪节气腌制腊肉的传统，“冬腊风腌，蓄以御冬”，如制作香肠、腊肉、腊鱼等，为即将来临的严冬及年节做好准备。
- 根茎及种仁、干果、坚果类食物：山药、胡萝卜、土豆、栗子、莲子、芡实、大枣、花生、核桃、腰果、白果、桂圆等食物有健脾胃、固肾气、温和补益的作用，热量也较高，适合寒冷时节进补。
- 开胃理气的食物：进补最怕积滞，所以，在进补的同时，也应多吃些柑橘、猕猴桃、萝卜等食物，以促进消化、消除积滞、理气开胃、生津润燥、清火化痰。
- 适量饮酒：饮酒可促进血液循环、畅通经络、抵御寒冷，如有气血不畅、寒凝冷痛者宜适量饮黄酒或白酒。

不宜饮食

- 进补太过：虽然此时适合进补，但如果进食过多高热量肉食，加上北方室内暖气而致干燥加剧，非常容易产生内热上火现象，所以，进补要适度，不宜太过。

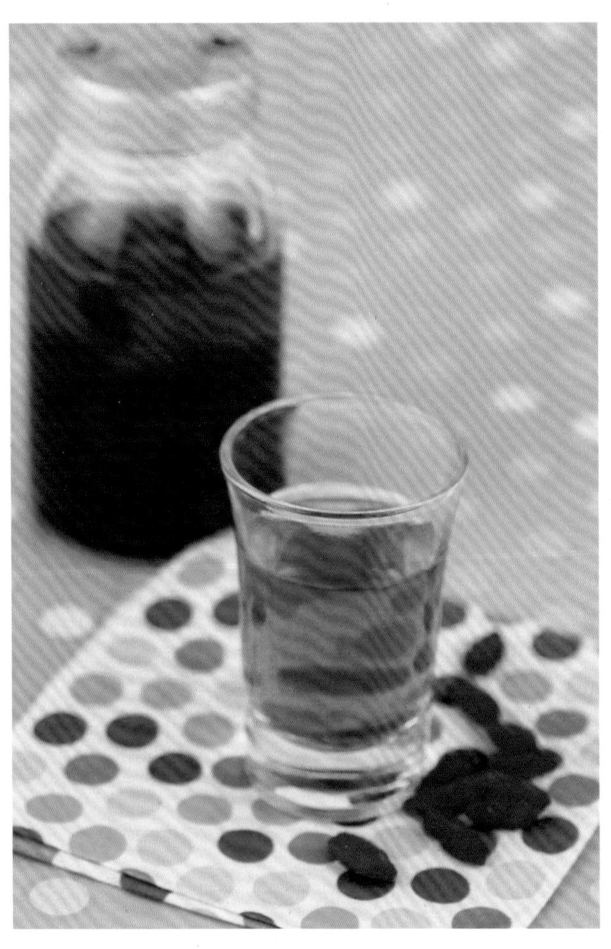

枸杞酒

材料

枸杞子100克，白酒1000毫升。

做法

1 枸杞子洗净，沥干水分。

2 将枸杞子放入瓶中，注入白酒，加盖密封，放置于阴凉通风处。

3 浸泡15天以上即可饮用。

节气食话

- 枸杞子可扶正固本、滋补肝肾、生精填髓、延缓衰老，泡酒饮用，能加强其功效，并促进血行、御寒暖身、提高免疫力。
- 此酒适合中老年人冬季补益保健，尤宜早衰精亏、眼花耳聋、失眠健忘、须发早白、腰膝酸软、神疲倦乏、阳痿早泄者。
- 饮酒需适量，每天不宜超过30毫升。热病发作者不宜饮酒。

香辣小土豆

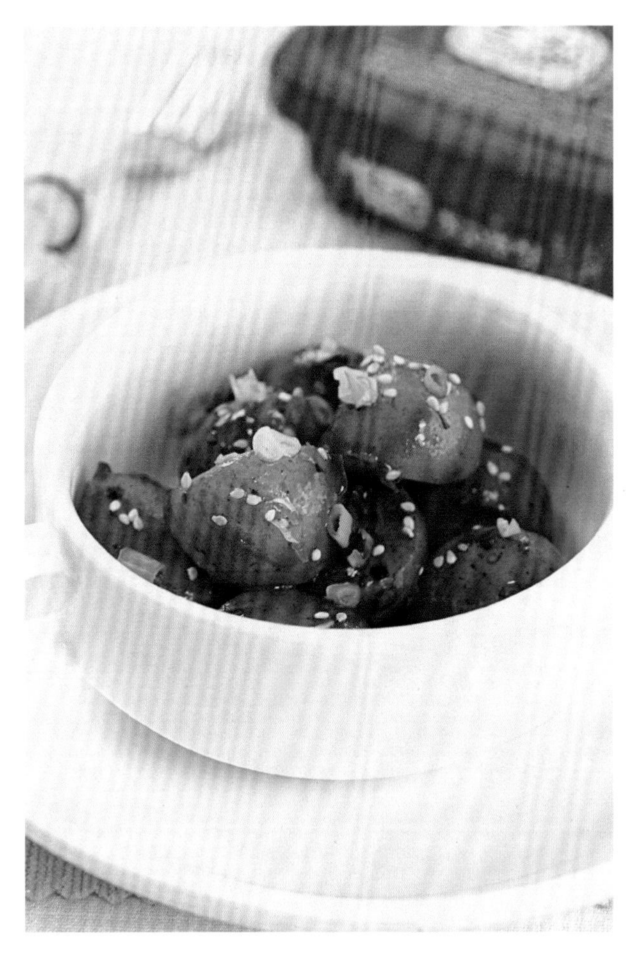

材料

小土豆500克，熟白芝麻、香葱末各15克。

调料

韩式辣酱30克，白糖各10克，盐、鸡精各少许。

做法

1 将小土豆去皮 ，洗净，放入蒸碗，上笼蒸约15分钟，取出，备用。

2 炒锅倒入油烧热，下韩式辣酱炒出红油，放入小土豆，翻炒均匀，加盐、鸡精和白糖调好口味。

3 盛出装盘，撒上熟白芝麻和香葱末即可。

节气食话

- 土豆也叫马铃薯，是北方冬季的当家菜之一，也是日常可以代替主食的高淀粉食物。其性味平和，最宜调养脾胃，有食欲不振、胃寒吐泻、脘腹胀痛、大便不畅者均宜。
- 冬季吃此菜，可开胃健运、活化气血、生热御寒、保护心脑血管健康、提高免疫力，且老幼皆宜，是全家人的健康主食。

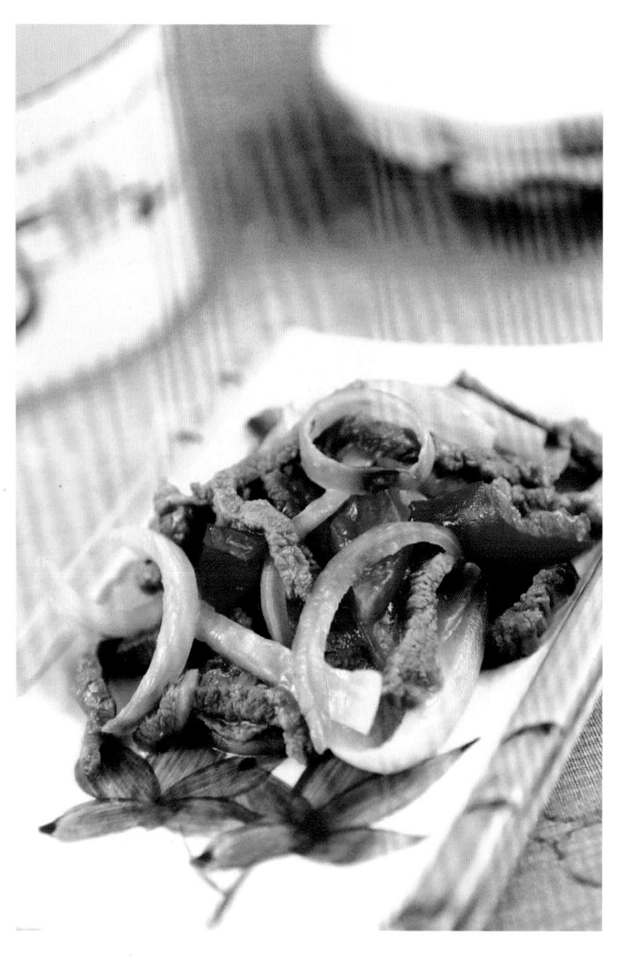

洋葱牛肉

材料

牛里脊肉100克，紫皮洋葱200克，红椒50克。

调料

料酒、酱油各10克，盐、鸡精各适量。

做法

1 将紫皮洋葱去外皮，洗净，切丝；红椒切菱形片；牛里脊肉切丝后用料酒、酱油抓匀，腌制15分钟。

2 锅中倒油烧热，放洋葱丝炒香，倒入牛肉快速翻炒，放入红椒，加盐、鸡精炒匀后出锅。

节气食话

- 牛肉高蛋白、高营养、高热量，是抵御寒冷、补益气血、消除疲劳、增长肌肉、强壮骨骼、增强免疫的最佳选择。
- 洋葱较为辛温，能助阳生热，适合冬季食用。且洋葱能降低血脂、软化血管、调节血糖，是心血管的保护神。洋葱搭配牛肉，不仅味道特别好，还能促进蛋白质的消化，避免肠胃积滞。

人参鸡汤

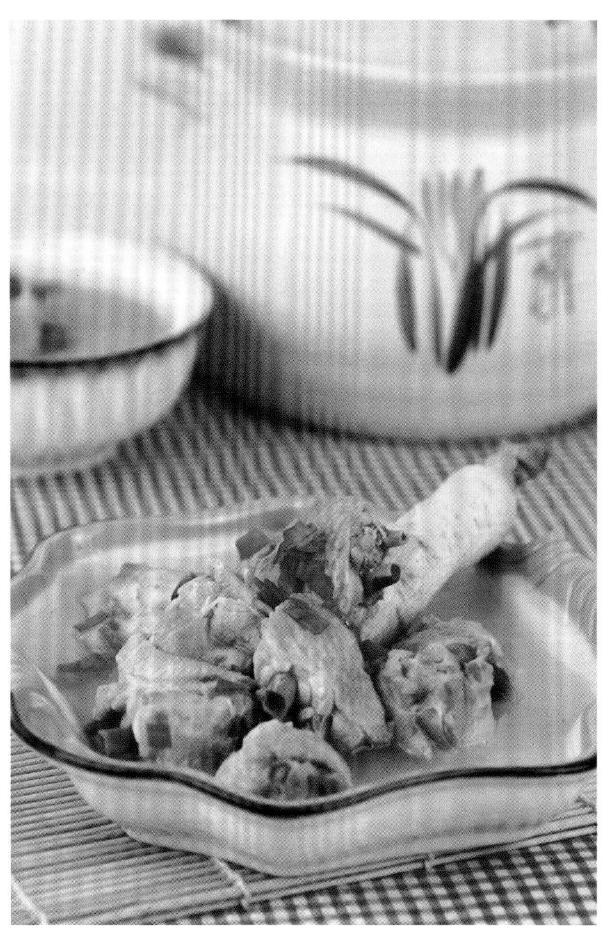

材料

白条鸡600克，人参50克，香葱末少许。

调料

料酒、盐各适量。

做法

1 将白条鸡剁成小块，焯水后洗净。

2 锅中放入鸡块和适量水，烧开后撇去浮沫，倒入料酒，放入人参，改小火煮1小时，加盐调味后盛入汤盆中，撒上香葱末即可。

节气食话

- 鸡肉是温补气血的常用材料，尤其是鸡汤，营养更容易消化吸收，补益效果更佳。
- 人参大补元气、补脾益肺、生津安神，适合虚劳咳喘、肢冷乏力、脾虚食少、津伤口渴等一切气血津液不足、体质虚弱者补益。
- 服用人参鸡汤期间，不宜同时吃萝卜、饮浓茶，以免抵减补益效果。
- 有实证、热证者不宜食用。

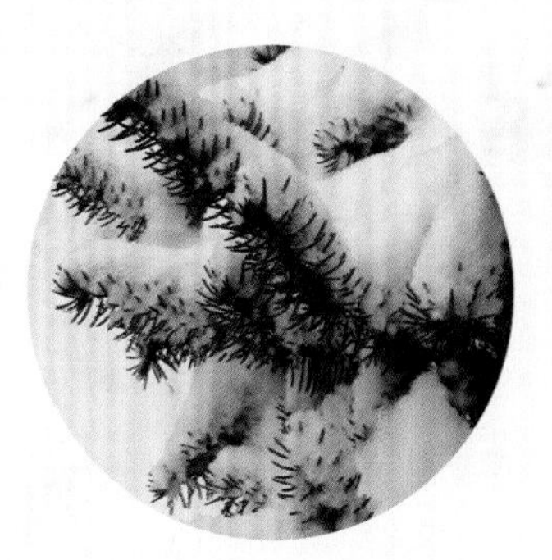

大雪

（12月6~8日）

大雪来临，“至此而雪盛也”。

大雪时节，天寒风大，降雪更多，雪量大，范围广。

此时是阴气最盛的时期，所谓盛极而衰，阳气已有所萌动。

室外越严寒，室内越加强取暖，易导致室内干燥，

再加上室内外的温差很大，极易致病，

应注意及时增减衣物，防御风寒，谨慎起居，适当运动，

增强对气候变化的适应能力。

食养原则

- 食养补肾：大雪是“进补”的好时节，素有“冬天进补，开春打虎”的说法。补肾是冬补的重点，多吃助肾阳、益肾气、滋肾阴的食物，有助于增强御寒能力、提高免疫力，使来年春天时体质有所增强。
- 缓解抑郁：大雪时天气常常阴冷潮湿，光照较少，一片晦暗阴沉之感，容易引发或加重抑郁症状。因此，饮食中应注意行气解郁、宽胸顺气、活血化瘀，以缓解寒湿凝滞、胸闷困乏、心情郁闷不畅。

适宜饮食

- 温热熟软的食物：鸡肉、牛羊肉、桂圆、大枣、葱、姜、蒜等食物食性比较温热，可防御风寒。多吃软烂的汤粥羹饮，且趁热食用。
- 多喝热粥：早餐适合食用热粥，粥中可添加肉类、鸡蛋、大枣、花生、核桃、枸杞子、葡萄干等食物，有助于温补脾胃、益气养阴。
- 润燥养阴的食物：宜多吃牛奶、鸡蛋、豆浆、蜂蜜、银耳等柔软甘润的食物，可避免出现燥热烦渴的问题，尤其北方干燥又有室内取暖的地区，尤应多吃。
- 化解抑郁、调节情绪的食物：适当饮酒，或吃些醪糟、红糖等食物，以活血通络，多吃些香蕉、猕猴桃、巧克力，可化解抑郁、改善心情，饮用山楂、陈皮、玫瑰花茶饮可理气解郁。

不宜饮食

- 忌食生冷：此时不宜食用黏滞、坚硬、生冷寒凉的食物，以免不易消化、损伤阳气。

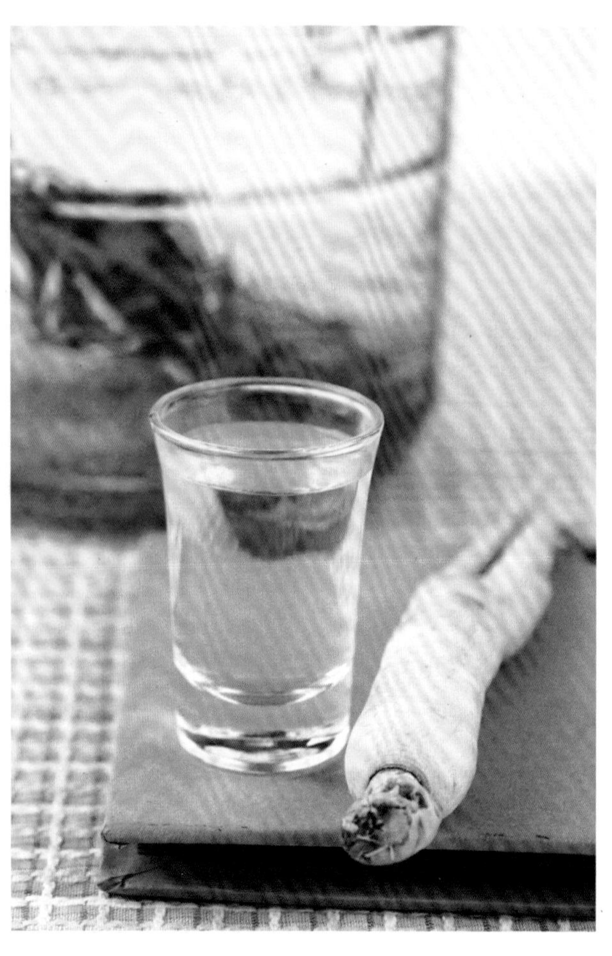

人参酒

材料

人参1根，白酒1500毫升。

做法

1 将人参放入广口瓶中，注入白酒，加盖密封，放置阴凉通风处。

2 浸泡1个月以上即可饮用。

节气食话

- 酒为百药之首，也是适合秋冬严寒季节的御寒良药。适度饮酒可温通血脉、促进血行、生热御寒。添加了人参，可增强补虚劳、益肾气、抗衰老的保健作用，适合体质比较虚弱、气短乏力的中老年人。
- 饮酒每日不要超过30毫升，勿醉为宜，且尽量在晚餐时温热饮用。
- 酒为大热之品，内热烦躁、血压偏高、心血管疾病患者切忌多饮。

八宝粥

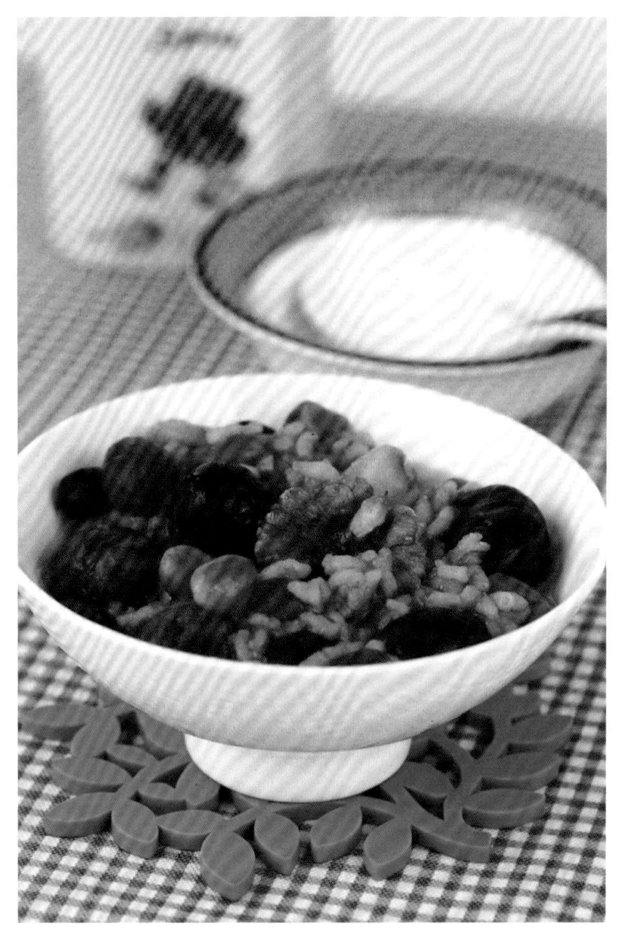

材料

粳米100克，桂圆、莲子、花生仁、核桃仁、红枣、葡萄干、栗子仁、芸豆各30克。

调料

冰糖适量。

做法

1 将莲子、芸豆浸泡1夜。
2 煮锅中放入莲子、芸豆和适量水，小火煮20分钟
3 放入桂圆、红枣，继续煮20分钟。
4 再放入粳米、花生仁、核桃仁、栗子仁，再煮20分钟。
5 最后放入葡萄干和冰糖煮10分钟，至粥稠即可。

节气食话

- 粥是“百搭之王”，各种材料都可以融合。八宝粥一般由八种材料组成，但也不拘泥于此，还可以搭配各种干鲜果品、坚果种仁、蔬菜豆类、杂粮薯类、肉蛋海鲜等，非常自由随性。
- 此粥健脾养胃，益肾固精，滋阴养血，是冬季温和滋补的理想主食。

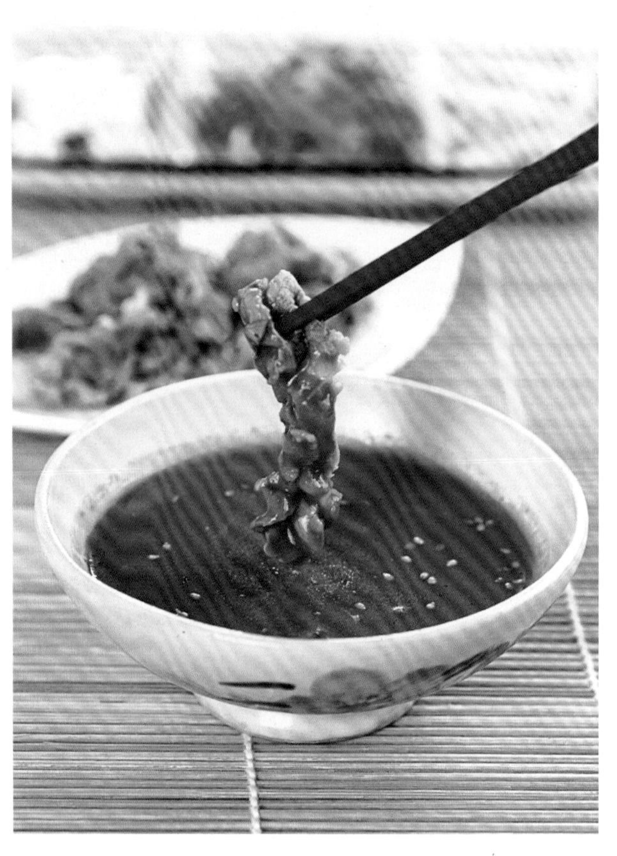

涮羊肉

材料

羊肉片500克，海米、葱段、姜片、香菇、熟芝麻、香菜末各适量。

调料

芝麻酱30克，酱豆腐15克，盐、白糖、鸡精各适量。

做法

1. 将芝麻酱倒入调配碗中，分次添水调稀，酱豆腐捣成泥，也放入调碗中，加入盐、白糖、鸡精，充分搅匀，撒上熟芝麻和香菜末即成蘸料。
2. 火锅中加开水，放入海米、葱段、姜片、香菇，煮5分钟后再开始涮肉。
3. 将羊肉片逐片放入火锅，汆烫至熟，捞出，放入麻酱蘸料中蘸食即可。

节气食话

- 涮羊肉是北方冬季的常见饮食，非常适合严寒时补益。不仅羊肉能温热御寒，健脾益肾，而且大家围坐在一起，其乐融融涮火锅的进食气氛也温暖人心，有助于化解冬日的沉闷抑郁。
- 羊肉热性较大，内热上火、热病发作者不宜多吃。

虫草炖肉

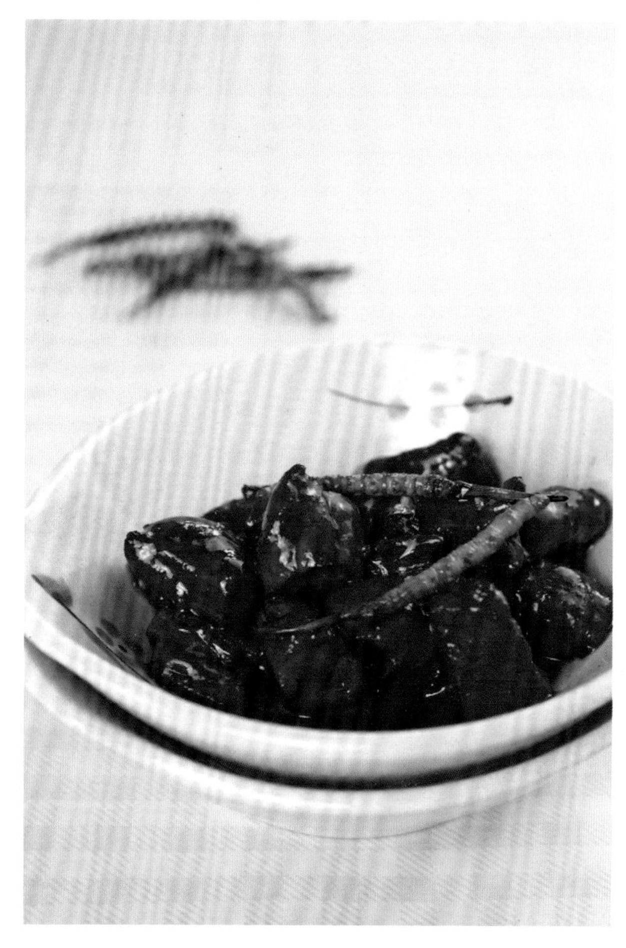

材料

猪瘦肉250克，冬虫夏草5克，葱段、姜片各10克。

调料

料酒、酱油各20克，盐、白糖各适量。

做法

1 猪瘦肉洗净，切块，焯水。
2 炒锅上火烧热，倒入油，至六成热时下葱段、姜片，炒香，放入肉块略煸炒，加入冬虫夏草、料酒、酱油、白糖和适量水，用小火煮1小时，放入盐，大火收浓汤汁即可。

节气食话

- 冬虫夏草是补益肺肾虚损的滋补良药，适合肺虚咳喘、肾虚精亏者调养，久病体虚及年老衰弱者尤宜。
- 虫草炖肉可滋阴润燥、疗补虚弱、益气强身，冬季慢性咳喘、虚弱乏力、畏寒怕冷者可多食，尤宜老年虚弱性肺病患者补冬。
- 有表邪者不宜用冬虫夏草。

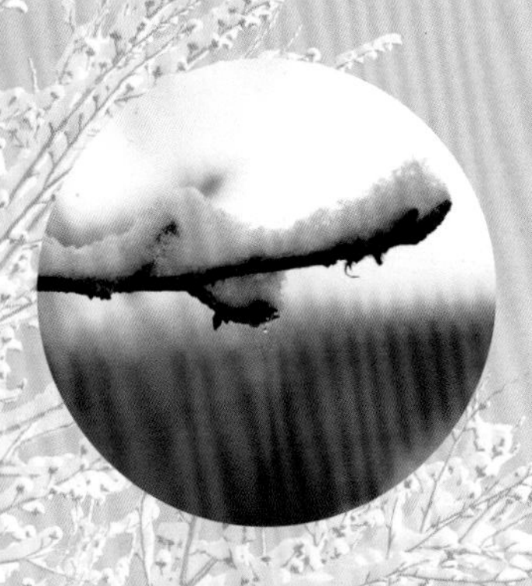

冬至

（12月21~23日）

冬至日是一年中黑夜最长、白昼最短的一天，
从这一天开始进入“数九寒天”，
将迎来低温、暴雪等最寒冷的日子。
“终藏之气，至此而极也”，“夏尽秋分日，春生冬至时”，
冬至日，一阳生，新岁实始，春之先声也。
冬至又被称为“小年”，又有“冬至大如年”之说，
此时年节将近，宜放松心情、避免劳累、注意饮食滋补。

食养原则

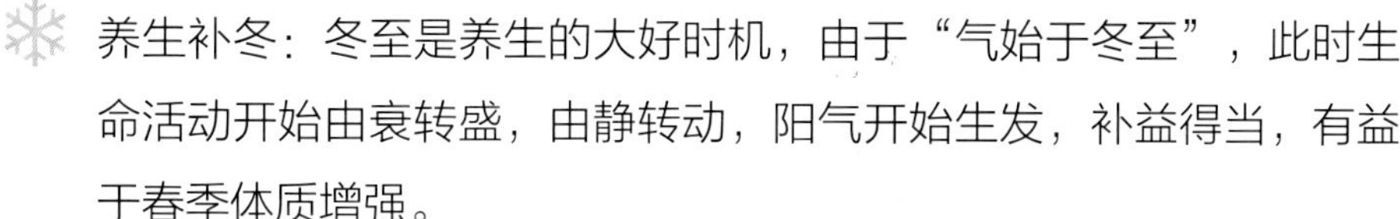

养生补冬：冬至是养生的大好时机，由于“气始于冬至”，此时生命活动开始由衰转盛，由静转动，阳气开始生发，补益得当，有益于春季体质增强。

三高三低：冬至饮食应遵循“高蛋白、高热量、高纤维、低糖、低盐、低脂肪”的原则，尤其要注意防范心血管疾病发作。

适宜饮食

- 吃饺子：民间有“冬至大如年”之说，北方多有吃饺子、馄饨、羊肉的食俗。“冬至到，家家户户吃水饺。”“冬至不端饺子碗，冻掉耳朵没人管。”热气腾腾的饺子、馄饨很适合此时食用。
- 吃汤圆、线面等：南方地区则多吃汤圆、长线面，有“家家捣米做汤圆，知是明朝冬至天”“吃了冬至面，一天长一线”之说。江南一带常吃赤豆糯米饭、饮冬酿酒，岭南地区则多吃鱼肉腊味，均适合冬季补益。
- 多吃动物性食物：猪牛羊肉、鸡鸭鱼肉、海河鱼肉、鸡蛋、牛奶及乳制品等动物性食物普遍高蛋白、高热量，其营养更易被人体吸收利用，适合冬季补益。
- 多吃黑色食物：黑色入肾，黑色食物一般具有补肾益精的作用，如黑芝麻、黑米、黑豆、香菇、黑木耳、紫菜等，均宜冬季食用。

不宜饮食

- 肥甘油腻：在食用肉类时注意多吃瘦肉，少吃肥肉、皮、内脏等，以免摄入过多脂肪和胆固醇，不利于心血管健康。

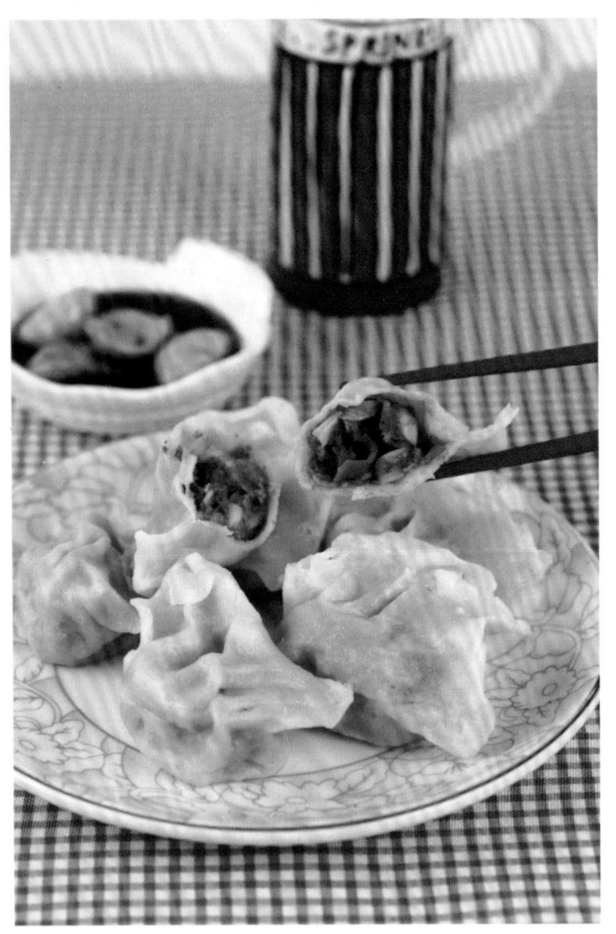

羊肉大葱饺子

材料

面粉250克，羊肉馅、大葱各200克，腊八蒜30克。

调料

酱油、料酒各15克，五香粉、盐、腊八醋各适量。

做法

1 将面粉加适量水和成面团，静置30分钟。

2 大葱剁碎，放入调理盆中，放入羊肉馅，加入酱油、料酒、五香粉、盐、油和适量水，搅打成饺子馅。

3 将面团分成小剂，擀成饺子皮，包入饺子馅，制成饺子生坯。

4 煮锅中倒入水烧开，下入饺子生坯，煮2沸，饺子上浮即成。

5 蘸腊八醋，佐以腊八蒜食用。

节气食话

- 北方地区冬至有吃羊肉和饺子的习俗，不少地方要喝羊肉汤。用羊肉做馅包成饺子，二者都能兼顾，是冬至日的理想食物。
- 羊肉、大葱都是助阳生热的食材，与面食混搭，可增进食欲、暖胃祛寒、缓解冷痛、强健体格、壮阳益精、增强抗病能力。
- 内热上火、热病发作者不宜多吃。

黑芝麻汤圆

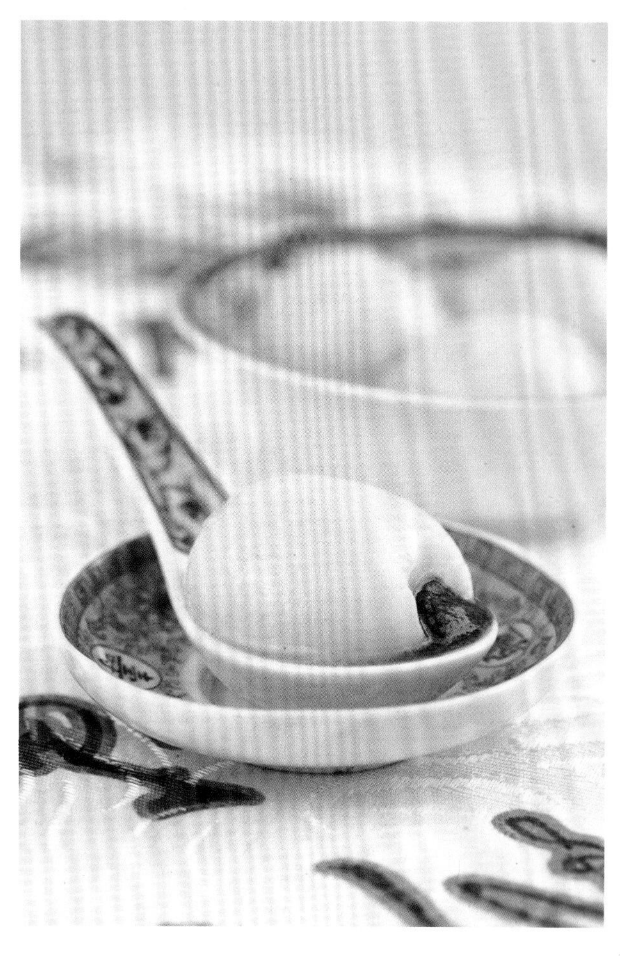

材料

糯米粉250克，黑芝麻粉150克，蜂蜜30克。

调料

白糖适量。

做法

1 糯米粉加入温水搅拌，揉成面团；黑芝麻粉倒入碗中，加入白糖、蜂蜜，拌匀制成馅料。

2 将糯米面分成小剂，在手心揉成圆球，压成片，放上黑芝麻馅，收紧面的边缘，包严实后在手中揉成圆球状，制成汤圆生坯。

3 煮锅倒入水烧开，放入汤圆生坯，煮至上浮即熟。

节气食话

- 汤圆是南方地区冬至日的常备食物。黑芝麻是黑色食品的代表之一，可滋补肝肾、益精填髓、润燥通肠，非常适合冬季保健养生。
- 此汤圆尤宜精血亏虚、贫血瘦弱、容颜早衰、须发早白、耳聋眼花、骨质疏松、肠燥便秘者。食用此汤圆，青少年可促进骨骼及智力发育，中老年人可延缓衰老，女性可美容养颜，男性可益精解乏，是适合全家人的补益佳品。

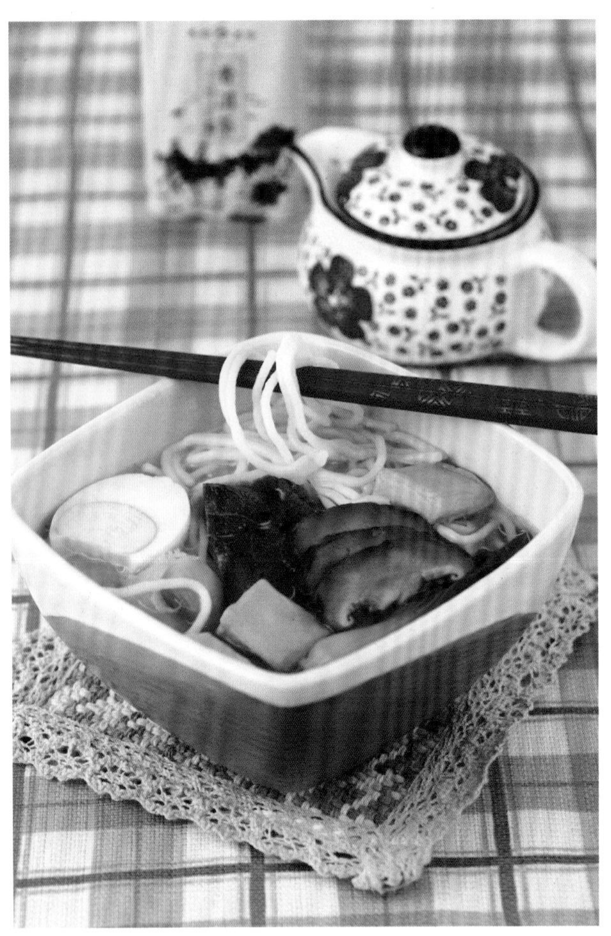

鸡汤米线

材料

米线200克，卤牛肉、油菜心各50克，煮鸡蛋1个，水发香菇、鱼豆腐各30克，鸡高汤适量。

调料

盐、鸡精各适量。

做法

1 将油菜心洗净，水发香菇切片，鱼豆腐切块，都焯水断生，备用；卤牛肉切成薄片；煮鸡蛋去壳，切成两半。

2 锅中倒入鸡高汤，煮沸后放入米线，煮软，加盐和鸡精调味。

3 煮好的米线连汤一起盛入汤碗中，码上牛肉片、香菇片、鸡蛋、鱼豆腐和油菜心，吃食拌匀即可。

节气食话

- “吃了冬至面，一天长一线”，冬至吃米线是西南地区传统的习俗。
- 米线搭配鸡汤，营养特别丰富，也容易被人体消化吸收，适合体质虚弱者滋补调养。
- 鸡汤可用鸡骨、鸡肉等熬制好的高汤，但需注意不要太油腻，制作时最好撇净浮油，以免摄入过多油脂。

赤豆糯米糕

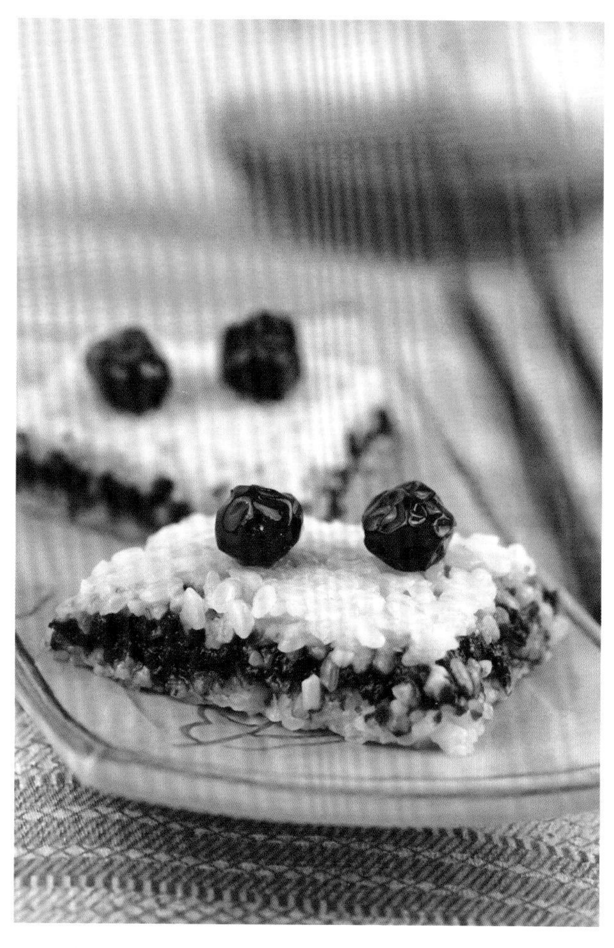

材料

糯米500克，红豆沙100克，蜜枣50克。

调料

白糖适量。

做法

1 糯米淘洗干净，浸泡至能用手捏碎的状态，上蒸锅，大火蒸1小时，取出晾凉。

2 红豆沙加入白糖拌匀，制成豆沙馅。

3 把寿司卷帘放在案板上，铺一张保鲜膜，先取糯米饭铺在上面，压平整，再抹上豆沙馅，把卷帘从中间对折，压实、压平，去掉卷帘和保鲜膜，切成小块，码上蜜枣即成。

节气食话

- 江南水乡有冬至之夜全家欢聚一堂共吃赤豆糯米饭的习俗。赤豆也叫赤小豆、红小豆，有利水消肿、解毒排脓的功效，确实可以起到一定的祛邪防病作用，搭配糯米，又增强了养护脾胃的效果。
- 传统上是吃赤豆糯米饭，如果做赤豆糯米糕，携带及食用更方便，也是很好的选择。
- 糯米比较黏滞难消化，脾胃积滞胀满、消化不良者不宜多吃。

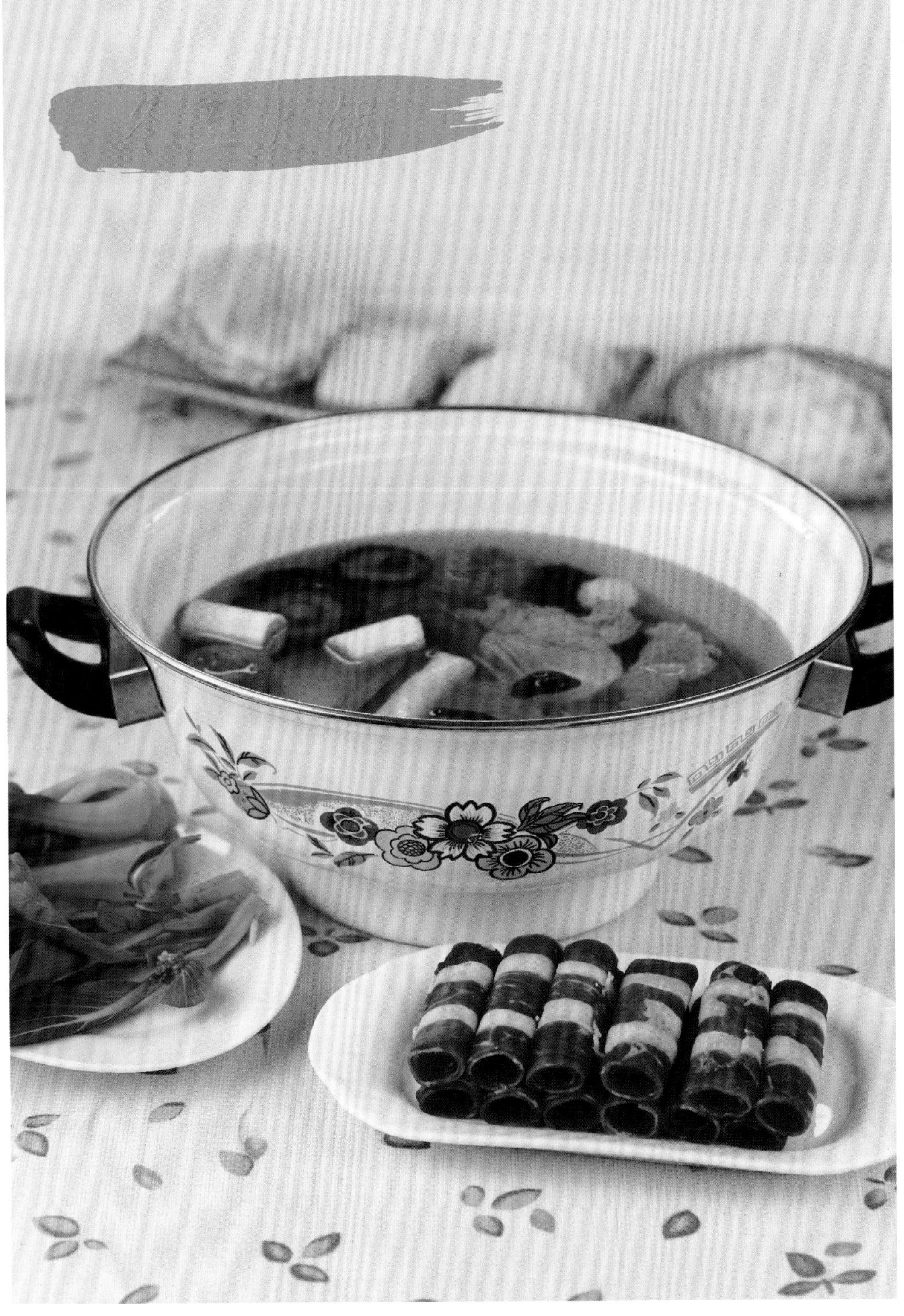
冬至火锅

材料

肥牛片250克，白菜、油菜、白萝卜、豆腐各100克，牛肉丸、鱼丸、蟹柳棒、粉丝各50克，水发香菇、木耳各30克，葱段、姜片各适量。

调料

火锅蘸料适量。

做法

1 将各蔬菜洗净，白菜切大块，白萝卜、豆腐切大片，油菜择成单叶，粉丝泡软。

2 火锅中放入水发香菇、木耳、葱段、姜片，加足水，烧开，先放入牛肉丸、蟹柳棒、鱼丸、白菜、白萝卜、豆腐略煮，再开始分别涮肉、油菜等，最后涮粉丝。

3 火锅蘸料可依个人口味配置，有麻酱味、海鲜酱味、辣油味等，自由选择。

节气食话

- “冬至大如年”，可见，传统的冬至日受到极大的重视，如过年般热闹，又有“小年”之称。在这么重要的日子里，全家人围坐在一起，吃上一顿热气腾腾、红红火火的火锅，各类食材齐备，营养、热量充足，健康、美味兼顾，一桌人欢声笑语、如沐春风，是严冬里最大的快乐和温暖。
- 火锅可以说是万能的，材料可以随心所欲，丰俭由人，食用时每人各取所需。但应注意荤素搭配、五色齐全，做到饮食均衡。
- 火锅的汤底、调料不宜过于麻辣、油腻或厚重，以免助生内热，食后出现燥渴现象。
- 火锅涮后的汤底不宜当作汤饮用，最好另外饮用茶水。

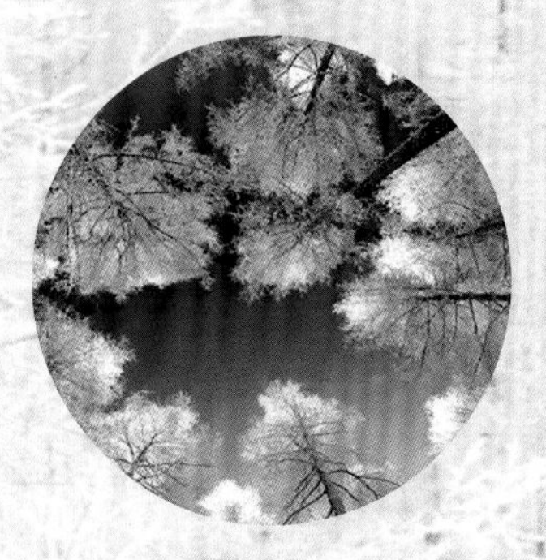

小寒

(1月4~6日)

“小寒大寒，冻成冰团”，

小寒是一年中气温最低的时期，常常比大寒还要冷。

俗话说“冷在三九”，

而“三九”多在1月9~17日，恰在小寒节气内。

小寒时不仅气温最低，还有寒风呼啸，雨雪冰冻，一派严冬的景象。

生活上，除注意日常保暖、防寒防冻外，

也要加强锻炼，使血脉畅通，预防中风等心血管疾病。

食养原则

- 温热散寒：寒为阴邪，最寒冷的节气也是阴邪最盛的时期，日常饮食中应多吃温热食物以散寒祛邪、补益身体、抵御严寒。
- 畅通血脉："血遇寒则凝""不通则痛"，寒冷时最容易发生血行不畅、血脉瘀滞等情况，此时饮食应加强活血化瘀，使血脉通畅，缓解瘀阻疼痛。

适宜饮食

- 温热食物：北方此时多吃涮羊肉、羊肉汤、红焖羊肉、火锅、糖炒栗子、烤白薯等温热食物，而南方多吃菜饭、糯米饭，多由青菜与咸肉、香肠或板鸭丁，搭配生姜粒与糯米一起煮制，益气暖胃，也有很好的保健作用。
- 腊八粥：腊月初八常与小寒节气临近，腊八粥也是很好的温热养生食物，非常适合在严寒时多多食用。
- 多用温性调味品：此时可多用生姜、大蒜、大葱、芥末、香菜、肉桂、花椒、大料、豆蔻、砂仁、红糖、陈皮等温热的调味料，以促进血液循环，活血化瘀，祛寒止痛。
- 多吃高热量食物：动物肉类、鸡蛋、牛奶、芝麻、核桃、花生、杏仁、松子等均富含蛋白质及脂肪，热量较高，抵御严寒效果好。但也要注意不可过量，尤其是肥胖及患有心血管疾病、糖尿病者。

不宜饮食

- 补益太过：热性及辛辣食物如果吃得太多，容易引起外寒内热，尤其是身强体壮的年轻人，容易出现痤疮、便秘、口腔溃疡等现象，要适当节制。

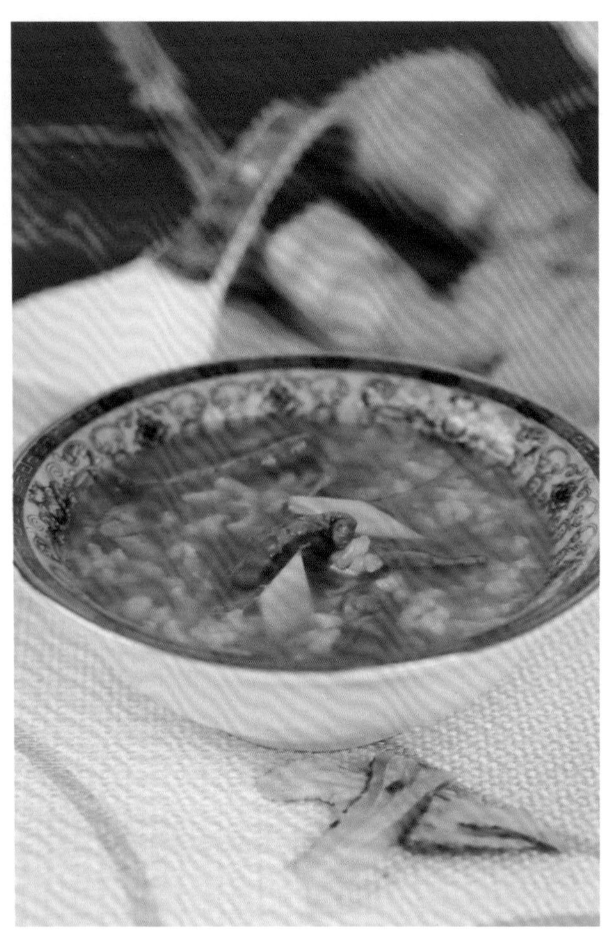

当归生姜羊肉粥

材料

粳米、羊肉各100克，当归、生姜各15克。

调料

料酒、淀粉各15克，盐适量。

做法

1 羊肉切片，用料酒、盐和淀粉抓匀上浆，备用。

2 粳米淘洗干净，放入砂锅，加适量水烧开，撇去浮沫，放入当归、生姜，小火煮30分钟。

3 捡去当归，放入羊肉片，滑散，再煮沸时加盐调味，略煮即可。

节气食话

- 当归是补血活血的常用药材，生姜可暖胃驱寒，与温热的羊肉一起煮粥，可起到益气养血、温中健脾、活血化瘀、祛寒止痛的作用，适合冬季保健，尤宜寒凝血瘀、虚寒冷痛、四肢冰凉、女性虚寒所致月经不调者。
- 此粥偏温燥，内热上火者不宜。

爆炒腰花

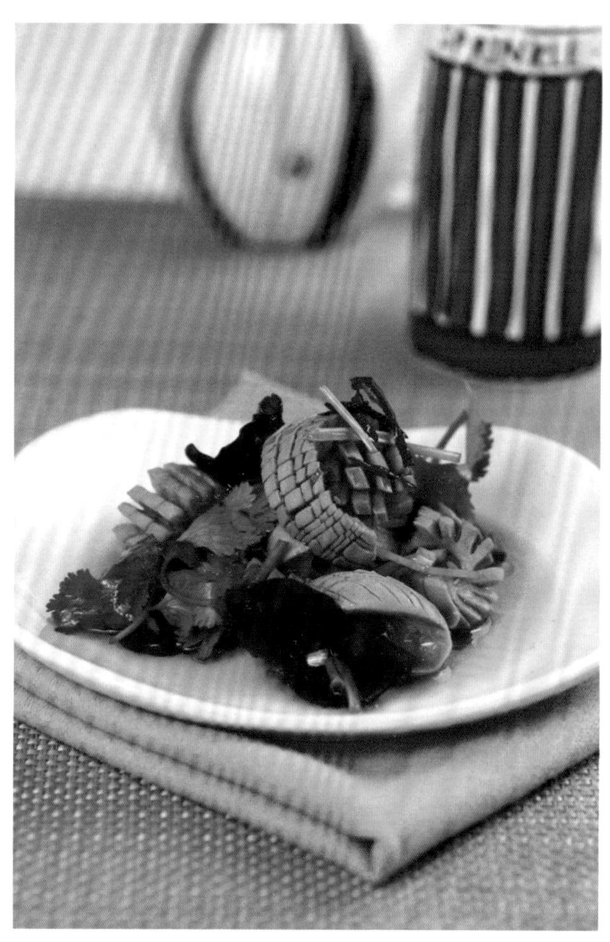

材料

猪腰2个（约300克），水发黑木耳70克，干辣椒1个，香菜段少许。

调料

生抽、米醋、香油各10克，白糖、盐、鸡精各适量。

做法

1 将猪腰去臊腺，切花刀后投入凉水中浸泡15分钟，冲净；水发黑木耳撕成小片，洗净；干辣椒切丝；所有调料放入小碗调成味汁。

2 煮锅中加水烧开，放黑木耳焯烫，捞出；放腰花焯至断生、泛白色时捞出。

3 炒锅倒入油烧热，下干辣椒炸香，放入腰花和木耳，倒入味汁，翻炒均匀后装盘，撒上香菜段即成。

节气食话

- 冬季补益重在补肾，吃些动物肾脏对补肾有益。猪腰为猪的肾脏，有益肾养阴、填精生髓的功效，也可用羊腰，功效类似。
- 此菜可滋肾阴、补血虚、强筋骨、健体魄，尤宜肾虚精亏者。
- 动物肾脏胆固醇含量较高，高血脂、心血管疾病患者不宜多吃。

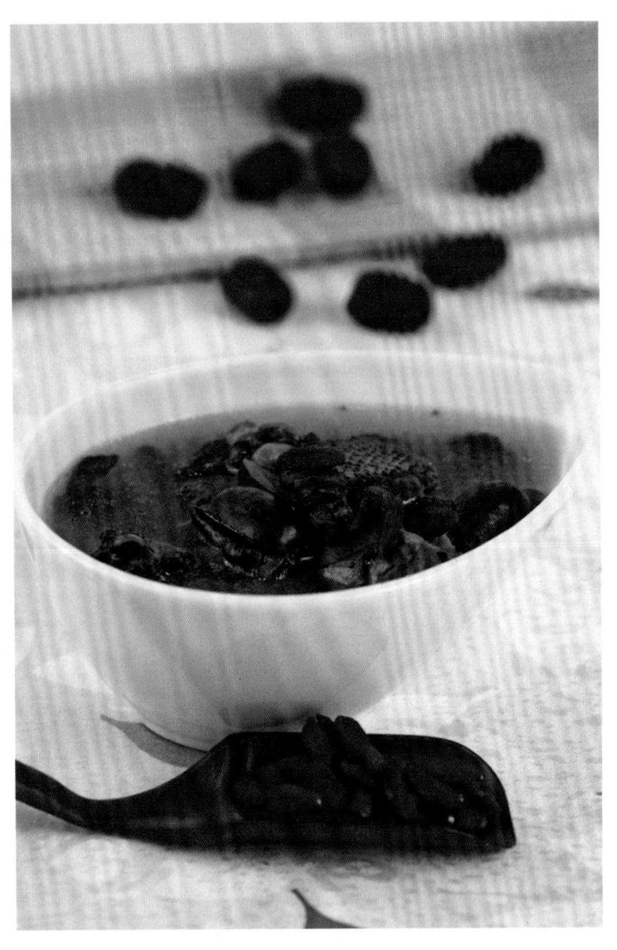

双红乌鸡汤

材料

乌鸡300克，枸杞子、红枣各20克，姜片适量。

调料

料酒15克，盐适量。

做法

1 将乌鸡洗净，切大块，焯水备用。

2 锅中放入乌鸡块和适量水烧开，撇去浮沫，放入枸杞子、红枣、姜片，倒入料酒，改小火煮1小时，加盐后再煮10分钟即可。

节气食话

- 乌鸡黑皮、黑肉、黑骨，是有益肾效果的黑色食物，还能健脾胃、养气血、抗衰老，其保健价值高于普通鸡肉。
- 红枣健脾养血，枸杞子滋补肝肾，与乌鸡一起炖汤，可增强补益效果，适合冬季补虚调养、增强体质、御寒抗病。

白菜豆腐烩白肉

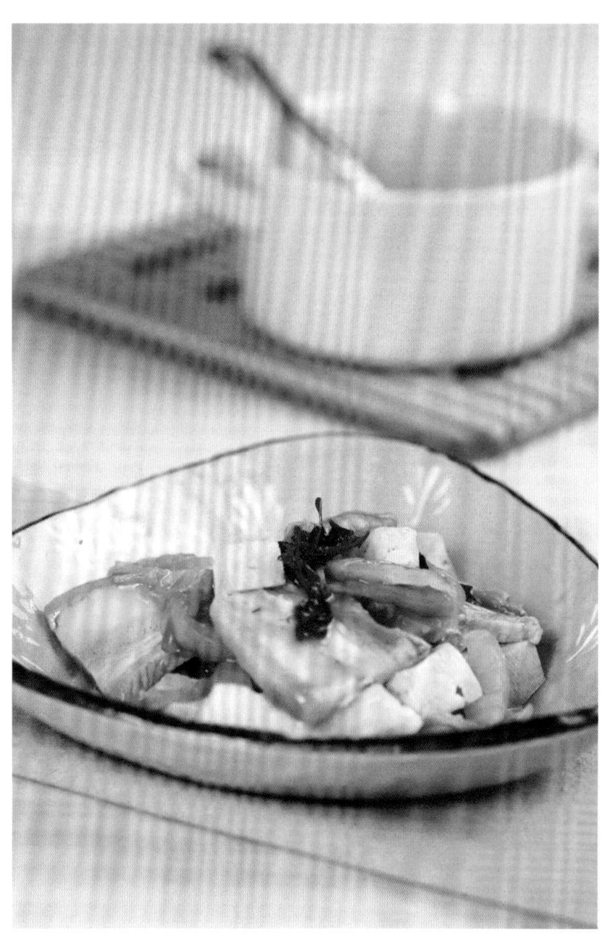

材料

猪五花肉250克，白菜、豆腐各150克，葱段、姜片各20克，干辣椒1个。

调料

料酒20克，盐、鸡精各适量。

做法

1. 将猪五花肉整块焯水后洗净；白菜切丝；豆腐切块；干辣椒切丝。
2. 锅中放入猪五花肉和适量清水，煮沸后撇去浮沫，放入葱段、姜片，倒入料酒煮30分钟，捞出晾凉，切成大片。
3. 炒锅倒入油烧热，下辣椒丝炒出香味，放入豆腐块、白菜丝和肉片，加适量水，中火烧5分钟，加盐、鸡精调味后即可出锅。

节气食话

- 俗话说“白菜豆腐保平安”，尤其是冬季，因补益饮食较多，容易出现肠胃积滞、消化不良、内热上火的现象，此时，常吃白菜、豆腐，可清热解毒、生津润燥、调和脾胃、促进消化，是真正的冬季平安菜。
- 白菜、豆腐搭配肉类，可化解油腻，给冬季进补带来清爽的口感。
- 肥胖、“三高”者可以瘦肉代替白肉。

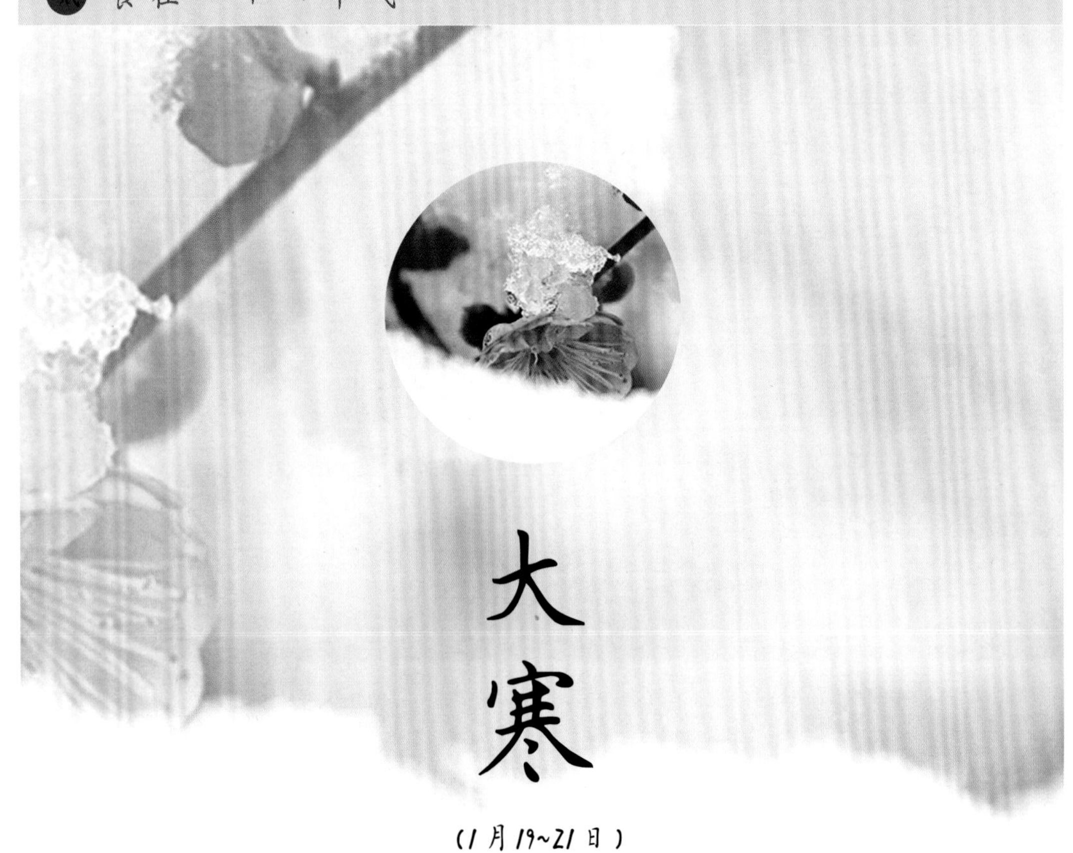

大寒

（1月19~21日）

大寒，是天气寒冷到极点的意思，“寒气之逆极，故谓大寒”。
这时寒潮频繁，大风降温，地面积雪不化，
呈现出冰天雪地、天寒地冻的严寒景象。
大寒节气常与春节相临近，
虽然寒冷，但春天已经在悄悄萌生，正是冬季转春季的过渡期。
人们为过年做着各种准备，忙碌而喜悦，
起居要注意不要过于操劳，神志应内守，避免急躁发怒。
防风寒、预防心血管疾病和肺病，仍是此时的养生要点。

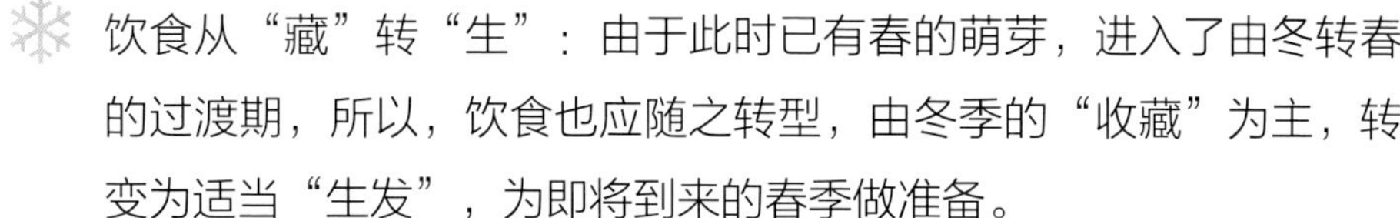

食养原则

- 饮食从“藏”转“生”：由于此时已有春的萌芽，进入了由冬转春的过渡期，所以，饮食也应随之转型，由冬季的“收藏”为主，转变为适当“生发”，为即将到来的春季做准备。
- 进补减少，适当降火：此时进补的食物量应有所减少，温热食物适当节制，而应添加一些理气化痰、促进生发、甘润降火的食物，适当多吃蔬菜、水果。

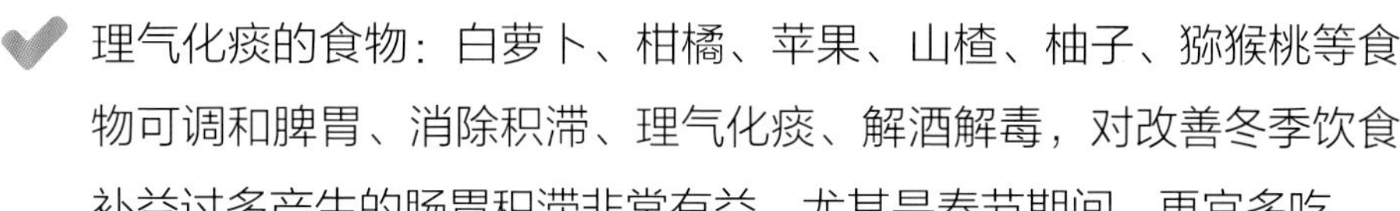

适宜饮食

- 理气化痰的食物：白萝卜、柑橘、苹果、山楂、柚子、猕猴桃等食物可调和脾胃、消除积滞、理气化痰、解酒解毒，对改善冬季饮食补益过多产生的肠胃积滞非常有益，尤其是春节期间，更宜多吃。
- 甘润生津的食物：由于春节常在大寒节气内，酒宴连连，肉食过多，容易内热上火，出现口腔溃疡、大便秘结、咽喉肿痛等症状，所以，应多吃一些甘润的食物，如莲藕、蜂蜜、胡萝卜、菠菜、油菜、豆腐、白菜、冬瓜等，以生津润燥，缓解燥热烦渴。

不宜饮食

- 过度饮酒及辛辣刺激：酒为大热之品，过食辛辣刺激食物、火锅等，会加重燥热，而这些在春节期间往往失控，所以，更要加强自我控制，以免内热外寒，引发疾病。

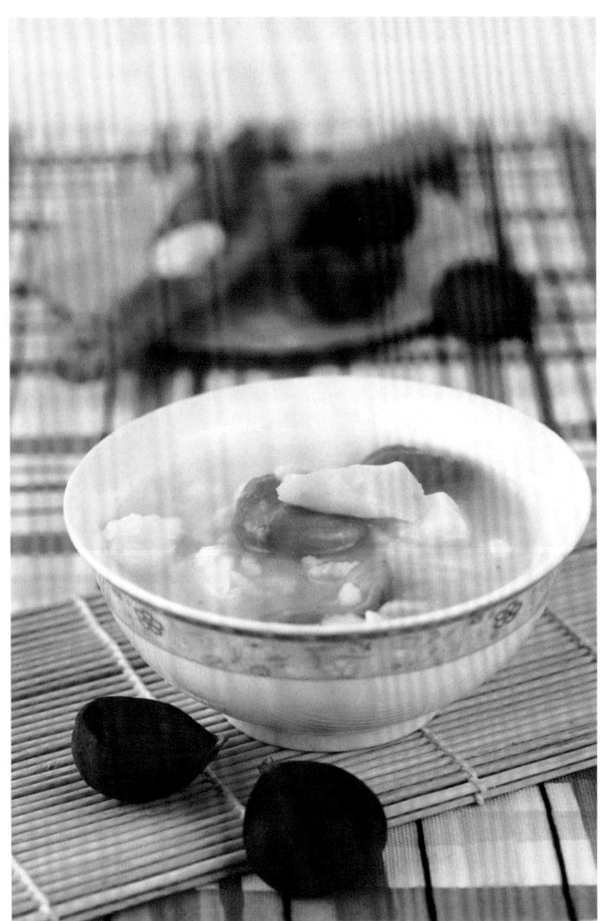

山药栗子粥

材料

粳米100克，鲜山药、栗子各70克。

调料

白糖适量。

做法

1 粳米淘洗干净；山药去皮，切滚刀块；栗子去皮取肉。
2 锅中放入粳米和适量水，大火煮沸，撇去浮沫，改小火煮20分钟。
3 放入山药块、栗子肉，继续煮15分钟，至粥稠即可。
4 食用时调入白糖。

节气食话

- 山药气阴双补，固肾健脾，栗子有“肾之果”之称，可厚肠胃、固肾气、强腰膝、止泄泻。
- 此粥适合冬季保健，可补益脾肾、强健体魄，尤宜便溏腹泻、老人肾虚腰痛、腰腿酸软、气虚乏力、男子阳痿遗精、女子带下、儿童发育迟缓者调养。
- 气滞腹胀、大便秘结者不宜多吃。

香橙牛柳

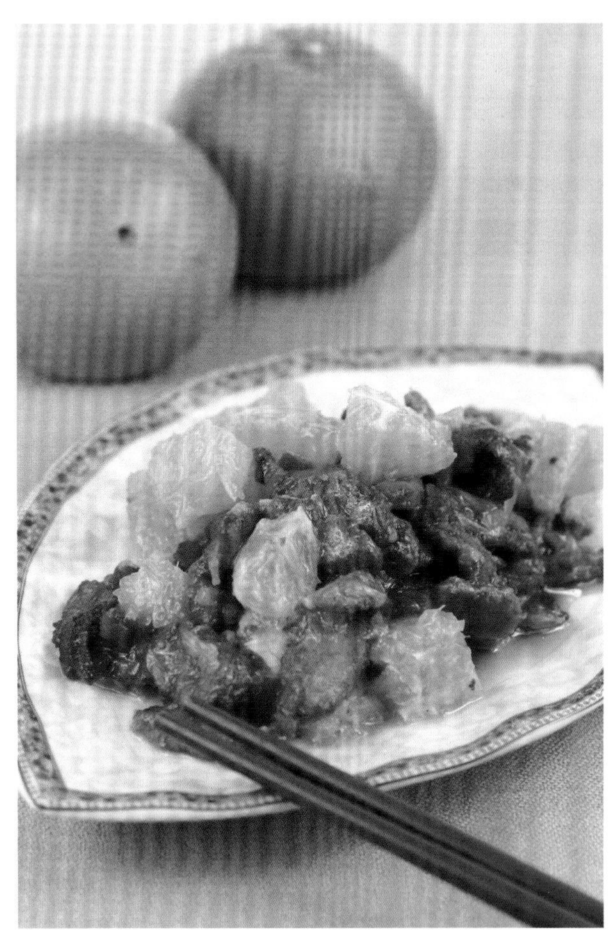

材料

牛里脊200克，橙子100克。

调料

酱油、料酒、淀粉各10克，白糖、盐、鸡精各适量。

做法

1. 将牛里脊洗净，切片，用料酒、酱油、淀粉上浆；橙子去皮，洗净，切块。
2. 锅中倒油烧热，下牛肉片，炒断生，放橙子块略炒，加白糖、盐、鸡精调味后即可出锅。

节气食话

- 牛肉是冬季常吃的品种，可健脾胃、长肌肉、壮骨骼、养气血、强体魄，增加热量、抵御严寒的效果也不错。
- 橙子是冬季最为多见的水果，与牛肉一起做菜，可以起到提振食欲、促进消化、化解油腻的作用，并能生津液、润燥渴、增强人体免疫力。

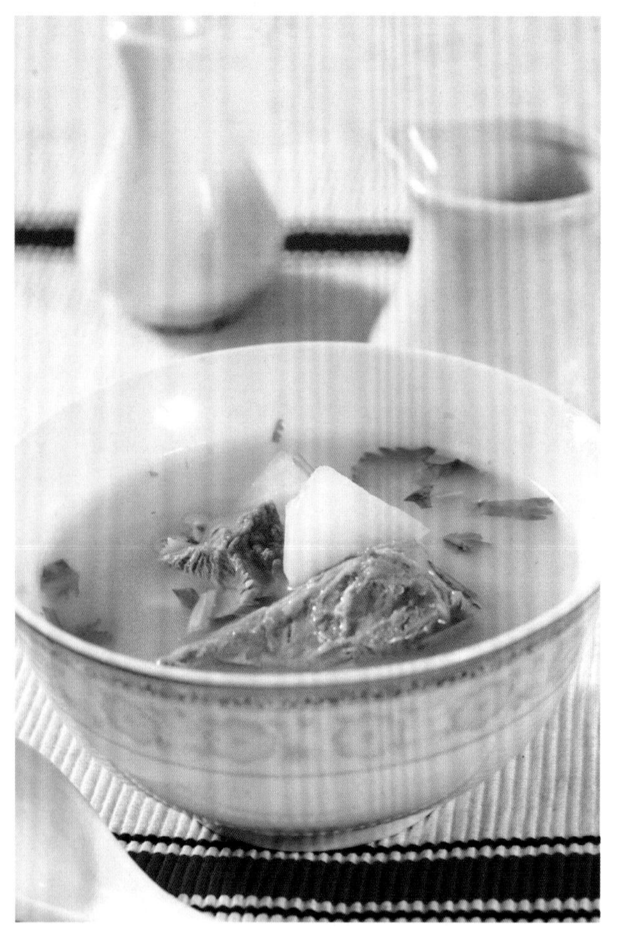

萝卜排骨汤

材料

排骨200克，白萝卜150克，葱段、姜片各20克，香菜末少许。

调料

料酒20克，盐适量。

做法

1 排骨剁小段，焯水后洗净；白萝卜去皮，洗净，切块。

2 煮锅中加适量水烧开，放入排骨、葱段、姜片、料酒，改小火煮1小时。

3 倒入萝卜，继续煮15分钟，放入盐调味，盛入汤碗中，撒上香菜末即可。

节气食话

- 俗话说“冬吃萝卜夏吃姜，不劳医生开药方”，冬季吃萝卜对畅通肠胃、防病健身特别有好处。白萝卜可下气消食、生津化痰、利尿通便，适合消化不良、饮食积滞、气滞腹胀、呕吐泛酸、咳嗽痰多、大小便不畅者食用。
- 此汤荤素搭配，既能保证营养，又不会造成积滞，是冬季养生保健的理想选择。

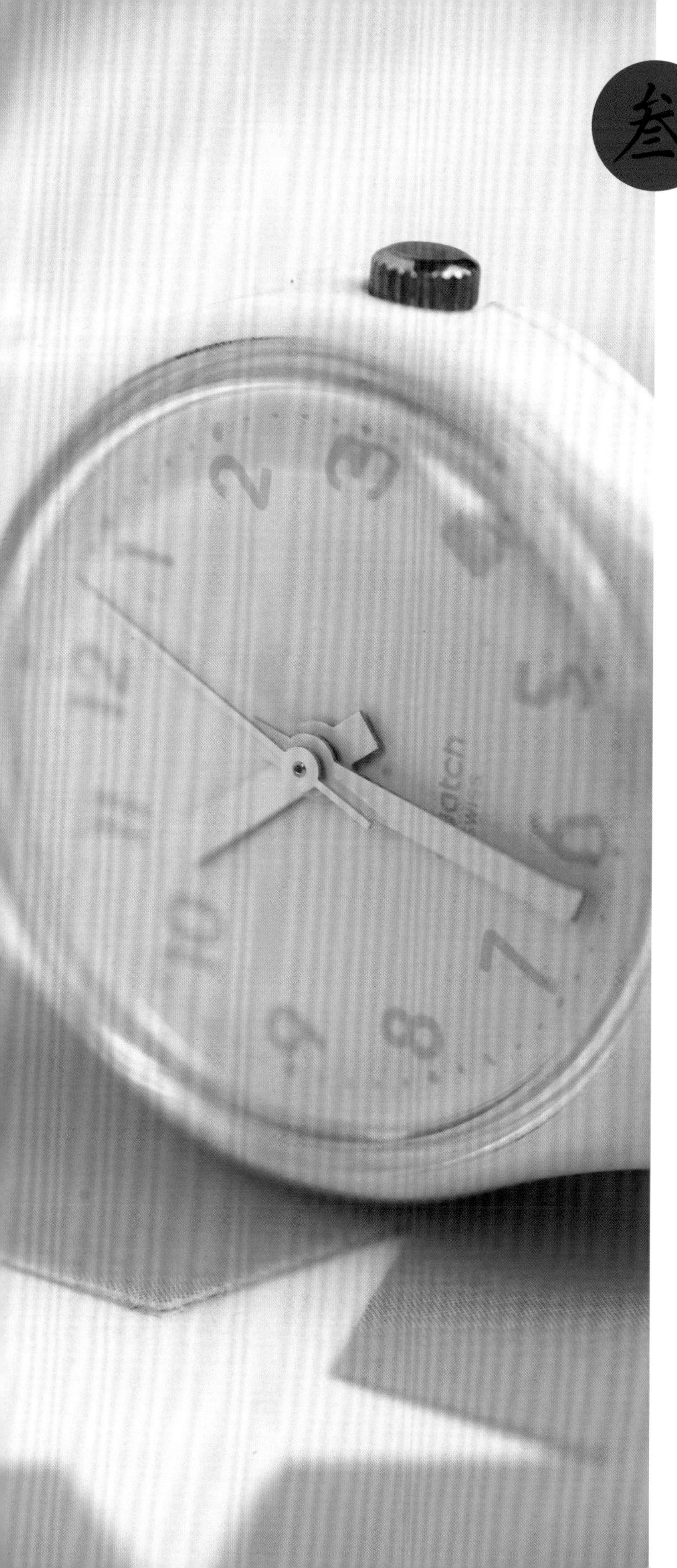

叁

养在24小时

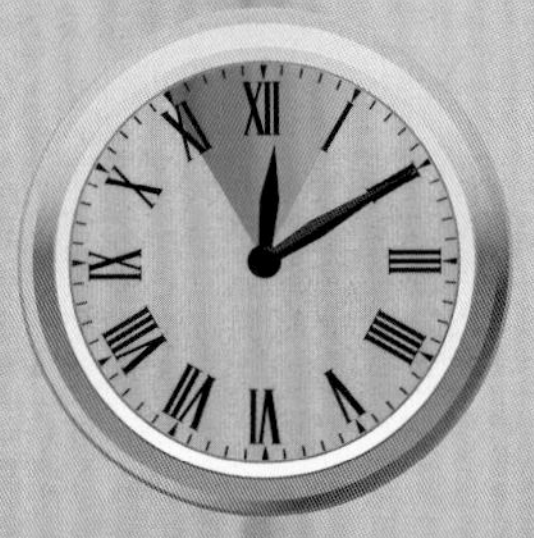

子时

（23~1点）

子时又叫夜半、子夜、中夜。

胆经旺盛。

此时阴气最重，阳气初生而微弱，宜养阴而护阳。

古人提倡睡好“子午觉”，即子时和午时的睡眠对人最为有益。

子时应卧床安静入睡，从浅睡眠过渡到深睡眠，

睡眠质量高，有利于肝胆排毒代谢，补血生髓。

爱熬夜的人多是子时不睡，用脑、用眼、思虑过度，

最是耗伤阴血，损伤阳气，

晨起后往往疲倦乏力、头脑昏沉、面色晦暗、眼圈青黑浮肿。

子时不睡，长期熬夜，尤损体质，是养生大敌。

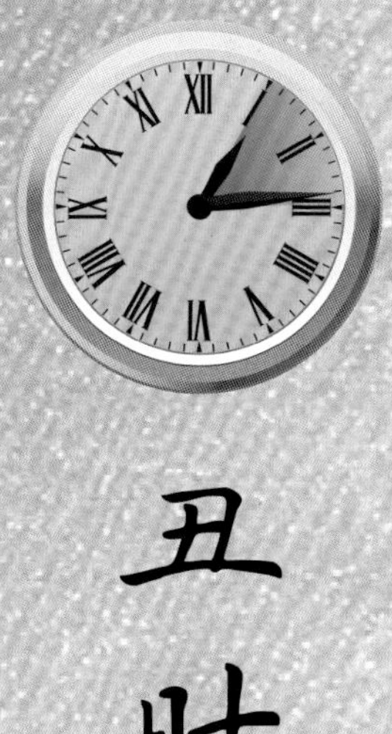

丑时

（1~3点）

丑时又叫鸡鸣、荒鸡。

肝经旺盛。

肝藏血，丑时正是肝脏造血、排毒、修复的最佳时间，

肝主生发，此时阳气已渐长，需好好养护。

丑时最宜深度睡眠，最忌熬夜。

“丑时睡得香，脸上无斑疮”，

此时经常不睡者容易肝血失养，而致情志不舒或烦躁易怒，

面色青灰无光，皮肤长色斑或痤疮、癣疹，

并易生肝病。

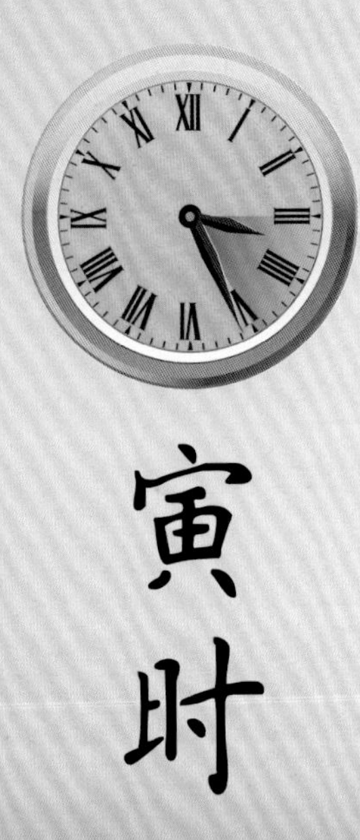

寅时

（3~5点）

寅时又叫平旦、黎明、早晨、日旦等，是夜与日的交替之际。
肺经旺盛。
此时阴阳开始平衡，人体呼吸深长，需要较深而平静的睡眠。
“肺朝百脉”，养肺时间睡眠好的人，
清晨起来面色红润，毛发光泽，精力充沛。
而肺弱及有肺病者，此时病情易加剧而咳醒，
气血不足者此时易早醒，心气虚者易大汗，肾虚者易腹泻、多尿，
糖尿病患者易低血糖，心血管疾病患者易心梗，虚弱老者易死亡。
寅时是“黎明前的黑暗”，此时的身体状况最能反映出人的健康状况。

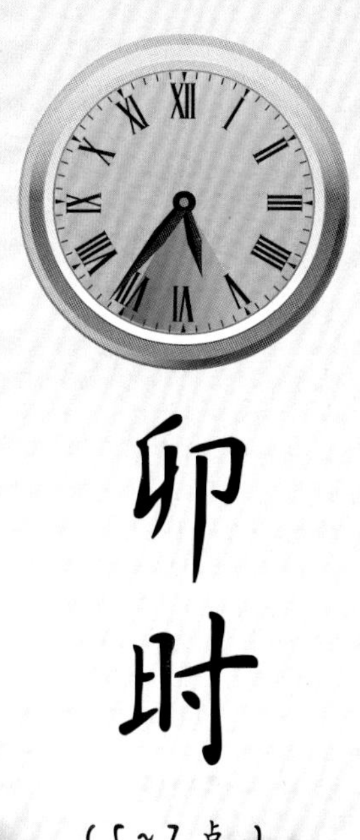

卯时

（5～7点）

卯时也叫日出、日始、破晓、旭日等，为太阳初升之时。

大肠经旺盛。

随着太阳升起，人体阳气也逐渐升腾，

人从睡眠中醒来，精神状态饱满。

由于此时是大肠排毒的时间，大肠蠕动比较旺盛，

所以，应养成晨起排便的习惯，对健康特别有益，

空腹喝一杯温开水，温润大肠，再去排便会更加顺畅。

卯时血压会出现“晨峰”现象，升高较快，

所以，心血管疾病患者在起床、洗漱时都要格外当心，避免发生意外。

三步起床法

卯时人体血压会快速升高，出现“晨峰”现象，早7点时的血压往往是一天中最高的。而且，起床这个动作体位变化很大，易发生血压波动、心脑血管供血不足，尤其对于高血压患者及老年人来说，起床如果过快、过猛，容易发生脑卒中等脑血管意外。

因此，心血管病人及老年人卯时起床最好遵照“三步起床法”，也叫“3个半分钟”起床法，让身体对体位变化有一个慢慢适应和调整的过程，这样血压就不会有太大波动，避免出现脑血管意外。

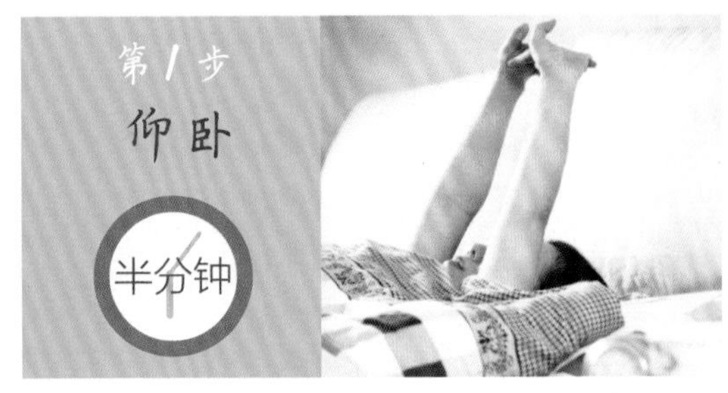

醒来后，不要急于起床，保持仰卧姿势半分钟，活动一下四肢和头颈部，伸一下懒腰，使肢体肌肉和血管平滑肌恢复适当张力，以适应起床时的体位变化，避免引起头晕。

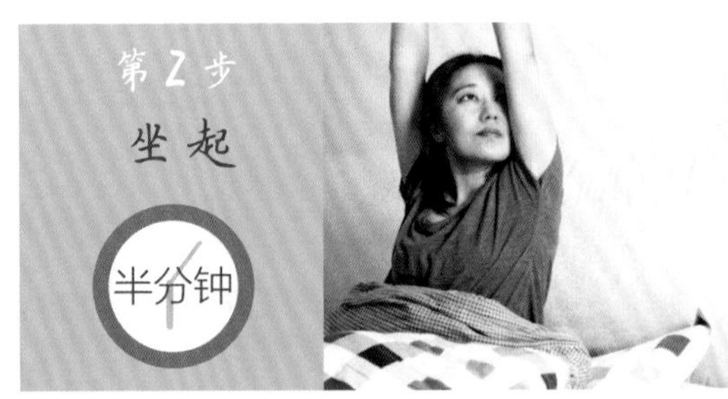

慢慢坐起，稍活动几次上肢，保持坐姿半分钟。此时可喝一杯温白开水，帮助稀释黏稠的血液，减轻晨峰时的血管压力，避免发生心血管意外，并可起到促进排便的作用。

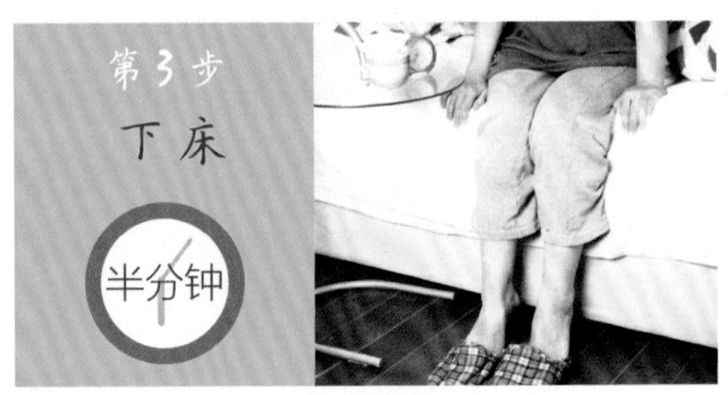

双腿下垂着地，在床沿静坐半分钟，此时要穿好保暖的衣服、袜子，最后再穿上拖鞋，下床活动。

饮水与排便

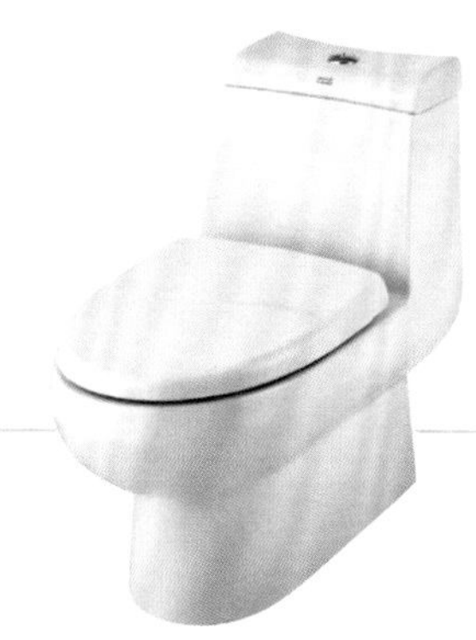

卯时起床后，最好能先喝一杯温热的白开水，可以起到补充水分、缓解干渴、利尿通便、稀释血液的作用，并能降低血液黏稠、血压过高而引发脑血栓的危险。尤其是高血压患者，此时喝水、吃降压药比较好。

清晨的这杯水以温开水为最佳。夏天可以饮用茶水，以增强清热解暑的作用；秋冬季节可饮用蜂蜜水，以润燥通肠、促进排便。

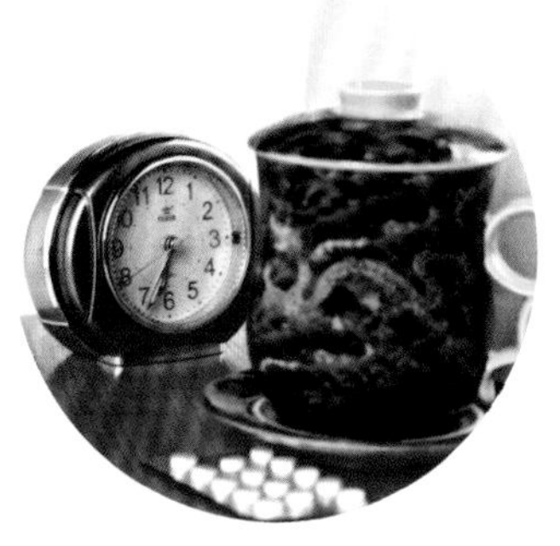

卯时人体大肠经活跃，此时排便会比较顺畅，最好养成在此时排便的习惯。不管有没有便意，或者能不能排出，都去厕所蹲一会儿，长期坚持，便可形成定时排便的良好习惯。

但由于此时为血压的“晨峰期”，排便时注意不要过于用力，尤其是有心血管疾病的便秘者，过于用力排便有可能引起心脏病发作，出现心率加快、血压升高、面色苍白或面红耳赤、头晕目眩、出虚汗等，甚至因心绞痛、心梗、脑梗发作而晕厥、猝死。此外，长时间蹲坐后站起也容易发生危险。老年人清晨在洗手间发生意外的现象十分常见，因此，切记要“轻、慢、稳”，喝杯热水、轻揉腹部都有助于排便。

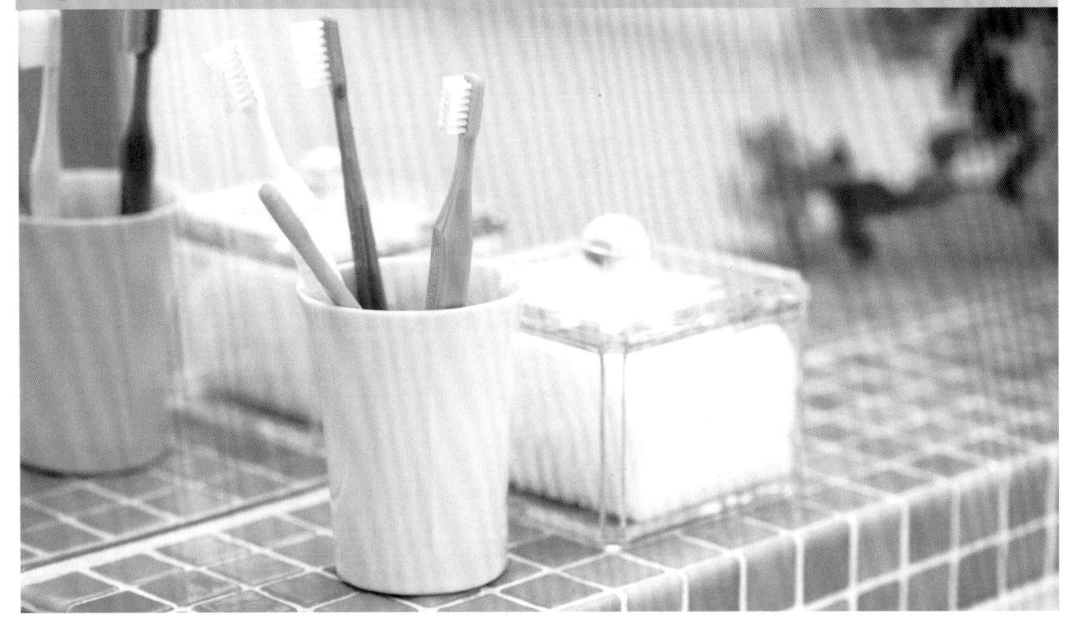

清晨洗漱要诀

清晨洗漱是每日必需，对不同人群也有不同的保养方法。

身体健康的青壮年宜用凉水洗漱，适当的冷刺激可以清醒头脑，使人从困倦昏沉中彻底醒来，神清气爽，并能提高御寒能力，预防鼻炎、感冒等外感疾病。

而年老体弱及心血管疾病患者宜用温水洗漱，最好不要用凉水。由于寒冷刺激会使血管收缩，造成血压波动，对本就处于“晨峰期”的血压危害尤其大，所以，在洗脸、漱口时均要用温水，特别是秋冬寒冷季节，要尽量减少接触冷水的机会。

除了洗脸、刷牙之外，梳头也是清晨的保健要诀。清晨梳头可以活化气血，促进人体阳气生发，并有平稳血压、缓解头痛、开窍醒脑、美颜养发的作用。梳头应有一定力度地刮擦头皮，由前至后把头皮的每个角落都梳到。有时间的人可梳头百下或持续2~3分钟，对维护健康、增强免疫力很有好处。

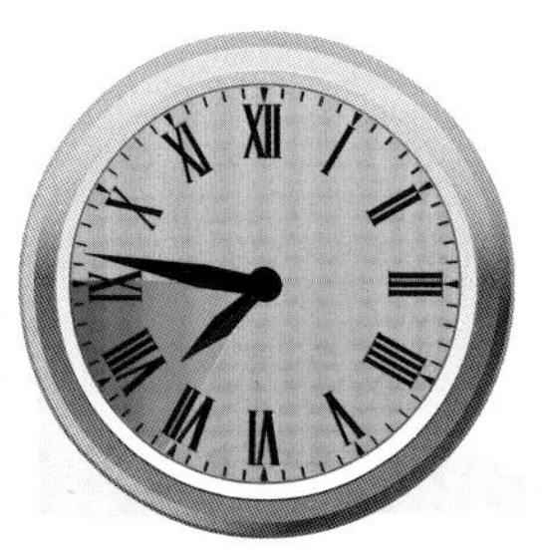

辰时

（7~9点）

辰时又叫食时、早食、朝食，即吃早饭的时间。

胃经旺盛。

此时胃经最为活跃，最容易接纳和消化食物，

多吃一些营养丰富的高碳水化合物、高蛋白食物，很容易消化吸收，

早餐吃得饱一些，也不容易造成饮食积滞。

不吃早餐是导致胃病的因素之一，一定要避免。

此时适当晨练、增加运动量，有助于人体阳气生发。

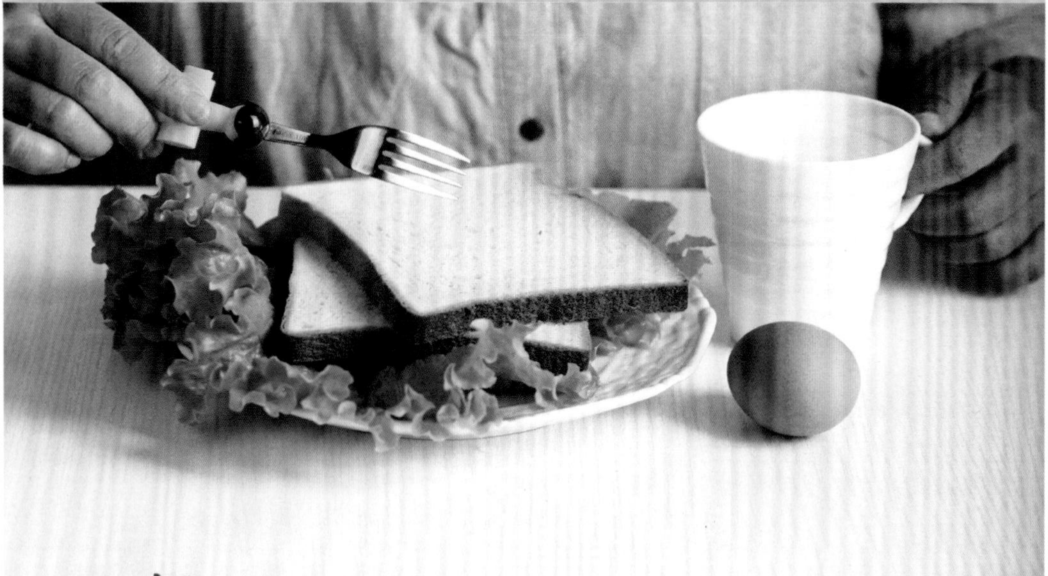

早餐要吃饱

吃饱早餐，更有活力

俗话说“早餐吃好、午餐吃饱、晚餐吃少”。一般来说，早餐摄入的热量应占全天的30%左右。

大多数人一天的主要活动发生在上午，能量消耗最大，因而早餐格外重要。早餐距离前一顿晚餐的时间最长，一般在12小时以上，急需补充热量和营养。如果早餐没吃饱，上午就容易出现疲倦、焦躁烦闷、四肢发冷、注意力不集中、反应迟钝、精神萎靡、低血糖等问题，严重影响工作和学习效率。

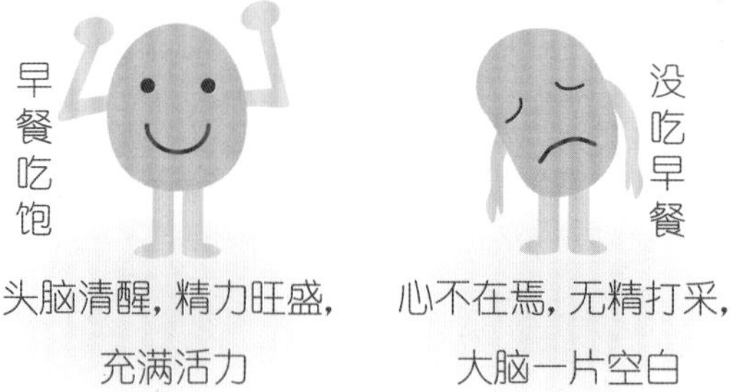

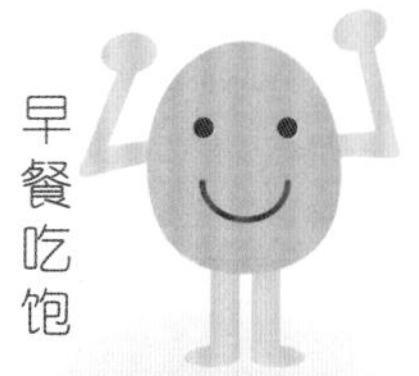

头脑清醒，精力旺盛，充满活力

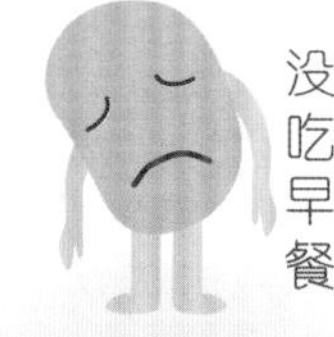

心不在焉，无精打采，大脑一片空白

有些人为减肥而不吃早餐，其实这反而会导致内分泌和代谢功能紊乱，从而引起或加重肥胖。此外，长期不吃早餐还容易引发胃炎、胃溃疡、胆结石等消化系统疾病，以及营养不良、贫血、早衰、免疫力下降等。所以说，早餐是一天活力的开始，也是健康的保障！

早餐营养四大要素

早餐的食物应种类多样，搭配合理。如果早餐中包括了以下4类要素的食物，则说明早餐营养充足；如果只包括了其中3类，则早餐的营养比较充足；如果只包括了其中的2类或1类，则早餐的营养不充足。

1

谷粮类

谷粮类食物含有丰富的碳水化合物，在体内能快速转化成糖，是人体能量的主要来源。所以，早餐应多吃面包、粥、面条、馒头、包子等主食。多种谷类掺着吃，粗细搭配，比吃单一品种要好。

2

动物性食物（肉、蛋）

此类食物主要为人体提供蛋白质、矿物质和维生素，是维持体力必不可少的营养。早餐一定要有一些动物蛋白，如鸡蛋、鹌鹑蛋、猪肉、牛肉、鸡肉、鱼肉、火腿、香肠等。

3

豆奶类

（豆及豆制品、奶及奶制品）

此类食物为人体提供优质蛋白质，同时也是补钙的首选食物，可作早餐的饮品及甜点，如鲜牛奶、酸奶、奶酪、豆浆、豆干、豆腐脑等。

4

蔬菜和水果类

蔬菜和水果能给人体提供各种维生素，并能促进消化、畅通肠胃、生津润燥。如黄瓜、番茄、生菜、萝卜、苹果、香蕉、橙子、猕猴桃等，均宜早餐食用。

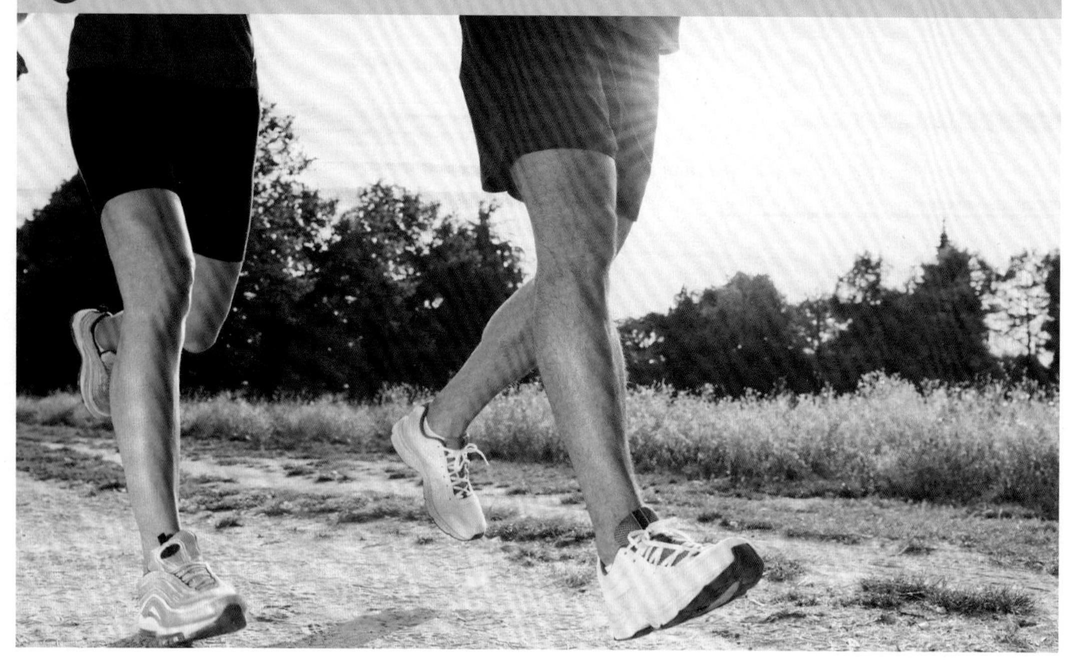

晨练的最佳时间

辰时健身正当时

吃过早餐后，太阳渐高，此时的阳光温暖而不炽烈，大地阳气生发，人体的阳气也随之旺盛起来。经过一夜的休整和早餐的补给，人体气血充盈、精神饱满，肌肉、骨骼、关节以及各项生理功能均恢复到最佳状态，感觉轻松愉悦，也比较耐疲劳，此时正是锻炼身体的大好时机。

一般人群都适合在辰时进行力所能及的各项运动，尤其适合肌肉力量型运动及有氧运动。即便是身体状况不佳者，也尽可能在此时到户外适当活动身体、晒晒太阳，以促进人体阳气生发、气血畅通，让一天都更有精神和活力，对增强体质、调节情绪、预防疾病及缓解病痛都有极大的好处。

上班途中正好晨练

吃过早餐，大多数人都要开始外出上学、上班了，很多人认为早上的时间匆匆忙忙，没有时间晨练。其实，上班途中只要多些锻炼的意识，随处都是健身场。比如少开车、多骑共享单车，或提前几站下车、步行上班，或不坐电梯、改爬楼梯等，都是很好的健身方式，每日坚持，一样可以达到晨练的目的。

不宜空腹及饭后立刻晨练

空腹晨练容易发生低血糖及心血管意外的情况，最好避免。而早餐刚刚饱食后，全身血液要调动起来向消化系统集中，以保证更好地消化食物，此时心血管的负担本已加重，再高强度运动的话，会雪上加霜，还会影响消化功能。因此，早餐后应至少休息半小时，或做些轻微的准备活动，再做比较高强度的运动。

冬季晨练必待日光

夏季晨练可以稍早一些，以免温度太高造成大汗，而冬季晨练不宜过早，尤其不宜冒着严寒、摸着黑出门锻炼。《黄帝内经》中说，冬季养生要“早卧晚起，必待日光”，即要等日出以后再起床并外出活动。因为日出前，大地阴气太盛，外出不利于蓄藏阳气。此外，在阳光下运动非常重要，阳光可以温煦身体、补充阳气、强壮骨骼、调节心情，是健康之宝。尤其是心血管疾病患者，冬季日出前的阴冷严寒对心血管是恶性刺激，要尽量躲避。

现代城市中（冬季的北方城市尤其明显），清晨（卯时）的空气积存了大量的浊气和污染物，空气质量差，这时外出锻炼，身体容易受到浊气、寒气、雾气甚至灰霾的伤害。而到了辰时，日出一段时间后，雾霾消散，含氧量增加，空气质量也更好了，锻炼起来更清新健康。

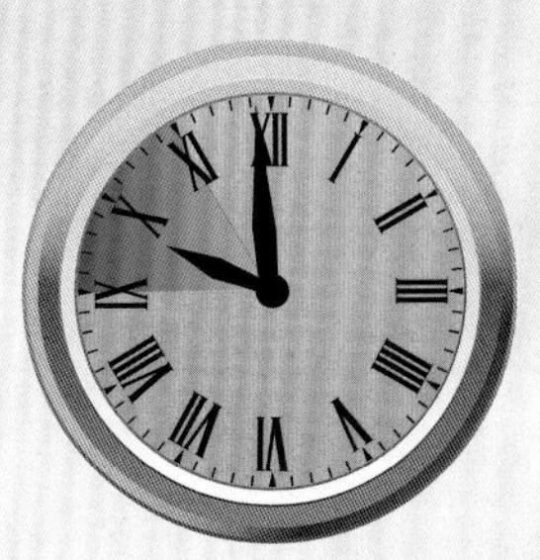

巳时

（9～11点）

巳时也叫隅中、日禺等，指临近中午的时候。

脾经旺盛。

脾主运化、统血，脾健则运化功能正常，

此时早餐吸收的营养输布、代谢良好，并能及时生化气血，

能使人肌肉丰满、强壮有力、气色红润、精力充足、脑力增强。

因此，巳时是工作学习的第一个黄金时间，工作效率非常高。

由于此时气血活跃、大脑兴奋、痛感降低、最抗疲劳，

所以，也是适合打针、手术、考试、肌肉锻炼的最佳时间，

难度最大、消耗体力最大的工作均宜在此时进行。

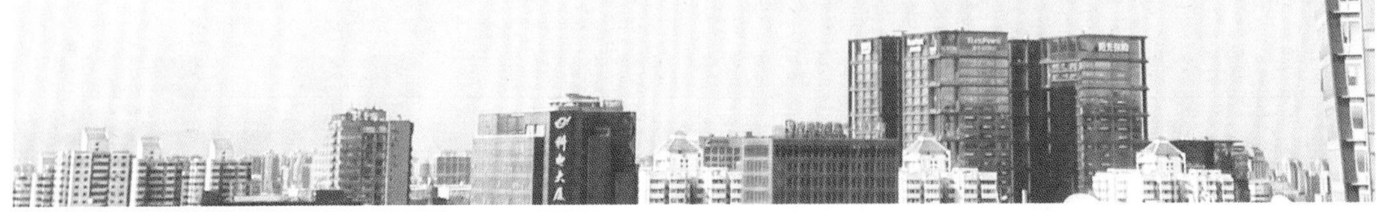

劳逸结合效率高

保持专注，提高效率

这个时间段，大部分成年人都在工作岗位上忙碌着，学生们则在学习最为费脑的功课。此时，人体的体力和脑力都保持在最佳状态，学习和工作效率最高。一定要好好抓住这个一天中的黄金工作时间，保持精神专注，短短2个小时的高效工作，收获往往比闲散一天都要大得多。

劳逸结合，适当休息

追求工作效率也不是说要一直把神经绷得紧紧的，中间应适当休息1~2次，劳逸结合，以免过于紧张疲劳，反而降低工作效率。一般每隔45~60分钟应休息一次，每次休息10~15分钟为宜。

疲劳分为两种，一种是身体疲劳，如肌肉或腰背酸痛、周身乏力、眼睛干涩等，一种是心理疲劳，如头脑昏胀、精神萎靡、烦闷不畅等。这两种疲劳又会相互影响，让人感到身心俱疲。右边的方法有助于缓解身心的双重疲劳。

时辰养生

- 深呼吸：到户外空气清新的地方，做几次深呼吸，可消除焦虑紧张和烦躁。
- 大脑转换：用脑过度的人休息时要先清空大脑，转换一个关注点，或放空冥想，或时事八卦，或玩笑逗趣，放松一下神经，哪怕几分钟也是有效的。
- 伸展运动：久坐办公的人可以起来活动一下，做些伸展的动作，尤其要活动一下腰腿、手臂、头颈，避免长时间保持一个姿势。
- 吃零食：食物能补充能量，放松心情，使人愉悦。上午适合吃些水果，如香蕉、苹果等。

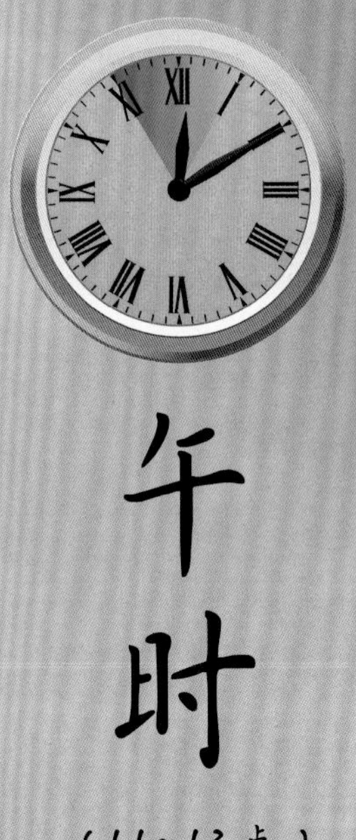

午时

（11~13点）

午时又叫日中、日正、中午，是午餐与午休之时。

心经旺盛。

紧张工作一上午后，需要小休调养一下。

午餐要吃好，营养全面种类多，为更长的下午做足准备。

“子午觉”是养生必备，午时一小憩，安神养精气。

午饭后最好能适当放松休息或午睡，保持心情平稳安静，

适当养神，能给下午至晚间的工作学习提供更充沛的精力。

不宜带着疲劳连续作战，

以免影响下午的工作效率，反而得不偿失。

午餐要吃好

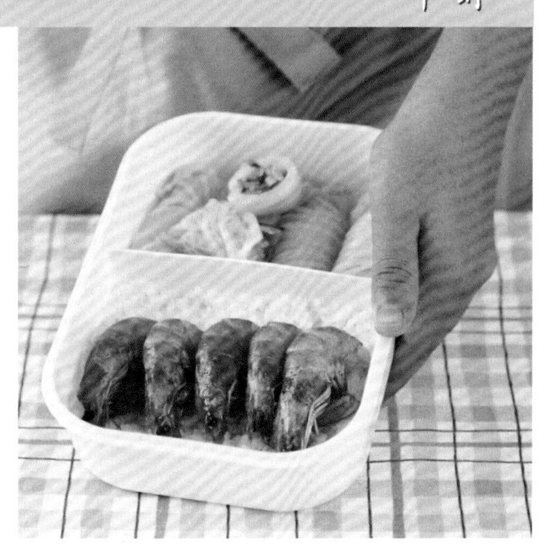

营养充足，种类齐全

经过一上午紧张的工作、学习，从早餐中获得的能量和营养不断被消耗，此时人体血糖快速下降，需要及时补充，为下午继续工作提供能量。因此，午餐在一日三餐中起着承上启下的作用。

一般人上午只工作2~3小时，而下午要工作4~5小时，所以，午餐需要摄入更多的营养。午餐宜多吃高蛋白、高脂肪的食物，也就是说要“吃得好”，这类食物与碳水化合物相比，转化成糖原的时间较长，能让人体更长时间地维持热量和体力。

从食物品种看，午餐要求食物多样而均衡，荤素搭配，干稀搭配，色彩丰富，口味多变，谷、肉、豆、菜、果齐备，是最佳选择。

八分饱即可

午餐要吃好，但不宜吃得过饱，一般来说，八分饱是最佳状态。这是由于高蛋白的食物消化时间长、升糖速度较慢，不像碳水化合物那样让人马上产生饱胀的感觉，当你感觉还欠一点饱的时候，实际上已经十分饱了，再吃会引起脘腹胀满、消化不良、身体困倦、对消化系统和心血管系统都是沉重的负担。所以，在感觉八分饱的时候，放下碗筷是非常明智的。

下午的时间较长，在3点左右最好有一个“下午茶”的加餐时间，这样午餐可以不暴食，下午也不会饥饿，是非常提倡的健康养生法。

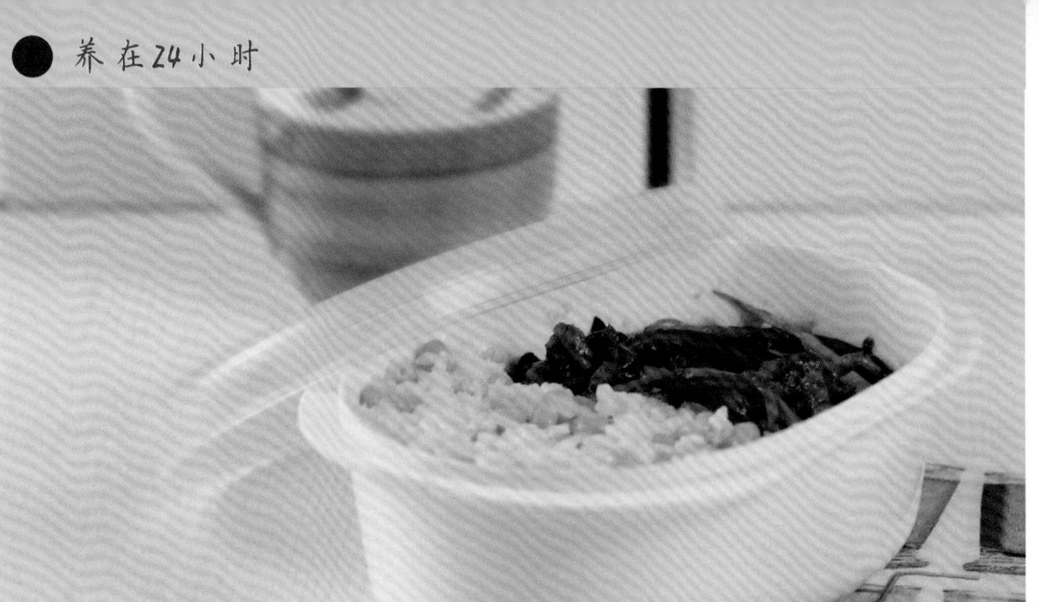

工作餐这样吃

大多数学生及上班族都要在外面的食堂或快餐店吃午餐，再加上现在外卖送餐非常方便，所以，午餐往往需要考虑的不是怎么做饭，而是怎么选择。

标准的工作餐一般以套餐、盒饭、份饭为主，往往是荤素搭配，有主食（饭、面或汉堡）、菜、汤和水果。在点餐和进餐过程中，需要注意这样吃更健康。

时辰养生

- 尽量选择套餐，荤素适度，营养均衡，干稀搭配，经常变花样。
- 中餐盖饭中的菜，如果有浓芡汁或肉汤，尽量别用它来拌米饭，以免摄入过多淀粉及油脂。
- 吃饭不能太快，要细嚼慢咽，午餐吃15~20分钟为宜，狼吞虎咽不利于健康。
- 套餐里如果有水果，可以把它作为加餐，留在下午3点左右再吃。
- 进餐时不要同时忙工作、忙赶路、玩电脑、刷手机，也不要思考难题、生气焦虑，一心二用、心不在焉、郁闷烦躁的状态严重影响食欲及消化功能。

午觉怎么睡

睡好午觉养阳气

午时阳气最盛，阴气衰弱，此时小睡一会儿，最能养阳气。尤其是阳气比较虚弱的中老年人，午觉的保健作用更大，最好能睡1~2小时。而对于普通上班族来说，限于环境条件和工作作息，午睡30分钟左右就够了。

午时心经当令，是养心的最佳时间。午睡可起到缓解疲劳、提神醒脑、安神除烦、调整情绪的作用。工作忙碌的人尤应重视午觉，正所谓“磨刀不误砍柴工”，此时休息一会儿绝不是浪费时间，而是给身体加油打气，以更充沛的精力来应对下午繁重的工作。

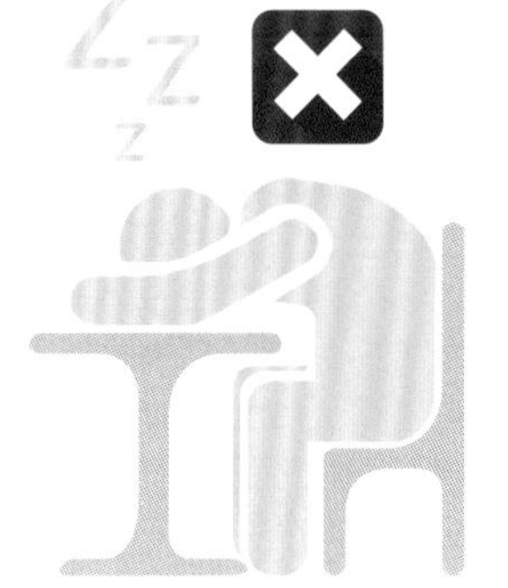

找个好姿势

睡午觉最好要平躺，这样可以让大脑和肝脏得到血液，有利于大脑养护。平躺也可以缓解一上午腰背、肩颈的疲劳酸痛，缓解久坐导致的下肢肿胀。

没有条件平躺的，可以仰坐在椅子或沙发上闭目养神，保持“入静”的状态，脚下放个小凳子，把腿抬高休息。

伏案睡觉会减少头部供血，让人睡醒后出现头昏、眼花、乏力等一系列大脑缺血、缺氧的症状。同时，由于趴在桌上睡觉，心肺处于憋闷状态，呼吸不畅，且多处神经受到压迫，睡觉时往往感到心中焦虑、睡不踏实，甚至做噩梦。不少上班族中午都是这样凑合一下，其实，这样的姿势还不如不睡。

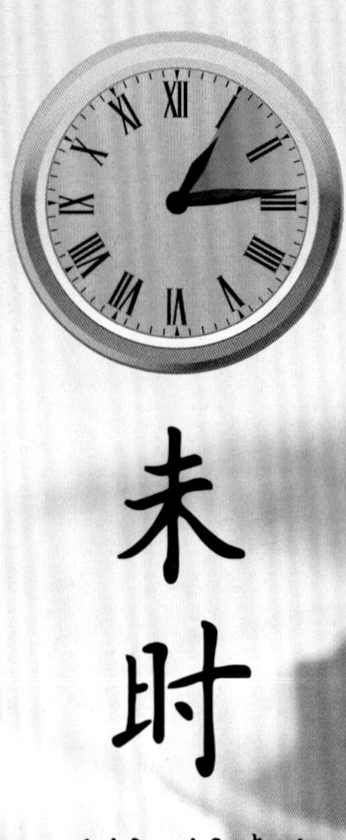

未时

（13~15点）

未时也叫日昳、日跌、日央等，指太阳已经偏西。

小肠经旺盛。

未时分清浊，饮水能降火。

小肠吸收营养的能力最强，把午餐的高营养吸收后，输送到血液中，

而把消化不了的废物下排至大肠，

此时多喝水、喝茶，

可降低血液黏稠度，保护心血管，有利于小肠排毒降火。

此时人体反应迟钝，容易产生昏昏欲睡的困倦之感，应激能力降低，

老年人午睡可延长到此时，

上班者此时也不宜从事精密、费脑、高强度、高灵敏度的工作。

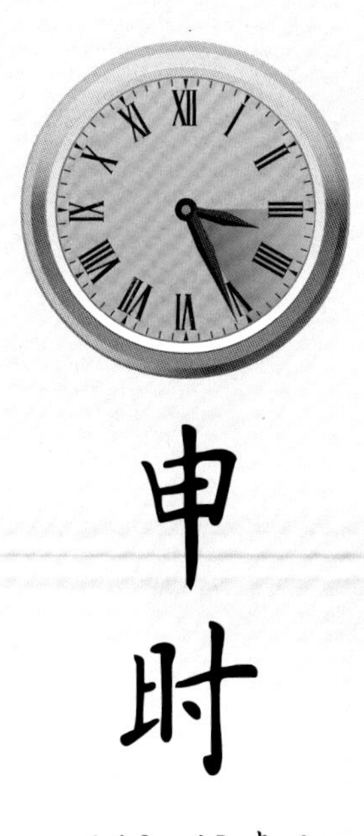

申时

（15～17点）

申时也叫晡时、日晡、夕食等。

膀胱经旺盛。

此时，午餐的营养已被小肠充分吸收，并输送到全身，

身体各项机能开始恢复，大脑又活跃起来，

进入了工作学习的第二个黄金时间，要抓紧时间工作，提高效率。

申时人的血糖、血压、体温均升高，阴虚者更明显，有炎症者易发烧，

多喝水或吃些生津液的水果，可加快人体水液代谢，促进身体排毒。

此时人体耐力较好，适合进行微微出汗的有氧运动及伸展运动，

以促进人体循环代谢，但切忌大汗淋漓。

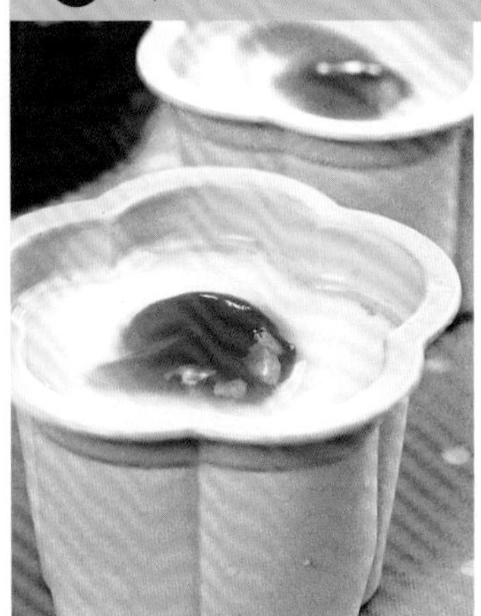

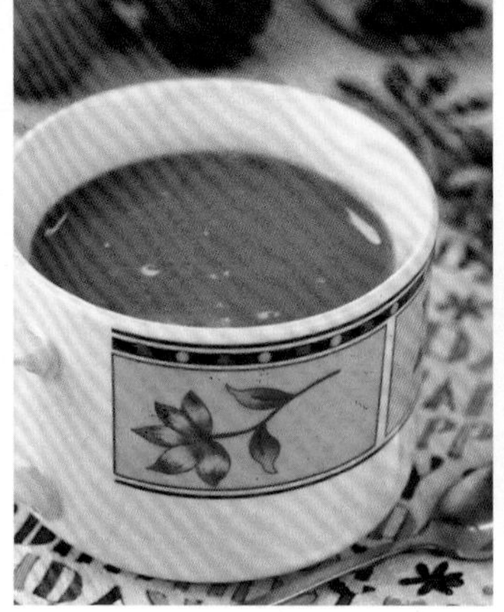

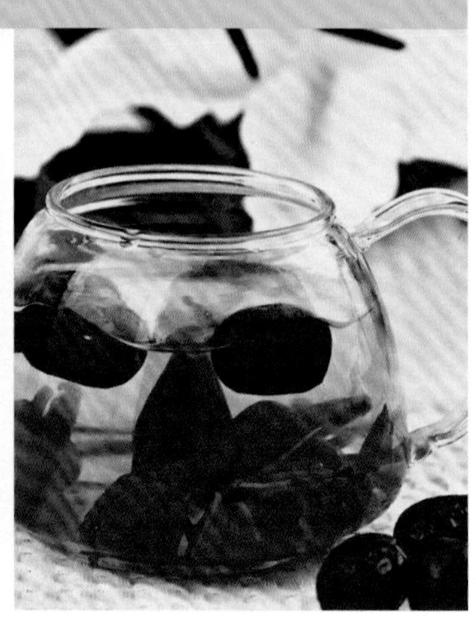

养生“下午茶”

下午茶不仅仅是茶

下午茶并不仅仅是喝茶，它只是下午加餐的一个代名词，包括茶饮、牛奶及奶制品、咖啡、巧克力、小点心、坚果、水果等。由于午餐和晚餐之间的间隔时间较长，下午的工作也进行了2小时左右，到申时容易出现疲劳和饥饿感，所以，此时最好能补充一些能量，喝些饮品，吃些零点，放松一下，进食还能让人心情愉悦，起到缓解紧张压力的作用。

如何选择茶点

牛奶及乳制品

牛奶、酸奶、奶酪、布丁等可补充热量和营养，养阴血，补钙质，也适合搭配各种水果、坚果、饼干等食用。

高能量零点

能量棒、牛肉干、巧克力、糖果、威化饼干、桃酥等高能量零点可快速补充体力、缓解疲劳和饥饿。

饮品

春季宜饮花草茶，可疏风散热、增强免疫力。夏季宜饮绿茶、西瓜汁等清热解暑、生津止渴的饮品。秋季宜饮甘蔗、蜂蜜、梨汁等养阴润燥的饮品。冬季宜饮热咖啡、热巧克力、可可奶等高热量、御寒冷的饮品。

无论哪个季节，都最好少喝冰镇的含气饮料，以免引起肠胃受寒、胀气，影响消化功能，还易造成肥胖。

水果

午餐时如有水果，可留在此时食用。工作加餐最适合吃香蕉、苹果、橘子等水果，一是容易食用，没有太多汁液污染环境，二是含糖量较高，可以缓解饥饿，三是有调节情绪的作用，可消除烦躁、紧张、焦虑。

干果与坚果

大枣、葡萄干、核桃、瓜子、花生、杏仁、松子、开心果等食物热量很高，每天一小把，健脑益智，润肤养颜。但肥胖多脂者不宜多吃。

宜适当运动

申时是一日工作学习中的第二个黄金时间段，且此时身体耐力好，韧性强，协调能力、反应能力均良好，尤其是吃过“下午茶”之后，身体状态回升，精神饱满。此时进行一些肌肉、筋骨拉伸运动，对缓解疲劳、增强筋骨及关节的柔韧度非常有益。也适合进行长走、慢跑、骑车、登山、游泳等低强度、长时间的有氧运动，以微微出汗为佳。申时适当运动还可缓解一天的疲劳，提高晚餐的食欲及夜间的睡眠质量。

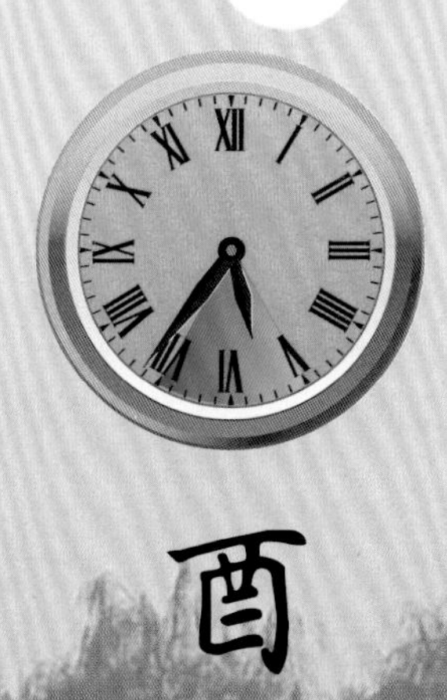

酉时

（17~19点）

酉时也叫日入、日落、日沉、傍晚，即太阳落山之时。

肾经旺盛。

酉时是晚餐时间，晚餐要吃少，七八分饱即可。

肾藏精纳气，是人体先天之本，

此时宜放松身心，适当休息，以培育元气，增强人体免疫力。

晚餐后不宜进行剧烈运动，散步最宜。

按摩或敲打肾经穴位也可在此时进行，

有助于预防肾病、改善腿脚肿胀、强健腰腿。

晚餐要吃少

晚餐不宜吃过饱

白天人们上班的上班，上学的上学，只有晚餐时全家人才能齐聚在一起吃饭。所以，晚餐是家庭最为重视的一顿饭，常常最为丰盛，不仅大鱼大肉，品种和菜量也较多。当然，吃好晚餐是对辛苦一天工作的犒劳，也能促进家庭和谐，的确非常重要。但从养生保健的角度来看，晚餐是不应吃太多的，应以“少而精”为原则。

这是因为晚餐后的体力活动较少，人体机能逐渐下降，并进入休眠状态，消耗能量的水平下降。如果晚餐吃了过多肥甘油腻的食物或吃得过饱，会加重消化系统的负担，引起肠胃积滞、腹胀、内热等，进而导致夜晚睡卧不安。长期如此，还会造成肥胖及高血脂、糖尿病等代谢障碍性疾病。

如何做到“少而精”

晚餐应营养均衡、荤素搭配、重质不重量。多吃高蛋白、低脂肪、高纤维的食物，做到营养充足，调味清淡，热量较低。

主食可添加一些粗杂粮、薯类、豆类等食物；多吃瘦肉、鱼虾海鲜等，少吃肥腻、厚重的肉食；绿叶蔬菜、根茎类蔬菜、豆制品、菌菇类食物多多益善，与肉类搭配最宜。

酉时肾经旺盛，多吃益肾的食物对养肾非常有益。如香菇、黑木耳、黑米、紫薯、紫菜、黑芝麻等黑色食物，以及海参、山药、枸杞子、栗子、核桃等食物，均是养肾佳品，适合晚餐食用。

晚餐还应多吃易消化的食物，多饮汤水，以促进排毒、排尿，对预防肾病、膀胱病均有好处。

饭后百步走

优良传统要保持

现在，我们常看到老年人晚上出来散步，而年轻人却窝在家里不肯动，这也是很多年轻人早早就患上老年病的原因之一。据美国调查研究发现，美国人的肥胖率领先全球，和他们晚餐进食过量、晚餐后从不出门、躺在沙发上看电视、猛吃炸薯条、冰淇淋、大杯可乐等生活习惯是分不开的。

俗话说“饭后百步走，活到九十九”。晚餐后散步可以说是中国人的优良传统，完全符合养生保健的原则，也是一个十分科学的好习惯，代代受益，一定要保持。

这样走最健康

酉时大地阳气渐退，阴气渐重，人体的阳气也趋于收敛，已不适合进行快跑、肌肉锻炼等太过剧烈的运动，而散步活动量不大，比较温和，所有人都可进行。餐后散步30分钟左右，就可促进食物消化，减轻腹部胀满不适的感觉，并消耗一定的热量，有助于控制体重、预防高血脂、糖尿病等代谢障碍性疾病。

饭后散步的速度可以根据自身状况掌握。如果全天的活动量基本够了，晚上就以放松身心为主，不要求速度，可以和家人边聊边走，还有助于增强亲情、调节情绪。如果全天的活动量不足，此时是弥补的好机会，以中速步行为宜。

时辰养生

饭后散步最好是在饭后15分钟再开始，这段时间正好可以用来做些家务活，如刷锅洗碗、擦桌子、打扫卫生等。

酉时最宜养肾经

散步养肾经

酉时宜保养肾经。人体的肾经是从足底的涌泉穴开始，沿腿部内侧上行至腹部、胸部，止于锁骨下的俞府穴。

“人老先老腿”，肾气衰弱的一个明显表现就是腿脚无力，所以，要想养肾抗衰老，适当活动腿脚是保养之道。此时散步行走，就能起到活络腿部肾经、延缓腿脚老化的作用。因此，“饭后百步走”也有养护肾经的作用。

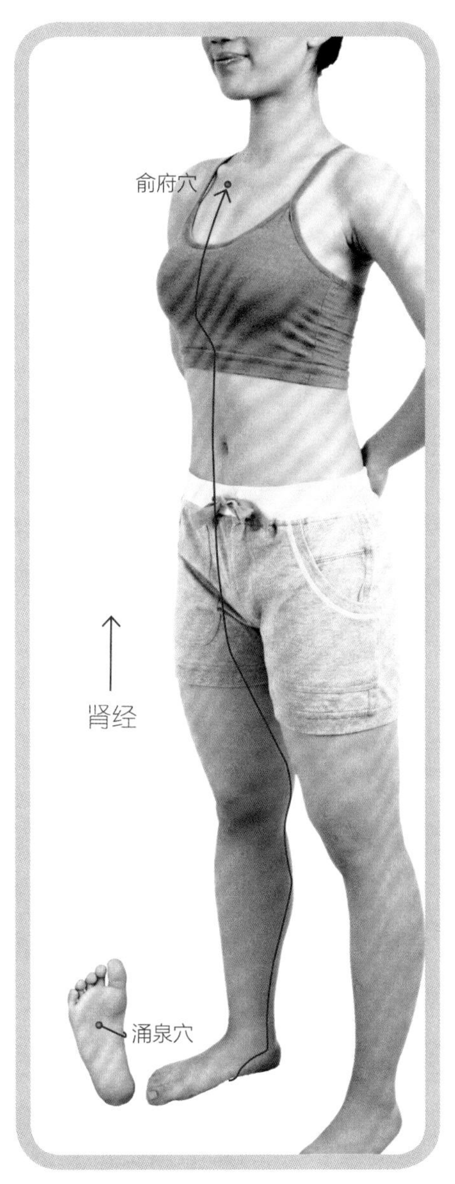

按摩、敲打肾经

如果因为天气或身体等原因无法外出步行，此时还可以按摩或敲打肾经穴位（从足底沿腿部内侧上行，见右图），也可起到养护肾经、活化腿部气血的效果。

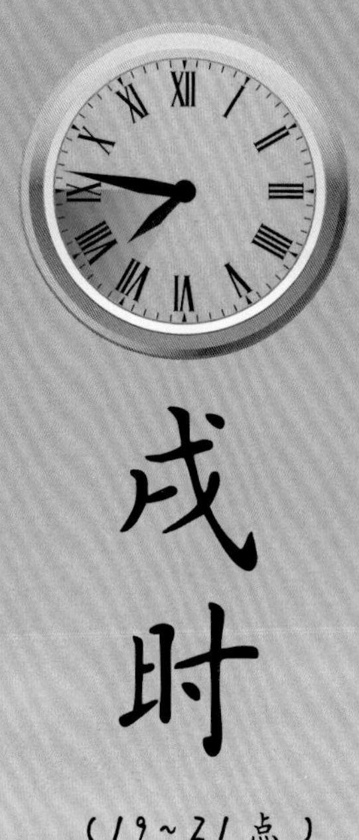

戌时

（19～21点）

戌时也叫黄昏、日夕、日暮、日晚等，
此时太阳已落山，天将黑未黑，天地昏黄，万物朦胧，故称黄昏。
心包经旺盛。
此时心脑神经系统最活跃，为工作学习的第三个黄金时间段，
大脑思维敏锐，适合阅读、写作业或从事创作性工作。
戌时应注意保持心情舒畅愉快，充分释放压力，
除了工作学习外，适合进行一些轻松的娱乐活动，
但不宜过于兴奋劳累或剧烈运动。
心脏不好的人在这时候按摩、敲打心包经，效果最好。

轻松愉悦解疲劳

由于晚餐刚刚补充了能量，戌时也是精神状态较好的时期，是第三个工作黄金时间段。学生在这时写作业效率最高，成年人可以读书、学习新知识，不断充实自己。也可以放松地看电视、听听音乐、刷手机或与家人娱乐、闲谈，让紧绷一天的神经逐渐松弛下来，缓解身心的双重疲劳。

戌时是心包经运行时间，最宜安养心神，降心火，除烦躁，让身体由动入静，阳气逐渐收敛闭藏。所以，此时不宜进行夜跑等太过剧烈、激发阳气的运动，而太极、瑜伽等活动则非常适合此时进行。娱乐也要有所控制，不要太过紧张刺激，以免引起精神亢奋，影响睡眠。

按摩心包经

心包经从胸部乳头外侧的天池穴，沿手臂内侧走向手指，止于中指末端的中冲穴。戌时边看电视边按摩心包经，对改善心血管疾病、胃病、胸部疾病、神经系统疾病以及安养心神、促进睡眠均十分有益。

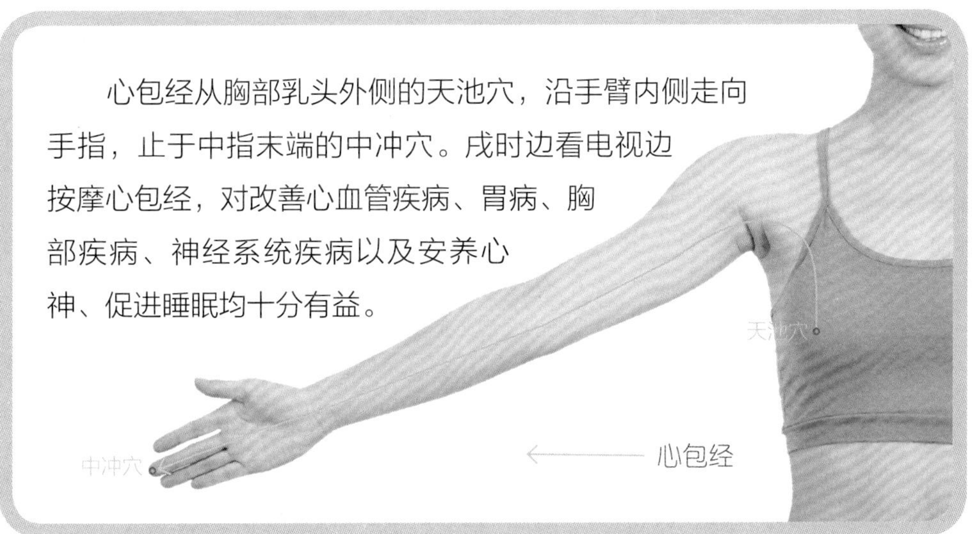

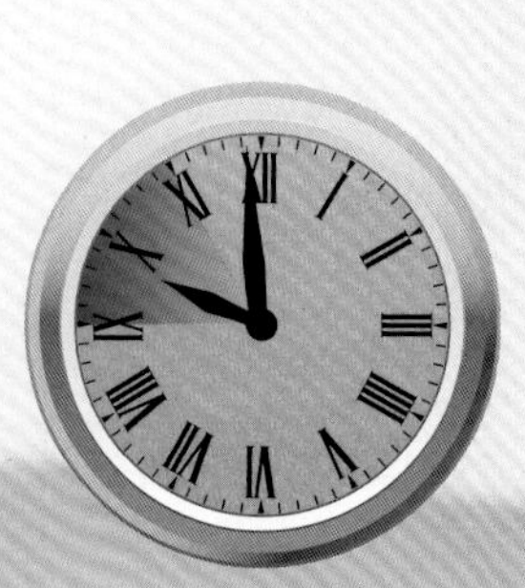

亥时

（21~23点）

亥时也叫人定、定昏、人静，

此时夜色已深，人们已经停止活动，准备安歇入睡了。

三焦经旺盛。

亥时三焦能通百脉，改善全身气血循环。

此时入睡，百脉可得到最好的休养生息，对养生保健十分有益。

亥时人体阳气衰弱，呼吸开始减慢，体温也逐渐下降，

适合温水洗漱、按摩经络，以畅通血脉、缓解疲劳、促进睡眠。

睡前更要放空思绪，使内心安静，心神收敛，才能提高睡眠质量。

切忌胡思乱想，劳神乱心。

温水洗漱，四季泡脚

洗漱要用温水

亥时是准备入睡的时间段。此时应以温水刷牙、洗脸、洗脚等，有条件的每日淋浴或泡浴均可，除了起到清洁作用，还能畅通活络气血，有助于缓解疲劳、促进睡眠。

与清晨洗漱不同的是，亥时不论身体状况好坏，都不宜用凉水洗漱。因为此时人体的阳气已很弱，体温也较低，凉水刺激会损伤阳气，刺激神经，影响睡眠。

四季均宜泡脚

俗话说“人老足先衰，木枯根先竭”，人的衰老由足而生。“寒从脚下起，脚暖全身暖”，“足下暖”是养生防病的重要原则，用热水洗脚是我国传统的保健方法。脚离心脏最远，又承载人的体重，经过一天的活动，这个地方最易出现血液循环障碍，而出现寒湿、酸痛、肿胀等问题。每晚临睡前泡泡脚，可以使人体足底反射区得到良性刺激，起到温煦阳气、活化气血、颐养五脏、调整阴阳的作用。

亥时人体百脉通，泡脚尤能消除疲劳、促进睡眠、祛病强身。

时辰养生

- “春天洗脚，生阳固脱；夏天洗脚，暑湿可祛；秋天洗脚，肺润肠濡；冬天洗脚，丹田温旭。”可见，一年四季泡脚均有益健康。
- “睡前泡泡脚，胜过吃补药。”泡脚对于体质比较虚弱的中老年人及患有慢性病的人来说，保健意义更大。

时辰养生

泡脚应该这样做

- 泡脚水温控制在40℃左右为宜，不要超过60℃。水凉了不断加热水，最好用可以调节温度的电子足浴盆，能长时间保持温度。
- 每次泡脚时间以15~20分钟为宜，时间太短起不到保健作用，太长则使人昏昏欲睡。
- 水量不宜太少，至少要没过脚踝，能泡到小腿肚更好。
- 泡脚以微微出汗为最佳状态，切忌泡得大汗淋漓。
- 泡脚要注意卫生，专盆专用，不要多人共用脚盆和擦脚毛巾。
- 如果患有糖尿病，一定要控制好水温，以免因脚部敏感度下降而造成烫伤，诱发糖尿病足。
- 有急性感染性疾病、出血性疾病时，不宜泡脚。皮肤有新的破损时不宜用中药泡脚。
- 泡脚后一定要用毛巾擦干，夜间湿着脚最容易着凉。

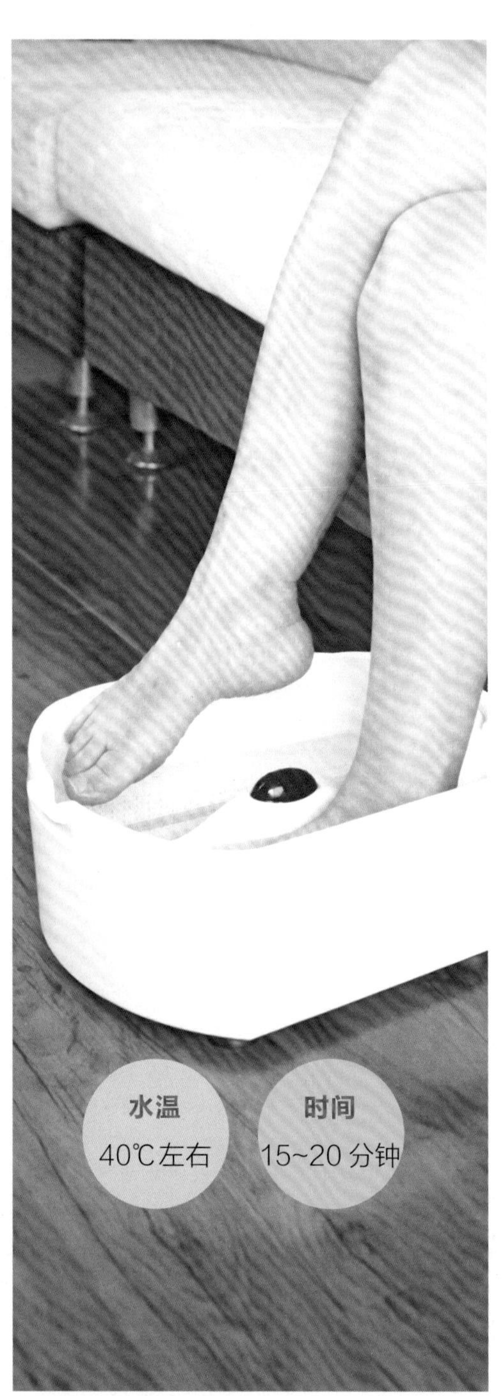

做个足底按摩

足部是脾经、肾经、肝经这3条经络的起始部位，同时还是胃经、膀胱经、胆经这3条经络的终端部位，即足部连通着人体的6条经络。人体各组织器官、五脏六腑在双足上都有相应的反射部位，称为“足底反射区”。亥时人体百脉畅通，泡完脚后，坐在沙发或床上，通过手指或按摩棒去刺激不同的足底部位，即可起到保健全身脏腑、防病治病的作用。

按摩时可用按、压、刮、揉、搓等手法，也可用按摩棒、刮痧板的尖角部位来加强对反射区的刺激，并对痛点或出现条索状、颗粒感的部位进行重点刮拭，以产生酸、麻、胀感为度。

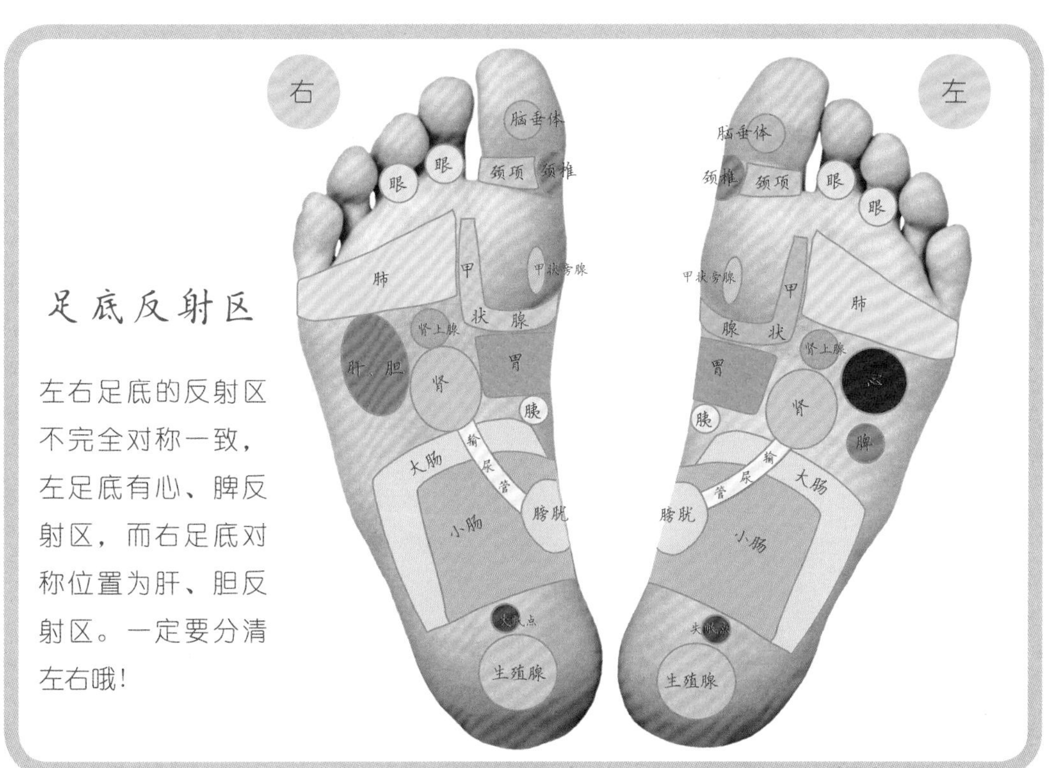

足底反射区

左右足底的反射区不完全对称一致，左足底有心、脾反射区，而右足底对称位置为肝、胆反射区。一定要分清左右哦！

养成良好的睡眠习惯

亥时应上床先休息一会儿，在23点之前一定要躺好入睡了。睡前需要宁心安神，让身心都进入放松、平稳的状态，尽量保持心情舒畅，这样有利于入睡，并保证睡眠质量。易失眠者应注意培养良好的生活习惯，好睡眠就是最好的保健药。

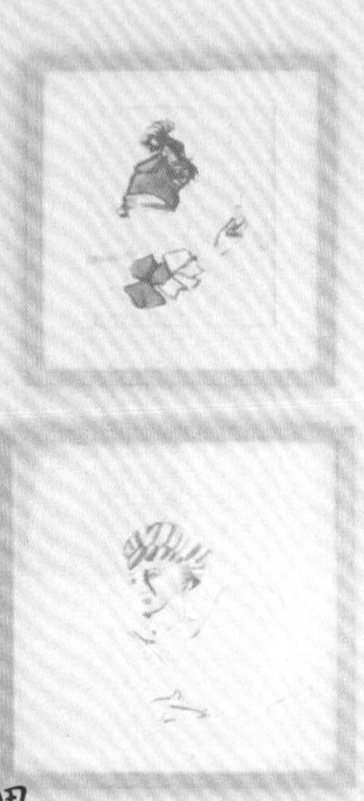

睡前不宜多思

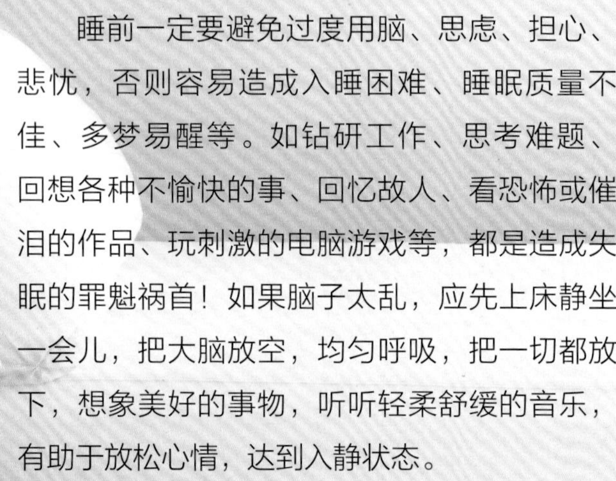

睡前一定要避免过度用脑、思虑、担心、悲忧，否则容易造成入睡困难、睡眠质量不佳、多梦易醒等。如钻研工作、思考难题、回想各种不愉快的事、回忆故人、看恐怖或催泪的作品、玩刺激的电脑游戏等，都是造成失眠的罪魁祸首！如果脑子太乱，应先上床静坐一会儿，把大脑放空，均匀呼吸，把一切都放下，想象美好的事物，听听轻柔舒缓的音乐，有助于放松心情，达到入静状态。

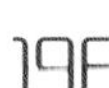

睡前不宜饱食

有些人晚上要吃夜宵，但要注意，不可吃得过饱，尤其不要吃高热量的大餐或刺激性食物，否则易造成腹胀不适，影响睡眠质量。如果常常失眠，可喝一小杯温热的牛奶，对促进睡眠有好处，不宜喝咖啡、浓茶、烈酒等饮品。

优化睡眠环境

良好的卧室环境可以促进睡眠，经常失眠者要引起重视。

首先，卧室要清洁，安静，防风保暖，温度、湿度适中，睡前至少开窗通风30分钟，以保障空气清新。

其次，床铺要舒适，软硬、高低适中，被褥不要太沉太厚，枕头不要太高。

最后，入睡最好穿着宽松的纯棉睡衣，不要穿紧身或容易起静电的衣服。

最佳睡眠姿势

睡眠姿势本没有一定之规，只要舒适放松、睡得香甜即可。但对于经常失眠及有心血管疾病者来说，睡觉姿势也是有学问的。

最好的睡眠姿势是头高脚低、右侧卧位、双腿稍曲。这个姿势让全身肌肉放松，脊椎自然弯曲，呼吸通畅，供养充足，减轻呼吸困难、打鼾等症状，并对心脏的压力最小，有利于心血回流，可减少夜间心绞痛的发生。

睡眠时还要注意：手不要压迫胸部，更不要用被子蒙头而睡，否则容易加重缺氧、胸闷、心悸等症状，做噩梦的概率也会增加。

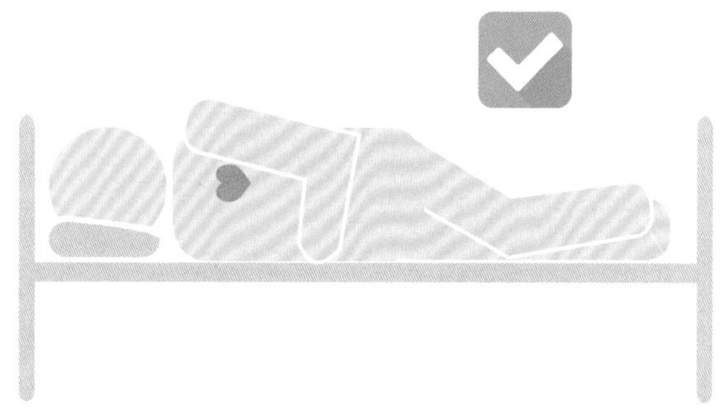

图书在版编目（CIP）数据

食在二十四节气养在24小时的饮食指导书 / 余瀛鳌，陈思燕编著 . —北京：中国中医药出版社，2018.4

（一家人的小食方丛书）

ISBN 978－7－5132－4704－7

Ⅰ.①食…　Ⅱ.①余…②陈…　Ⅲ.①食物疗法－食谱

Ⅳ.① R247.1 ② TS972.161

中国版本图书馆CIP数据核字（2017）第311782号

中国中医药出版社出版

北京市朝阳区北三环东路28号易亨大厦16层

邮政编码　100013

传真　010-64405750

山东临沂新华印刷物流集团有限责任公司印刷

各地新华书店经销

开本 710×1000　1/16　印张 13　字数 168 千字

2018年4月第1版　2018年4月第1次印刷

书号　ISBN 978－7－5132－4704－7

定价　48.00 元

网址　www.cptcm.com

社长热线　010-64405720

购书热线　010-89535836

维权打假　010-64405753

微信服务号　zgzyycbs

微商城网址　https：//kdt.im/LIdUGr

官 方 微 博　http：//e.weibo.com/cptcm

天猫旗舰店网址　https：//zgzyycbs.tmall.com

如有印装质量问题请与本社出版部联系（010-64405510）